Tanja Baumgartner

BEWEGE DICH GESUND!

Tanja Baumgartner

Bewege dich gesund!

Lebenskräfte entdecken –

Lebensenergie wecken

3 x 7 Übungen für den Alltag

FUTURUM

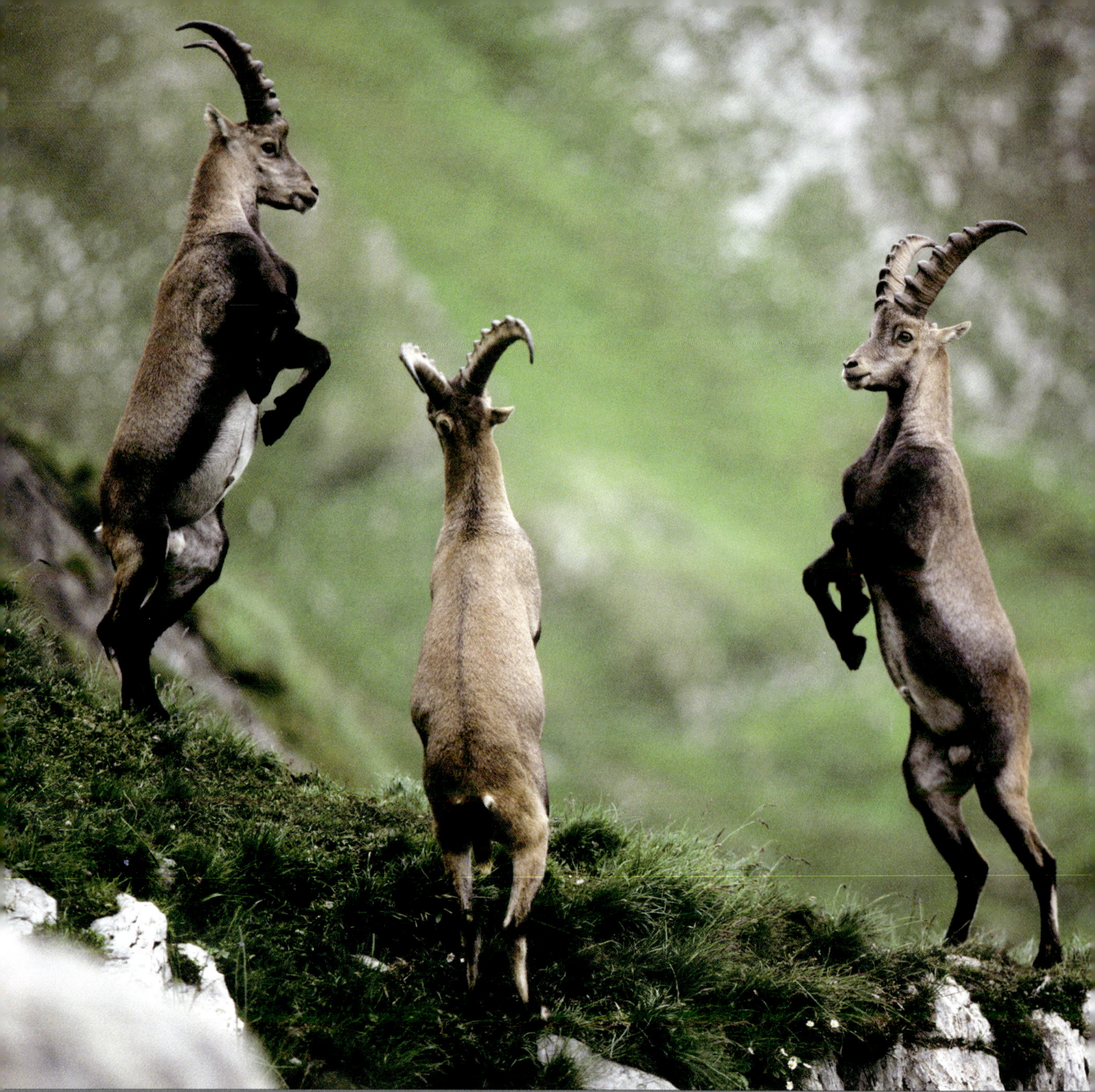

Widmung

Dieses Buch widme ich einer meiner engsten Freundinnen, Barbara Ramp, eine der Mitinitiantinnen der ersten *Eurythmie Basis Ausbildung,* Heike Gutmann, die meine Arbeit nun von jenseits der Schwelle begleitet, und Haiggi Baumgartner, meinem Lebensgefährten aus 30-jähriger Ehe, der mir immer kreativ und unterstützend zur Seite stand. Alle drei haben durch ihr großes Interesse und ihre Mitarbeit in den ersten Jahren geholfen, dass nun diese Übungen der Welt zur Verfügung stehen.

INHALT

Zum Geleit

von Bianca Tietz, Physiotherapeutin und Heilpraktikerin

Der Mensch in Bewegung, der Mensch in Entwicklung

Was bedeutet «in Bewegung sein»? Wie oft verwenden wir diese Redewendung im alltäglichen Leben! Aber erfassen wir, was sie wirklich bedeutet? Die in diesem Buch beschriebenen «*Warming*-Reihen» zeigen einen Weg auf, um sich dem «In-Bewegung-Sein» zu nähern.

Wenn sich der Mensch entwickelt, setzt er sich bewusst oder unbewusst in Bewegung. Jedes In-Bewegung-Kommen hat Konsequenzen. Er hinterlässt Spuren auf der Erde, indem er wirkt und lebt. In der Landwirtschaft zum Beispiel wird dieser Zusammenhang deutlich. Das «Wie» im Umgang mit der Erde, bei der Pflege der Pflanzen wird in der Qualität der Erzeugnisse und der Gesundheit der Erde sichtbar und erlebbar.

Der Umgang mit der Pflanze hat unmittelbaren Einfluss auf deren Heranwachsen, Entwickeln und auf ihre Qualität. Ebenso hat die Art und Weise, wie der Mensch mit sich selbst umgeht, in welche Richtung er sich zu gehen entscheidet, wie er sich in Bewegung setzt, unmittelbaren Einfluss auf ihn selbst, seine Bewegungs- und Entwicklungsfähigkeit. Auch bei ihm finden sich qualitative Unterschiede darin, «wie» er sich bewegt. Das innere Verhältnis zu sich und seinem Körper – wie er ihn ergreifen kann, welche Vorstellungen und Wahrnehmungen er von ihm hat – drückt sich in der Art der Bewegung aus. In meiner Arbeit als Bewegungs- und Physiotherapeutin dient mir der Bewegungsausdruck als Spiegel dafür, wie der Mensch seinen Körper ergreifen und führen kann.

Der Weg von einer auf die einzelne Gelenkbewegung gerichteten und eher eingeschränkten, mechanistischen Sichtweise hin zur Aufmerksamkeit für das In-Beziehung-Stehen der Bewegungen, den lebendigen Zusammenhang im gesamten menschlichen Organismus, ist Grundlage einer menschengemäßen Therapie. Findet sich beispielsweise ein Durchdrungen-Sein bis in die feinsten Gliedmaßen hinein? Erscheint die Bewegung fließend oder stockend? Finden

Bewegungsprozesse statt, in denen sich einzelne Körperpartien rhythmisch miteinander bewegen oder nicht, und in welcher Weise stehen sie in Verbindung? Diese und ähnliche Fragen geben dem Therapeuten Hinweise, in welcher Beziehung der Mensch zu sich und seinem physischen Leib steht und wo es zu Störungen wie zum Beispiel Verhärtungen, Blockaden, Schmerzen etc. kommen kann.

Das Erkennen und Einbeziehen dieser lebendigen Zusammenhänge ist die Voraussetzung, um wesentlich therapeutisch wirksam werden zu können, und stößt auch in der Wissenschaft mehr und mehr auf Einsicht und Zustimmung.

Die von Tanja entwickelten *Warming*-Reihen, die auch eine der drei Säulen der *Eurythmie Massage*-Methode sind, bieten einen aus den lebendigen Prozessen heraus begehbaren Weg, der dem Menschen eine Möglichkeit eröffnet, wieder in Kontakt zu seinem Körper zu kommen. Durch diese Übungen können Bereiche entdeckt werden, die aus den verschiedensten Gründen vernachlässigt wurden. Und sie ermöglichen in einem weiteren Schritt, dass der Mensch in Bewegung kommen und sich so im Sinne eines lebendigen Verständnisses selbst ergreifen und verwandeln kann.

Ein gezieltes Geweckt-Werden im Physischen, in den einzelnen Körperregionen und Gliedern wie den Füßen, Knien, Händen, Ellbogen, der Wirbelsäule usw. kann mit den Übungen erreicht werden. Hieraus entsteht die Möglichkeit zu einem individuellen, persönlichen Erlebnis zu kommen, bei dem die eigene Wahrnehmungsfähigkeit geschult und das Bewegungspotenzial erweitert werden kann. Dabei liegen die Erfahrungs- und Erlebnismöglichkeiten im einzelnen Menschen selbst und können durch das physische Bewegen so ergriffen werden, wie es für jeden gerade passend und möglich ist. Ausgehend vom eigenen Erleben der individuellen Bewegungsmöglichkeiten und -qualitäten ist nun ein Entwicklungsprozess möglich.

Im Konkreten bedeutet ein gutes Ergreifen-Können seines Körpers, dass der Mensch die Fähigkeit erlangen kann, sich mit seinem «Instrument» in Verbindung zu setzen und daraus die Voraussetzung für eine eigene Erfahrung des Lebendigen bzw. Ätherischen zu schaffen.

Die Begegnung mit sich selbst in einer Zeit, in der wir einerseits mit äußerer Ablenkung und andererseits mit konzentriertem Gefordertsein konfrontiert sind, kann so zum ganz persönlichen Erfahrungsfeld werden. Dieses «Bei-sich-selbst-Anknüpfen» in lebendiger Weise kann als Stärkungsmittel dienen und uns die Möglichkeit eröffnen, Gespür und Verantwortung für unseren Körper zu entwickeln.

Die *Warming*-Reihen sind somit, auch als Grundlage der *Eurythmie Massage,* eine fruchtbare Bereicherung bereits bestehender Therapieformen und zugleich ein eigenständiges Werkzeug für einen inneren Erkenntnisprozess, das jeder Mensch ergreifen und anwenden kann. Dem Therapeuten bieten sie die Möglichkeit zu einem umfassenderen Verständnis des Menschen und seines Körpers und können dadurch Entwicklung ermöglichen. Dies ist die Voraussetzung zu einem Gesundungsprozess, der Resilienzkräfte aufbaut und nachhaltig wirksam bleibt.

Entwicklung erfolgt durch Verwandlung, Verwandlung durch Entwicklung. Die lebendige Begegnung im Ergreifen des eigenen Körpers kann so zu einem ganzheitlichen Entwicklungsweg werden, durch den der Mensch wachsen kann.

Wozu diese Schrift?

von Eckart Grundmann, wissenschaftliche Leitung am Institut ArteNova

Wenn wir geboren werden, bekommen wir ein großes Geschenk: unseren Leib mit all seinen Organen, die so wunderbar «wie von allein» arbeiten. Als Geschenk bringt es der Leib mit sich, dass wir uns gar nicht um ihn kümmern müssen – alles funktioniert. Was wir aber auch geschenkt bekommen, ist das große Potenzial, sind die vielen Möglichkeiten, die unser Leib bietet. Wir können Marathonläuferin werden oder Feinmechaniker, Bergarbeiter oder Ärztin.

Das, was wir aber nicht geschenkt bekommen, ist einerseits die Entscheidung, welche der Möglichkeiten wir ergreifen und wie wir sie ausgestalten. Hier müssen wir das Geschenk bewusst «in die Hand nehmen» und etwas daraus machen.

Und noch eine Sache, die wir nicht geschenkt bekommen, ist, dass der Leib über das ganze Leben hinweg so gesund bleibt, wie er es am Anfang ist. Je mehr wir diesen Leib nur benutzen, um unsere alltäglichen Aufgaben zu erledigen, desto mehr bekommen wir Probleme mit dem Rücken oder dem Nacken, schädigen Organe durch schlechte Luft oder Giftstoffe in der Nahrung, werden übergewichtig usw. Oder wir schädigen ihn sogar direkt durch Alkohol, Rauchen, Medikamentenmissbrauch und anderes.

Wir sehen, es liegt in unserer Hand, ob wir unseren Leib pflegen oder ihn nur benutzen. Dies hängt eng mit unserem Bewusstsein zusammen. Zum einen mit der Frage, wie wir prinzipiell mit dem Leib umgehen wollen, zum anderen konkret mit der Handlung selbst: Weiß ich, was ich tun oder lassen sollte, um meinen Leib pflegsam zu behandeln?

Zum einen können wir unsere alltäglichen Arbeiten und Verrichtungen so ausführen, dass sie den Leib möglichst wenig belasten. Solche Verbesserungen müssen einmal bewusst ergriffen werden und können dann in die tägliche Routine übergehen. Diese Art der Pflege würde ich als eine «Pflicht» unserem geschenkten Leib gegenüber bezeichnen. Aber darüber hinaus können wir beginnen, unserem Leib auch etwas zu schenken, nämlich Aufmerksamkeit und Achtsamkeit. Das wäre dann die «Kür». Dabei ergreift unser Bewusstsein nicht nur die äußere Situation, in der wir mit unserem Leib – als Teil unserer gesamten Organisation – drinnenstehen, sondern es ergreift direkt den Leib. Da bieten sich natürlich verschiedene Ansatzpunkte. Man kann zum Beispiel seine Haut pflegen, über die Ernährung die physiologischen Prozesse harmonisieren oder durch bewusst gesetzte Pausen seinen Alltag rhythmisch gestalten.

Mit den von Tanja entwickelten *Warming*-Reihen haben wir die Möglichkeit, durch Bewegungen bewusst in unseren Leib «hineinzusteigen», ihn dynamisch zu ergreifen. Und damit stehen wir in einer unmittelbaren Beziehung zu unserem alltäglichen Leben. Denn in Bewegung sind wir immer.

Die *Warming*-Reihen können uns auf zwei Arten helfen, bewusst und gesundend mit uns selbst umzugehen. Der Leib wird damit zum bewusst geführten Instrument. Zum einen erkunden wir an 3 x 7 Stellen, wie sich das Instrument konkret in der Bewegung verhält und wie es sich dabei anfühlt. Wir entdecken Regionen, die wir bisher nicht einmal geahnt haben. Oder bestaunen andere Stellen neu, von denen wir dachten, dass wir sie schon gut kennen. Teilnehmer in Tanjas Kursen haben zum Beispiel bemerkt: «Ich habe meinen Fuß noch nie so bewusst wahrgenommen.»

In Bezug auf die Pflege unseres Leibes finden wir durch die Übungen auch jene Stellen, an denen es in den Gelenken schon zwickt und knackt, wo sich Bewegungen stauen oder wo wir deutliche Schmerzen in den Muskeln haben. So intensivieren wir unsere Aufmerksamkeit gegenüber dem Leib in der Wahrnehmung, die dann die Grundlage für den nächsten Schritt ist. Dieser besteht darin, dass wir über die Übungen willentlich bewusst in die Handlung hineinkommen. Wir können Bewegungen ausführen, die wir sonst nicht machen würden, und erreichen damit eine neue Beweglichkeit. Diese ist aber keine routinemäßige mehr, die aus unseren Gewohnheiten resultiert, sondern eine neu ergriffene, zu der wir uns ausdrücklich entschieden haben. Wir bringen uns in Bewegung, werden geschmeidig, lösen Blockaden und befreien damit unseren Leib von den eingefahrenen Bewegungsroutinen, mit denen wir bisher gelebt haben, meist ohne es zu bemerken.

Auf diesem Weg können wir in ein neues Gleichgewicht mit unserem Instrument kommen. – Wir schenken unserem Geschenk etwas zurück.

Niemand kann gezwungen werden, mit seinem Leib pfleglich umzugehen. (Noch nicht einmal zur Entscheidung dafür oder dagegen kann man gezwungen werden.) Doch jeder kann sich fragen, ob es in Ordnung ist, einfach so weiterzumachen – mit den mehr oder weniger schmerzhaften Konsequenzen.

Oder ob man die Chance ergreifen will, sich bewusst um die Grundlage zu kümmern, die es uns ermöglicht, in der Welt zu leben, uns an der Welt zu erfreuen, mit anderen Menschen zusammen zu sein und kreativ tätig zu werden. Die Verantwortung zu dieser Entscheidung liegt bei jedem Einzelnen; die Werkzeuge zum Handeln sind Inhalt dieses Buches.

Einleitung

Immer wieder begegnet es mir in meiner *Eurythmie Massage*-Praxis oder bei meiner Ausbildungstätigkeit, dass die verschiedensten Menschen bekennen: «Mir ist nicht wohl in meiner Haut!» Oft ist es Müdigkeit, ein steifer Nacken oder sogar eine grundsätzliche Bedrücktheit.

Welches Verhältnis haben wir zu unserem Leib?

Welches Verhältnis haben wir heute zu unserem Leib? Benutzen wir ihn nur oder kümmern wir uns um ihn? Letztlich hängt unsere körperliche, seelische und geistige Gesundheit auch davon ab, wie wir mit unserem Leib umgehen.

Bewege dich gesund! Es gehört mittlerweile zum Allgemeinwissen, dass Bewegung unsere Gesundheit fördert. Viele unterschiedliche Krankheiten werden durch Bewegungsmangel ausgelöst oder gefördert, insbesondere Herz-Kreislauf-Krankheiten, Diabetes, verschiedene Formen von Krebs, Nierenerkrankungen, aber auch Depressionen und Demenz.[1] Die Situation während der Corona-Pandemie lässt uns darüber hinaus die Notwendigkeit erkennen, unsere Abwehrkräfte möglichst aktiv zu erhalten. Auch in Bezug auf unser Immunsystem zeigen wissenschaftliche Studien einen positiven Einfluss körperlicher Bewegung.[2]

3 x 7 Übungen für ein neues Körpergefühl

In diesem Buch beschreibe ich einen Weg, auf dem wir uns durch verschiedene Übungen wieder neu mit unserem Leib bekannt machen können. Im Mittelpunkt stehen dabei die Erfahrungen und Beobachtungen, die ich auf meinem Lebensweg in der Bewegungsarbeit am eigenen Leib, an meinem eigenen Instrument gemacht habe. Dieser Weg ist in drei mal sieben Übungen aufgebaut. Sie werden so eingeführt, dass jeder sie entweder für sich oder in der Gruppe erlernen und vertiefen kann. Für befriedigende Erfahrungen mit den Übungen ist die eigene konkrete Wahrnehmung die beste Grundlage.

Es ist mein Anliegen, dass die Übungen und Anregungen alltagstauglich angewendet werden können. Das erste Kennenlernen erfordert zunächst, sich einen entsprechenden Zeit- und Aufmerksamkeitsraum zu schaffen, damit man sich auf die Bewegungsübungen einlassen kann. Werden einem die Übungen dann immer geläufiger, kann man sie in viele Alltagssituationen – ohne extra Zeitaufwand – einbetten.

Durch die Anwendung dieser Bewegungsübungen stabilisiert sich die eigene Gesundheit – das heißt, die Lebenskräfte bekommen eine vitalere Struktur. Dies wirkt sich bis in unser psychisches Befinden aus; wir werden seelisch ausgeglichener und belastbarer. Dabei hilft natürlich auch, dass die Übungen einfach Freude machen, besonders wenn man sie mit anderen zusammen ausführt.

Das darauf aufbauende, zentrale Ziel dieser Bewegungsübungen besteht darin, dass wir durch das exakte Beobachten der Bewegungen am eigenen physischen Leib Schritt für Schritt unseren Ätherleib, das heißt die Lebenskräfte konkret von innen beobachten und führen lernen. Ich gehe davon aus, dass sich diese Fähigkeit dahin weiterentwickeln wird, dass wir die Lebensfunktionen der einzelnen Organe immer bewusster wahrnehmen und begleiten können. Aus meiner Erfahrung heraus erscheint mir dies als notwendiger Entwicklungsschritt, um in Zukunft selbstbewusst die Verantwortung für die eigene Gesundheit zu übernehmen.

Lebensfunktionen bewusster wahrnehmen und begleiten

Für mich war die Entwicklung der in diesem Buch aufgezeigten Bewegungsübungen ein konkreter Weg, um den hohen Anforderungen, mit denen man in der Eurythmie konfrontiert wird, gerecht zu werden. Es stellte sich mir zum Beispiel als ein konkretes Problem dar, wie man bei dem Laut CH – um Gottes Willen! – an 13 Stellen Charakter-Impulse aus dem Ich als Muskelspannungen im physischen Leib realisieren soll. Erst durch das konkrete Schulen und Handhaben-Lernen des eigenen «Instruments» wurde mir dies allmählich möglich. So wurden mir die *Warming*-Reihen zur Grundlage für das eurythmische Bewegen.

Gewöhnlich versuchen wir, durch die Veränderung äußerer Lebensumstände eine Steigerung der eigenen Lebenskräfte zu erreichen, zum Beispiel durch mehr Schlaf, eine Ernährungsumstellung, mehr Freizeit oder eine Wellnesskur. Was ja auch absolut richtig ist! Aber es bedeutet, dass wir uns die Lebenskräfte auf diese Art von außen zukommen lassen. Die *Warming*-Reihen sind dagegen ein Weg, auf dem wir unsere Befindlichkeit und innere Zufriedenheit selbst in die Hand nehmen und uns helfen können. Die konkrete Veränderung der Lebenssituationen beginnt immer bei uns selbst. Die eingeschliffensten Gewohnheiten stecken letztlich im eigenen Leib. Hier liegen somit auch die größten Herausforderungen, die durch die beschriebenen Übungen jedoch in lustvoller Bewegung angegangen werden können.

Lebenskräfte von innen stärken

Der Impuls, diese Gedanken und Übungen aufzuschreiben, entstand aus der Nachfrage und der Ermunterung durch die Menschen, denen ich die Übungen in meinen Ausbildungskursen vermittelt habe.

Die Übungen, die beschrieben werden, können von allen, die Freude am Bewegen haben, aufgegriffen werden. Mir ist es ein großes Anliegen, dass man sie immer mehr in den Alltag integrieren kann. Man kann sie erst einmal systematisch kennenlernen und etwas üben, um sie dann, den eigenen Bedürfnissen entsprechend, in sein Leben einzubauen. Viele meiner Schüler machen zum Beispiel ein zweiminütiges *Warming-up* am Morgen, um besser in den Leib zu kommen, ein *Warming-down* vor einem Bühnenauftritt, um den Boden besser unter den Füßen zu behalten, oder vor einer Operation sowie danach, um gezielter und bewusster den Leib wieder zu ergreifen. Die Übungen haben konkrete Wirkungen bis in verschiedene Organfunktionen hinein. Deshalb bilden sie auch eine Grundlage für ein therapeutisches Wirken.

An die eigenen Bedürfnisse anpassen

Zusammengefasst kann ich sagen, dass die Übungen einzeln oder in verschiedenen Kombinationen helfen, sich zu zentrieren, seine Lebenskräfte besser zu bündeln, Freude am eigenen Leib zu entwickeln, und eine Sicherheit geben, sein «Instrument» besser führen zu können.

Es wäre mir eine große Freude, wenn durch dieses Buch vielen Menschen Anregungen und Ideen gegeben werden, durch die sie dem eigenen Körper eine lustvolle und bewusste Aufmerksamkeit schenken können. Dabei möge bitte jeder selbst prüfen, ob der beschriebene Weg der richtige ist. Es liegt in der Freiheit jedes Einzelnen zu entscheiden, ob er diesen Weg gehen möchte und ob gerade dieser ihm eine Hilfestellung für das Ergreifen des eigenen Leibes und seiner aktuellen Lebenssituation sein kann.

Man kann diese drei *Warming*-Reihen in meinen Kursen kennenlernen oder als Seminar buchen.

www.unternehmen-eurythmie.ch

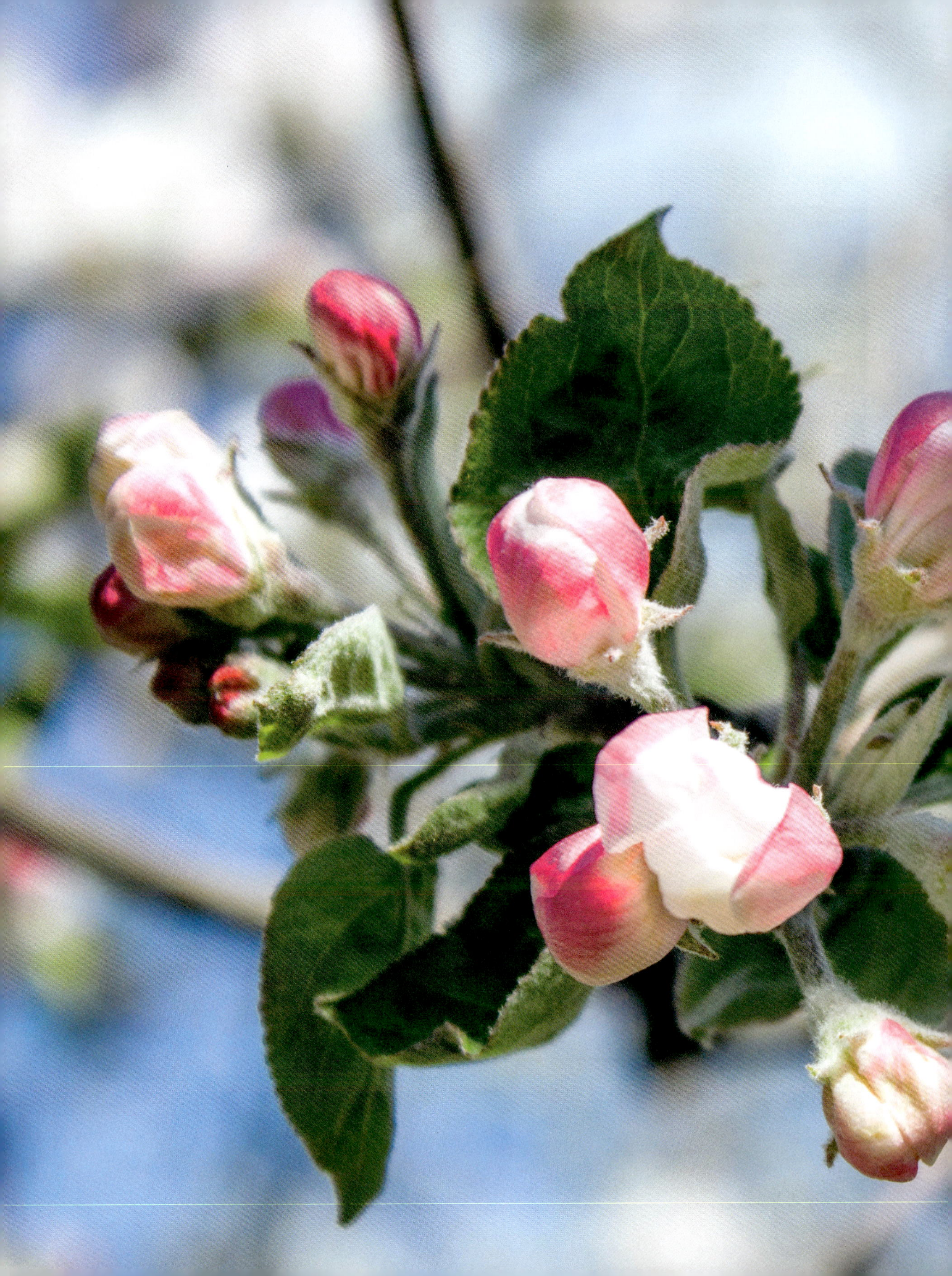

Teil I.

VORBEREITUNGEN

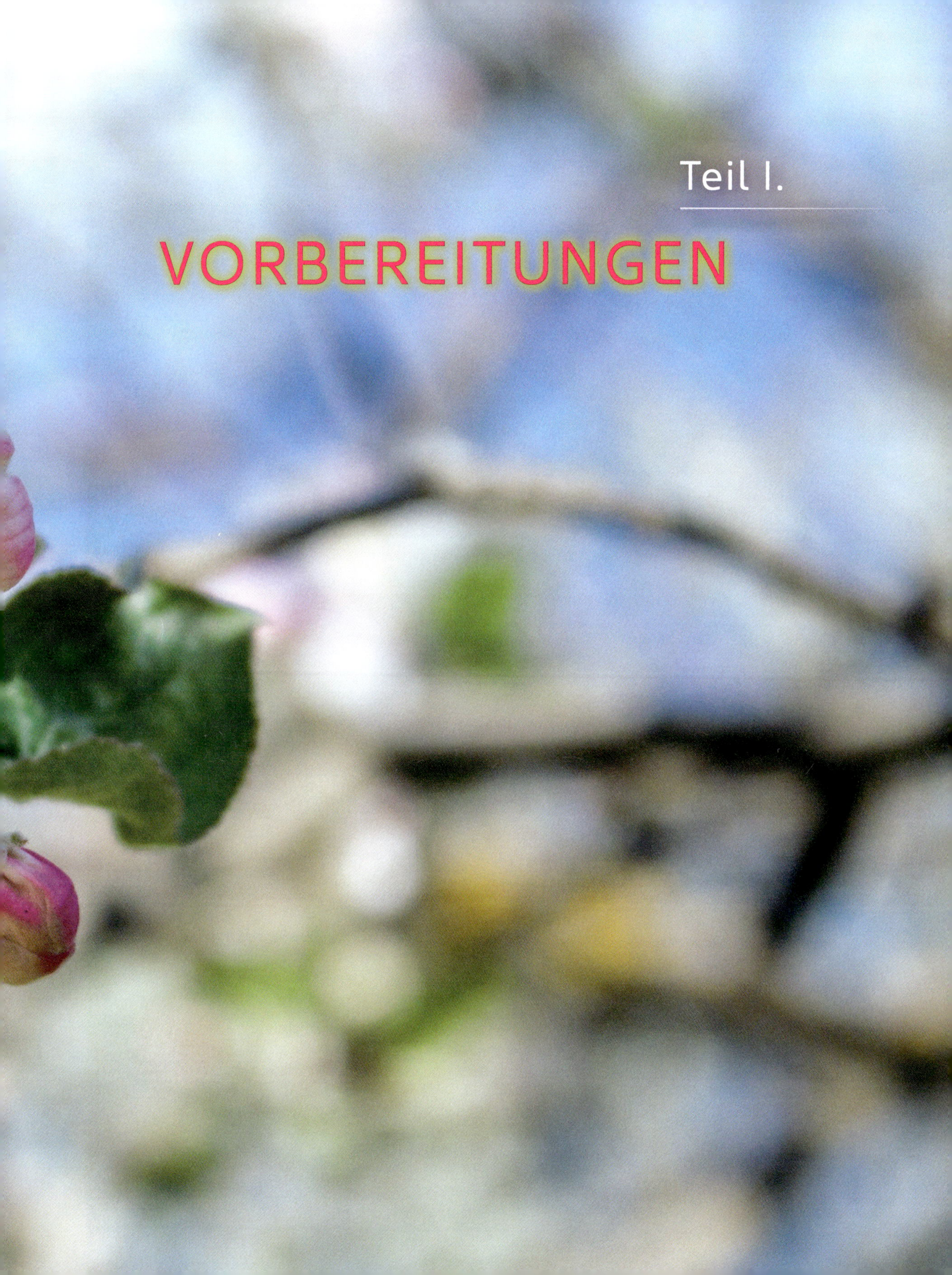

Biografische Entstehung der Warming-Reihen

Für das Verständnis der *Warming*-Reihen möchte ich einige Aufwach-Momente in ihrer Entstehung darstellen. Das Resultat, welches hier nun vorliegt, habe ich nicht aus einer fertigen Idee heraus entwickelt, sondern das Phänomen der Bewegungsansätze hat sich mir über Jahrzehnte hinweg ganz langsam aus Beobachtungen im Alltag und eigenen Erfahrungen beim Bewegen immer mehr gezeigt. Die Fülle dieser Erfahrungen habe ich einige Jahre nach dem Eurythmie-Studium begonnen zu systematisieren. Dadurch habe ich aus meiner Perspektive heraus Zusammenhänge entdeckt, zum Beispiel dass die Gelenke und die damit verbundenen Bewegungsansätze in verschiedenen Abfolgen durch den Leib verlaufen. Deshalb ist es sinnvoll, dass ich zur Entstehungsgeschichte der *Warming*-Reihen etwas aushole.

Kindheitserfahrungen

Eines meiner wichtigsten biografischen Erlebnisse in Bezug auf Bewegung liegt in der Kindheit. Mit etwa zwölf Jahren war ich im Sommer sehr oft im Freibad. Mir ist es lebhaft in Erinnerung, dass ich viele Stunden lang am Rand des Schwimmbeckens saß oder bäuchlings auf dem warmen Boden lag, um die Menschen beim Schwimmen, Reinspringen und vor allem die Jugendlichen, wie sie sich spielend und schäkernd in Gruppen vergnügten, zu beobachten. Dabei bin ich ganz in die individuellen Eigenarten der Bewegungen eingetaucht und hatte dabei auch eine Art Scheu, weil ich an mir die Erfahrung machen konnte, wie sich die Beobachteten «von innen» anfühlten. Zum Schutz, damit ich den Personen nicht zu nahe trete, habe ich immer großen Abstand gehalten.

Nachahmendes Eintauchen in unterschiedliche Bewegungsstile

Beim späteren Nachdenken über diese Beobachtungen wurde mir über die Jahre immer deutlicher, dass ich die Bewegungen innerlich erst ganz träumend, dann immer bewusster nachgeahmt hatte. Dadurch wurde mir eine Art Fenster geöffnet, durch das ich die Stimmung und Eigenart der Bewegung eines Menschen wahrnehmen und nachvollziehen konnte.

Ein darauf aufbauendes, aufweckendes Erlebnis hatte ich mit etwa 17 Jahren, als ich in Basel unterwegs war. Ich beobachtete eine junge, vor mir gehende Frau, und an ihrem Gang wurde mir innerlich klar: Diese Person kenne ich! Mit großem Interesse habe ich weiter beobachtet und mich gefragt, woher ich sie kenne, bis die Erfahrungen aus dem Schwimmbad wieder auftauchten. Trotz der Winterkleidung konnte ich die Bewegungen von damals wiedererkennen. Das hat mich sehr fasziniert. Dadurch wurde mir deutlich, dass

Entdeckung charakteristischer Bewegungsqualitäten

charakteristische «Bewegungsqualitäten», die sich in äußeren Bewegungen ausdrücken, ganz klar individuell geprägt sind. Solche Beobachtungen haben mich immer mehr fasziniert und dadurch ein verstärktes Interesse und die Leidenschaft für das Tanzen geweckt.

Die Hauptbeschäftigung während meiner ganzen Jugend bestand darin, verschiedene Tanzstile und -richtungen kennenzulernen, auszuüben und intensiv auszuleben. Als Kind hatte ich die Gelegenheit, über einige Jahre bei einem russischen Tanzensemble mitzumachen. Später besuchte ich eine Tanzschule, ging in Tanzclubs, nahm an Tanzwettbewerben teil und konnte bei den Standardtänzen wie zum Beispiel Walzer, Tango und Rumba meine Beobachtungen erweitern sowie faszinierende Erfahrungen beim Rock 'n' Roll, beim Stepptanz und beim Modern Dance sammeln.

Die größte Fülle und Vielseitigkeit der Bewegungsansätze konnte ich in Diskotheken beobachten. Eine meiner Lieblingsbeschäftigungen war in diesem Zusammenhang, mir auf der Tanzfläche eine interessante Tänzerin oder einen Tänzer auszusuchen und mit dem nötigen Abstand, damit es die Person möglichst nicht bemerkte, den Bewegungsstil nachzuahmen. Dieses Nachahmen konnte bis zu zwei Stunden dauern, wonach ich dann wie von alleine in diesen Bewegungsstil eintauchen konnte. Dadurch wurde mir deutlich, wo diese Person ihren Bewegungsansatz hatte. Zum Beispiel in der Hüfte, in den Knien, in den Schultern etc.

Zuhause habe ich dann stundenlang wiederholt, was ich dabei beobachtet und erfahren hatte. Beim spielerischen Abwechseln der verschiedenen Bewegungstypen oder -ansätze wurde mir immer deutlicher, dass diese in einem Zusammenhang stehen. Sie bilden am menschlichen Leib eine Reihe von Bewegungsmöglichkeiten.

Entwicklung der *Warming*-Reihen aus den unterschiedlichen Bewegungsmöglichkeiten

Mit den Jahren erkannte ich, dass die Abfolge dieser Bewegungsansätze eigentlich aus drei Abfolgen besteht, die ich dann allmählich zu den *Warming*-Reihen entwickelt habe. In Gesprächen über diesen persönlich-biografischen Zugang entdeckte ich, dass auch andere Menschen solche Erfahrungen haben und sich gerne austauschen möchten. Wiederum andere äußerten das Bedürfnis nach Anregungen, um selbst solche Erfahrungen machen zu können. Dies ist eines der Motive, dieses Buch herauszugeben.

Die drei Dimensionen des Leibes

In welcher Form zeigen sich die Raumgestaltungsprinzipien an der menschlichen Gestalt?

Wir können den physischen Raum in drei Dimensionen erfahren, im Oben-Unten, Rechts-Links und Hinten-Vorne. Da auch die menschliche Gestalt der Gesetzmäßigkeit des dreidimensionalen Raumes unterworfen ist, beschäftigte mich schon während meiner Ausbildung die Frage: In welcher Form finde ich diese drei Raumgestaltungsprinzipien konkret am menschlichen physischen Leib?

Schaut man die physische Gestalt des Menschen an, so lässt sich ein deutliches Vorne-Hinten, Rechts-Links und Oben-Unten wahrnehmen. Interessanterweise zeigt sich in jeder Dimension eine Polarität. Hinten geschlossen – vorne offen, rechts Wille – links Gefühl, oben Kugel – unten Strahlen.

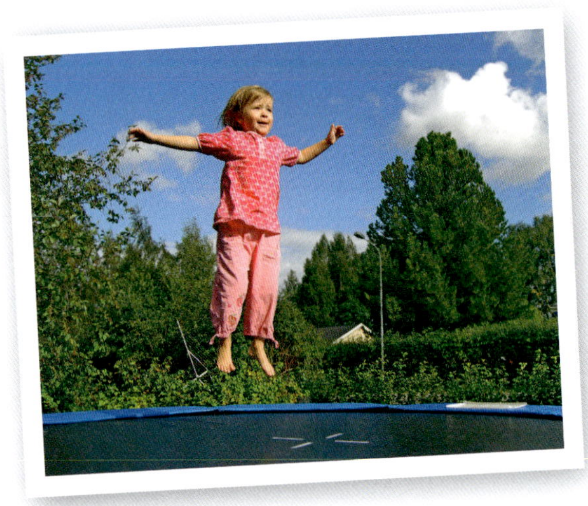

Trampolin-Springen

Ich möchte hier die menschlichen Bewegungsmöglichkeiten in diesen Dimensionen aufgreifen. Während vieler Jahre habe ich bei meinen eigenen drei Kindern wie auch an anderen die Wirksamkeit dieser Bewegungsrichtungen beobachten können, beim Schaukeln, in der Hängematte und beim Trampolin-Springen.

Während beim Schaukeln und in der Hängematte der Impuls von außen kommen kann, muss man diesen auf dem Trampolin selbst geben. Ohne eigenen Willensimpuls passiert hier gar nichts. Wenn ein eher lethargisches, müdes Kind ohne Eigenantrieb einige Zeit auf einem großen Trampolin gesprungen ist, wird es in der Regel danach aktiver und wacher in dem, was es selbst will. Diese Wirkung kann aber auch dazu führen, dass es die Zeit auf dem Trampolin zu einem mehrstündigen Spiel ausdehnt. Die Tätigkeit im «Oben-Unten» erweitert das Potenzial an Selbstäußerung. Ein andauerndes willentliches, das heißt innerliches Aufrichten findet statt.

Beim Schaukeln, welches von einem selbst oder von außen veranlasst werden kann, verbindet man durch den Schwung das Hinten mit dem Vorne. Aus einem hinteren, umgebenden Raum bewegt sich die schaukelnde Person fokussierend nach vorne. Das Fokussieren auf das eigene Bewegen kann dann im Spiel durch das Abspringen nach vorne noch verstärkt werden: Wie weit kann ich von der Schaukel nach vorne abspringen? Schaffe ich es bis zur festgelegten Markierung? Es kann das Bedürfnis entstehen, dies herauszufinden. Dabei setze ich meine eigene Bewegung mit dem Ziel in Beziehung. Man kann diesen Vorgang mit dem Denken in Verbindung bringen: Aus einem allgemeinen Ideenraum wird von hinten die Beziehung zu einem konkreten Inhalt nach vorne hergestellt. Jeder kann selbst in der inneren Beobachtung prüfen, ob man die Gedankenbewegungen mit einem Raumerleben in Beziehung bringen kann.

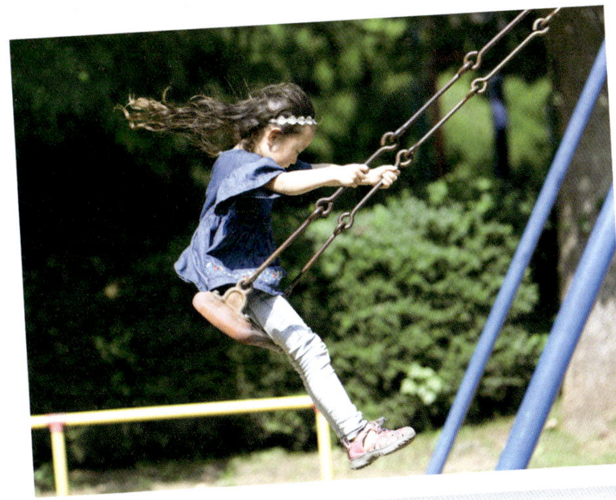

Schaukeln

Schaut man sich das dritte Phänomen an, das Schwingen in der Hängematte, wird das Sich-selbst-in-Bewegung-Bringen immer anspruchsvoller. Man nimmt die Impulse von einer anderen Person gerne entgegen. Dadurch lässt man im Rechts-Links-Schwingen viel mehr los. Man kommt zu sich, sammelt sich und kann in eine innere oder äußere Weite hinein loslassen. Nervöse oder überaktive Kinder können so innerhalb kurzer Zeit beruhigt werden. Auf diesem Prinzip beruhen die Stand- oder Hängewiegen, wie sie früher sehr häufig verwendet wurden. Ein zu dieser Bewegung gesungenes Lied ist ein ideales Mittel, um zur Ruhe zu kommen oder einzuschlafen. Man kehrt in seinen inneren Fühlraum ein.

In der Hängematte

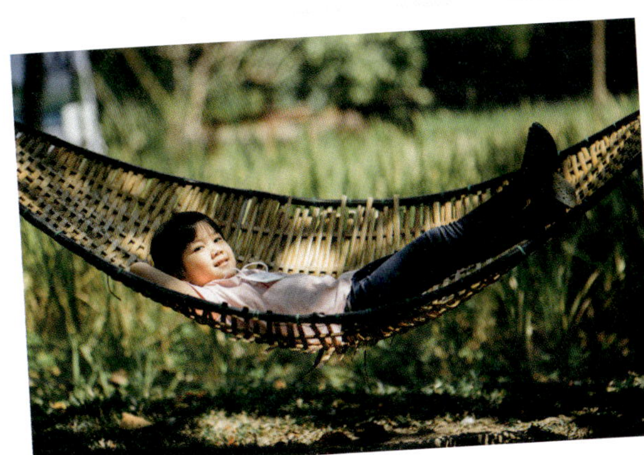

Die drei Qualitäten, die diesen Bewegungsrichtungen entsprechen, sind maßgebend für die drei *Warming*-Reihen: Das *Warming-up* entspricht der Bewegung des Willens, das *Warming-out* der Gefühlsbewegung und das *Warming-through* dem Denken. Beim *Warming-up* geht es durch sieben Bewegungspunkte: die Gelenkestufen. Das *Warming-out* betrifft die Verbindung des Gelenkimpulses mit der Bewegungsströmung in den Röhrenknochen, das heißt, es geht vom Punkt in die Linie.

Und beim *Warming-through* gehen wir in die Fläche. Dies ist mit Abstand die anspruchsvollste Übreihe, da sie Flächen, die Schichten des Leibes, zum Bewegungsansatz macht. Somit haben wir in den drei Dimensionen am Leib drei verschiedene Bewegungsqualitäten, die dem Punkt, der Linie und der Fläche zugeordnet sind und – wie im Teil V (S. 160 ff.) beschrieben – zu einer inneren Dreidimensionalität zusammenschmelzen und eine Einheit bilden.

Drei Dimensionen – drei Bewegungsqualitäten

Allgemeines zu den Warming-Reihen

Hinweise für den Übprozess

Für die Erarbeitung der *Warming*-Reihen benötigt man selbstverständlich viel Übung und Ausdauer, bis man zu lebendigen Erfahrungen und neuen Fähigkeiten im Bewegen kommt. Ich ziehe gerne den Vergleich mit jemandem, der das Klavierspielen lernen möchte. Wenn diese Person sich zum ersten Mal ans Klavier setzt, ist es für jeden nachvollziehbar, dass sie nicht gleich eine Sonate spielen kann, auch wenn sie sich schon vorstellen kann, wie sie klingen sollte. Zuerst kommen Fingerübungen, Tonleitern und kleine Übsequenzen, bevor man fähig ist, künstlerisch gestaltend in ein Musikstück einzutauchen. Dies gilt genauso für die *Warming*-Reihen.

Zu Beginn des Übens ist es einfacher, die *Warming*-Reihen zu Musik zu bewegen, da die Musik über das seelische Erlebnis mitträgt und man dadurch länger mit Interesse und Belebung am eigenen «Instrument» arbeiten kann.

Willensschulung

Im Übprozess ist es sehr wichtig, dass immer der ganze Leib mitgenommen wird, dass er mitschwingt, aber auf jeder Bewegungsstufe das impulsierte Gelenk (bzw. der Knochen oder die Schicht) die Führung übernimmt. Es geht in allen *Warming*-Reihen um die Schulung zu bewussteren Bewegungs-Willens-Impulsen. Es ist eine Willensschulung durch die Bewegung am und durch den Leib. Ich inkarniere bewusst in den Leibes-Stoff. Man sollte nie sklavisch oder gymnastisch an den einzelnen Gelenken manipulieren. Es geht nicht um ein Festhalten an der Leibesform, sondern darum, mit dem physischen Stoff und der Leibesform in Bewegung zu kommen. Dass diese in Bewegung gebracht werden, ist selbstverständlich eine komplexe Leistung der ganzen menschlichen Organisation.

Man kann diese Übungen für sich alleine ausführen, es kann aber eine große Hilfe sein, sie in einer Gruppe zu üben – zum Beispiel in meinen Kursen (siehe www.unternehmen-eurythmie.ch). Durch das Beobachten der anderen

BEGRIFFSKLÄRUNG

An dieser Stelle sei eine kurze Begriffsklärung eingefügt. Ich verwende die Begriffe *Körper, Leib* und *Instrument* hier weitgehend gleichbedeutend, wobei die Begriffe Körper und Leib den Blick eher auf die Gestalt des physischen und des ätherischen Leibes lenken sollen und der Begriff Instrument eher auf die bewusste Durchdringung bzw. Handhabung des Leiblichen gerichtet ist. Körper, Leib und Instrument

Ein *Impuls* ist für mich der Punkt oder das Moment, wo eine bewusste Willensentscheidung an einer konkreten Stelle am Leib zu einer Bewegung führt. Bei der konkreten Beobachtung zeigt sich, dass ein Impuls in der Regel mit einer Spannung verbunden ist. Wichtig ist zu unterscheiden, dass bei einer Bewegung zwar meistens mehrere Gelenke und Muskeln beteiligt sind, der Impuls jedoch an *einer* Stelle ausgelöst wird. Wird zum Beispiel das Knie impulsiert, bewegen sich die Fuß- und die Hüftgelenke in der Folge mit. Impuls

Ein wesentlicher Aspekt der Übungen ist das Beobachten der Qualitäten verschiedener Bewegungsansätze. Unter *Qualität* verstehe ich in diesem Zusammenhang, dass mit den Bewegungen der einzelnen Gelenke, Knochen und Schichten jeweils spezifische Erlebnisse verbunden sind. Während zum Beispiel die Bewegungen der Zehen eine leicht-spielerische Qualität zeigen, sind die der Knie eher streng-kraftvoll. Qualität

Unter *inkarnieren* verstehe ich im Bewegungszusammenhang das bewusste Ergreifen des Leibes. Indem wir Bewegungen nicht mehr nur automatisch oder reflexhaft ausführen, gehen wir mit unserem Körperbewusstsein in den Leib hinein. Vorher noch unbekannte Stellen am Leib sowie Möglichkeiten der Bewegung werden mit Bewusstsein erfüllt. Inkarnieren

und das Selbst-beobachtet-Werden lernt man zusätzlich, wie verschieden sich die individuellen Leibes-Organisationen der anderen Teilnehmer bewegen. Außerdem ist es ein lustvoller Weg. Es macht viel Freude, das Erlebnis mit anderen zu teilen. Die Übungen in diesem Buch sind für das Üben allein wie auch für das Erarbeiten in der Gruppe beschrieben. Man kann sie leicht an die gegebene Situation anpassen. Alleine oder gemeinsam üben

Ich wünsche jedem viel Freude und viele neue Erfahrungen, wenn er durch diese Übungen geht. Nur mit Liebe und Zuwendung können wir uns in den wundervollen menschlichen Körper bewusster inkarnieren.

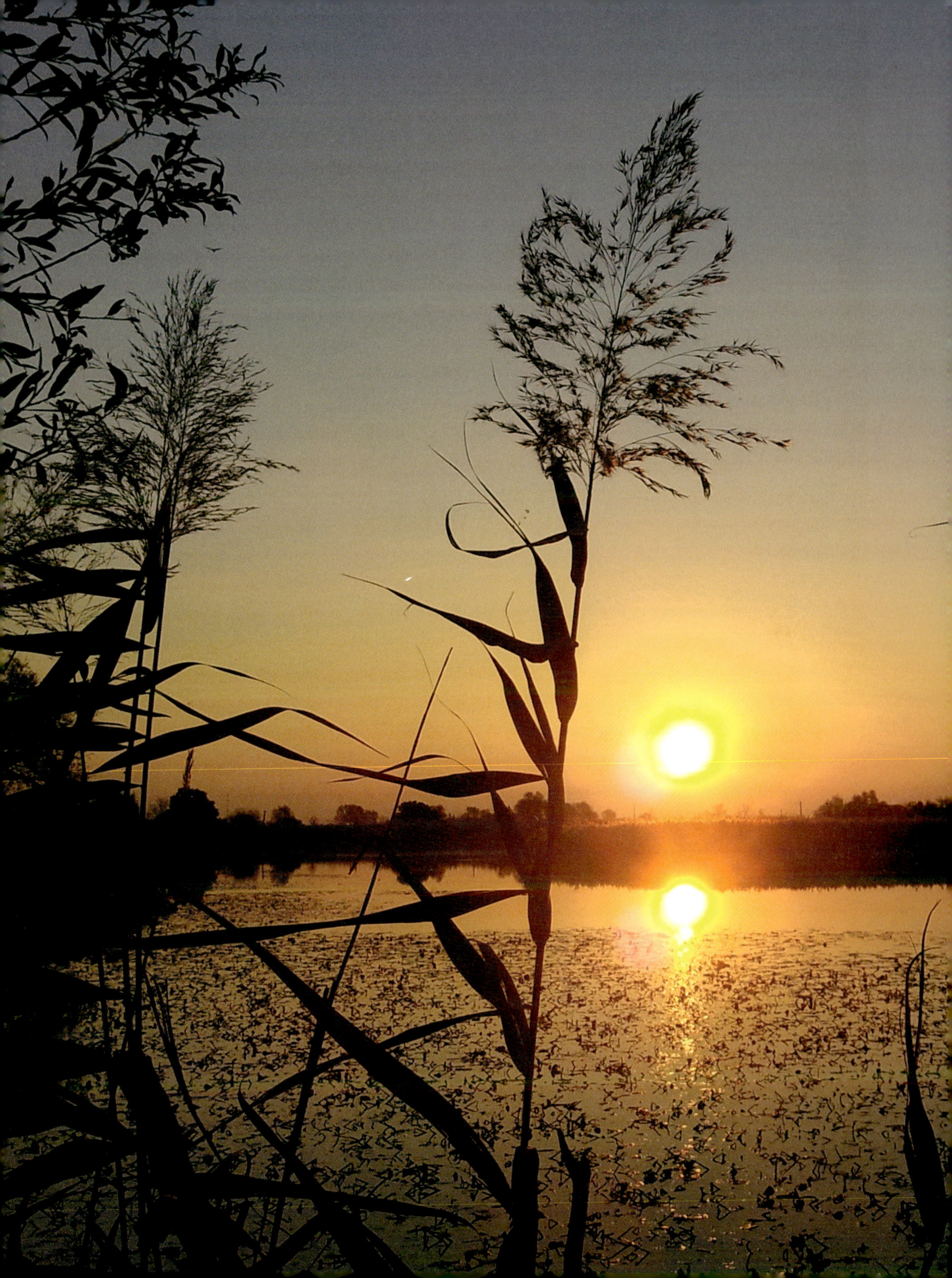

Teil II.

WARMING-UP

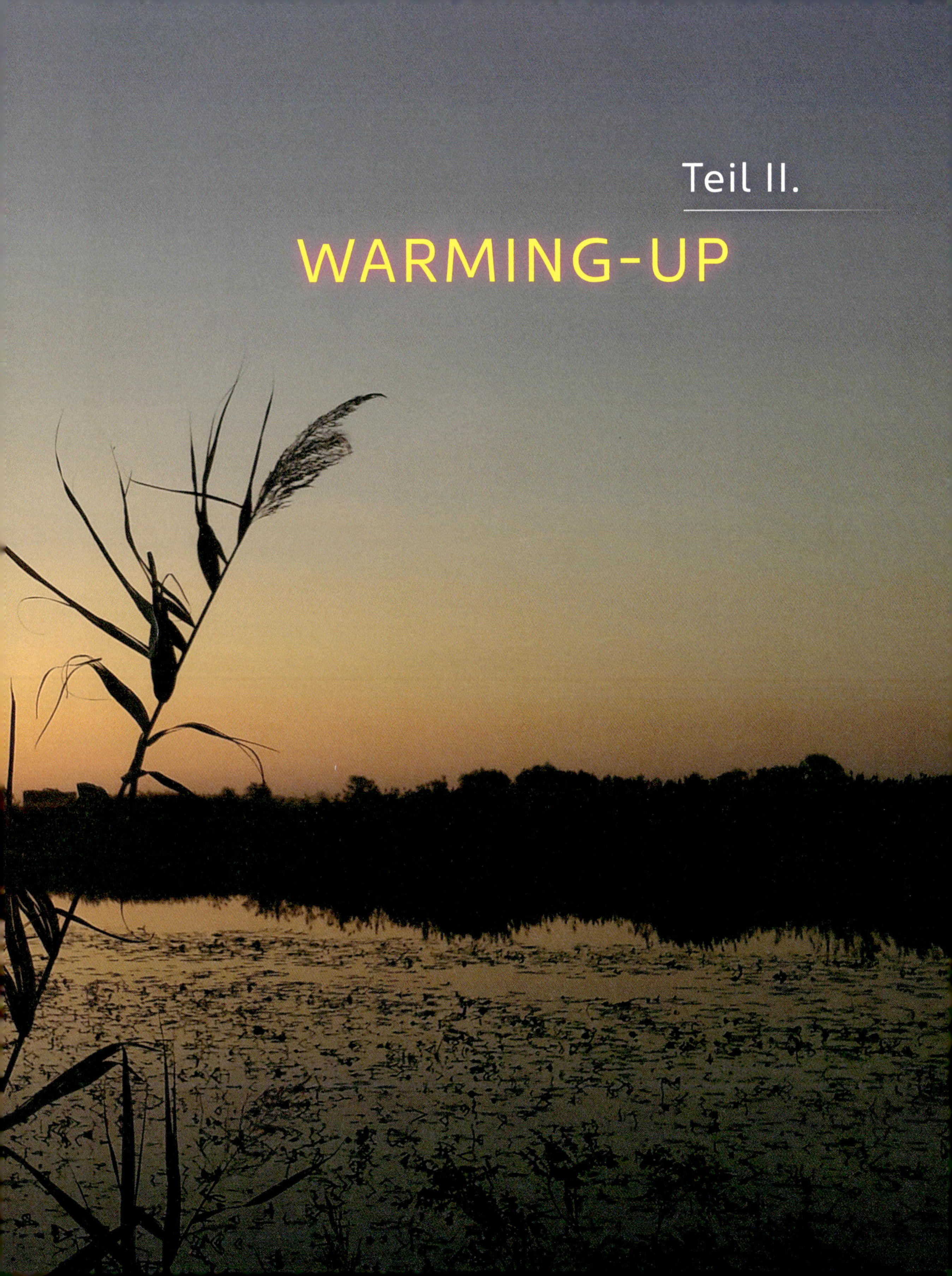

Die sieben Gelenkestufen

Einleitung

Beim *Warming-up* sind mit dem Begriff «Gelenke» Stellen am Körper in der Dimension Unten-Oben gemeint, an denen spezifische Bewegungsmöglichkeiten gegeben sind. Es geht hier nicht in jedem Fall um die anatomischen Bezeichnungen der Gelenke. So sind die – anatomisch korrekt bezeichneten – Zehengelenke auf der entsprechenden Gelenkestufe selbst nur unwesentlich beteiligt; die Hauptbewegung erfolgt hier in den Zehengrundgelenken.

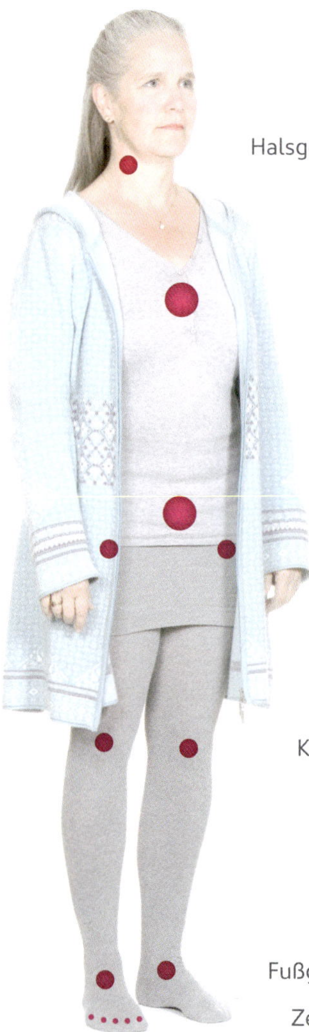

Dagegen sind das von mir so genannte Beckengelenk und das Halsgelenk jeweils aus mehreren Wirbeln zusammengesetzt. Das Brustgelenk ist eine Kombination aller beweglichen Knochen und Knorpel um das Brustbein herum.

Die Gelenkestufen werden in den folgenden Beschreibungen aus dem Tun, dem Bewegen heraus ins Bewusstsein gehoben und charakterisiert.

In der Bewegungsdimension von unten nach oben stößt man auf das Phänomen sieben verschiedener Stufen, auf denen man den Leib in Bewegung bringen kann. Es sind jeweils Bereiche oder Zonen, die entweder mit einem Gelenk oder mit mehreren Gelenken bewegt werden. So beginnt zum Beispiel die erste Stufe – die Zehengelenke – betont mit den Zehengrundgelenken, wobei sich die anderen beiden Gelenke im Zeh gelöst mitbewegen. Der Bewegungsansatz liegt aber eindeutig im Zehengrundgelenk. Der entscheidende Aspekt besteht darin, dass auf jeder Gelenkestufe ein Punkt ergriffen wird, an dem man einen Bewegungsansatz schulen kann. Als Bewegungsansatz bezeichne ich eine Stelle am physischen Leib, den ich willentlich in Bewegung bringe.

Bewegungsansätze vom Punkt über die Linie zur Fläche

Die Bewegungsansätze im *Warming-up* sind mit der Vorstellung eines Punktes gut zu ergreifen. Dies unterscheidet sich vom Bewegungsansatz beim *Warming-out*, bei dem man Gelenk und Röhrenknochen verbindet. Hier entspricht der Bewegungsansatz dem Fließenlassen in der Linie, dem Knochen. Und beim *Warming-through* liegt der Bewegungsansatz auf einer Fläche. Daher rate ich unbedingt dazu, mit dem *Warming-up* zu beginnen, da man sonst den Einstieg in die beiden anderen Übreihen nur schwer findet.

Die Übungen im *Warming-up* sind so aufgebaut, dass jeder leicht einen Einstieg finden kann. Es ist die einfachste der drei Übreihen, bildet dabei aber die Grundlage, auf der die beiden anderen aufbauen.

Vorübung

Die folgenden Übungen der *Warming*-Reihen sind zunächst so beschrieben, wie sie in einer Gruppe von Übenden ausgeführt werden. Wer alleine üben möchte, kann sie aber leicht entsprechend anpassen.

Aufwärmen

Damit wir nicht aus einem unbewegten, «kalten» Körper in die erste Übung gehen, empfehle ich, erst einmal den Leib in Bewegung zu bringen.

- Man kann mit einer leichten, beschwingten Musik zunächst im Raum umhergehen, entweder im Kreis oder jeder auf seinem individuell gewählten Weg. Dabei gehen wir ganz natürlich im Alltagsgang und lenken das Bewusstsein zunächst in die Füße. Wir rollen jeden Schritt geschmeidig von den Fersen über den Mittelfuß bis in die Zehen ab und beobachten dabei, ob eine Stelle unbewusst, taub ist oder sogar zwickt.
- Beim Gehen durch den Raum achten wir dann auf die Kniebewegungen und die Hüften.
- Locker und geschmeidig können wir jetzt das Tempo verdoppeln und bleiben dabei trotzdem in der ganzen Gestalt gelöst.
- Nun schauen wir zum Zentrum und gehen (schnell oder langsam) seitlich im Kreis. Die Schritte kreuzen sich einmal vorne, einmal hinten.

- Als Nächstes gehen wir rückwärts im Kreis; dann wenden sich alle nach außen, die Rücken zum Zentrum gerichtet, um zum Schluss wieder vorwärts zu gehen.
- Jetzt gehen wir ein paar Schritte abrollend über die Außenkante der Füße (O-Bein-Gang), dann abrollend über die Fußinnenkanten (X-Bein-Gang), um wieder in einen natürlichen und angenehmen «normalen» Gang zurückzukehren.
- Im weiteren Gehen versuchen wir, einen Eindruck vom ganzen Becken-, Bauch- und Brustraum zu bekommen, lassen die Schultern kreisen, bewegen die Arme bis in die Finger, lösen den Nacken in alle Richtungen und machen ein paar Grimassen mit dem Gesicht, damit sich die gesamte Gesichtsmuskulatur lockert.
- Bei allen Variationen gehen wir in dieser Vorübung nur wahrnehmend, hinlauschend an die verschiedenen Körperstellen, um möglichst wach den Ist-Zustand des Leibes aufzunehmen. Dieser kann sich erstaunlicherweise von Tag zu Tag ändern.

Spielerisches Durchbewegen als Vorbereitung

Es ist ein spielerisches Durchbewegen von unten nach oben und wieder zurück in die Beine, aber noch nicht mit dem Anspruch der Gründlichkeit, mit welchem die folgenden Übungen durchgeführt werden. Damit steht jeder durch Bewegung eingestimmt und bereit da, um mit der ersten Stufe beginnen zu können.

MUSIKBEISPIELE

peppig: *Cuánto debo* (Alvaro Torres)
klassisch: *Die Ankunft der Königin von Saba* (Georg Friedrich Händel, gespielt von James Galway)

Erste Stufe – Zehengrundgelenke

Bei der Zehengelenkstufe stehen wir zunächst auf beiden Füßen, wobei unser Gewicht auf Zehen, Ballen und Fersen verteilt ist. Das Einzige, was wir in dieser Stellung am Fuß bewegen können, sind die Zehen. Wir heben diese vom Boden weg und verbinden sie wieder mit dem Boden. Wir versuchen zu Beginn, alle Zehen als Einheit zu bewegen, dann am rechten und linken Fuß abwechselnd hoch und runter. Dabei achten wir darauf, dass beim Anheben der aktive Bewegungsimpuls zu einer Streckung in den Zehen führt und dass beim Senken die Spannung wieder gelöst wird und sich der Bewegungsstrom mit der Erde verbindet. Einfacher ist es, wenn man diese Übung auf den Takt einer fein ziselierten Musik ausführt.

Eine zunächst ungelenke, steife Zehenbewegung wird nach und nach immer geschmeidiger. Mit der Zeit kann man seine Geschicklichkeit immer mehr erweitern und eine Zehe nach der anderen bewegen, entweder bei beiden Füßen spiegelbildlich von den kleinen Zehen zu den großen oder von den großen Zehen zu den kleinen nach außen – oder nur bei einem Fuß. Diese Übung belebt den ganzen Vorderfuß. Die Zehen werden lichthaft, aufmerksamer und Stoff-ergreifender.

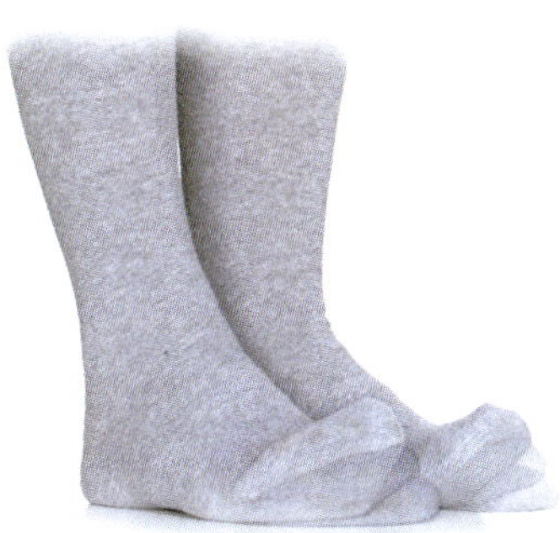

Die Bewegung der Zehengelenke

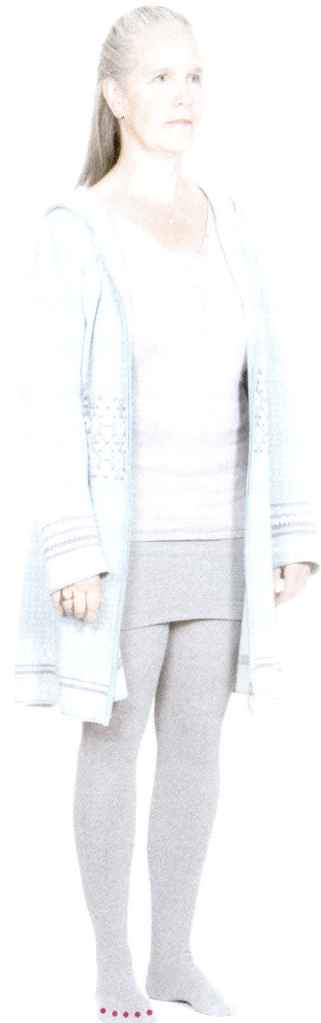

ALS BEWEGUNGSMEDIKAMENT FÜR DEN ALLTAG

zur Sturzprophylaxe, für Sicherheit im Dunkeln, fördert die «Lust am Leib».

SPIELERISCHE VARIATIONEN

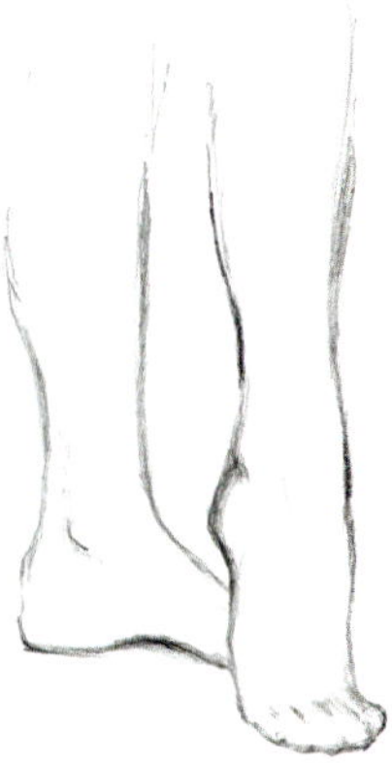

Füße einzeln auf die Zehen stellen

1. Im Stehen gehen wir zunächst mit dem rechten, dann mit dem linken Fuß auf die Zehen, dann mit beiden abwechselnd. Dabei achten wir darauf, dass der Impuls aus den Zehengelenken und nicht aus dem Fußgelenk kommt.

2. *Zehengang:* Nun gehen wir im Kreis oder frei im Raum auf den Zehen. Es darf erlebt werden, dass es anstrengend ist, wie ein Huftier, zum Beispiel eine Ziege, nur auf den fest gewordenen Zehen zu gehen. Danach gehen wir wieder gelöst auf dem ganzen Fuß einige Schritte, immer im Takt der Musik. Es ist eine Wohltat, im ganzen Fuß entspannen zu können.

Auf den Zehen stehen, Zehengang, Zehen und ganzer Fuß abwechseln

3. Als Nächstes gehen wir jeweils vier Taktschläge lang auf den Zehen und dann wieder vier Schläge lang mit dem ganzen Fuß. Der Impuls, auf die Zehen hochzukommen, kommt aus den Zehengelenken, nicht aus dem Fußgelenk. Man greift mit den Zehen in den Boden. Dies setzt eine Spannung voraus. Wenn man wieder von den Zehen auf den ganzen Fuß herunterkommt, soll sich der Fuß ganz entspannt und ausatmend mit dem Boden verbinden, um danach wieder aktiv unter Spannung auf den Zehen stehend den Boden zu ergreifen. Spannung und Entspannung sind eine Massage der Faszien in den Füßen. Dies bringt eine belebende Wirkung für die ganze Gestalt.

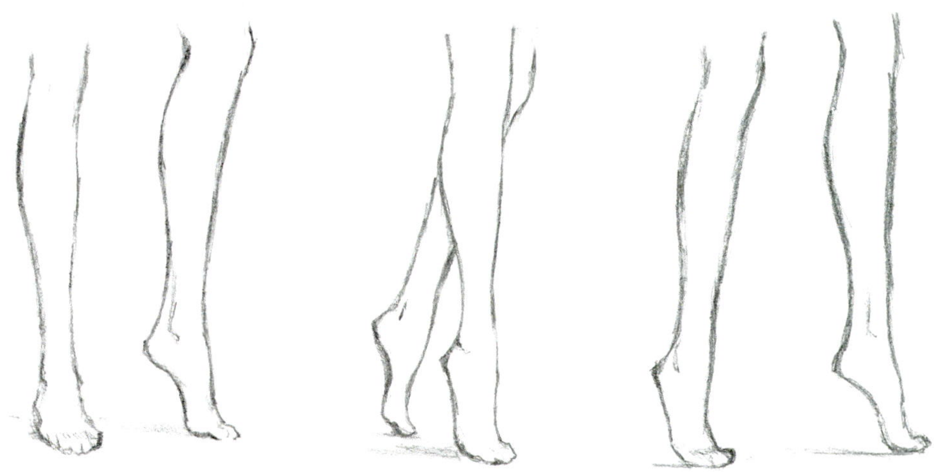

Zehengang

Tippen der Zehen

4. Ein weiterer Schritt ist ein differenziertes, waches Tippen der Zehen auf den Boden. Dabei ist es wichtig, dass der Bewegungsansatz nicht in das Fußgelenk rutscht, sondern dass aktiv aus den Zehen heraus getippt wird oder wie mit einem kleinen Nippen (eurythmisches N) etwas vom Boden genommen wird. Dabei dürfen sich die Fußgelenke und die Knie ebenso wie die leicht angehobenen Hüften passiv mitbewegen. Die ganze Aufmerksamkeit bei unserer Führung, genauer der Bewegungsführung, geht innen durch den Leib, nicht über das äußere Hinschauen. Im Grunde genommen kann man diesen Schritt auch mit geschlossenen Augen durchführen. Die ganze übrige Gestalt nimmt sich vollkommen zurück, damit die Zehen ihren vollen «Auftritt» haben. Dieses Zurücknehmen bedeutet aber nicht ein Steifwerden des Leibes, sondern dieser soll völlig locker bleiben.

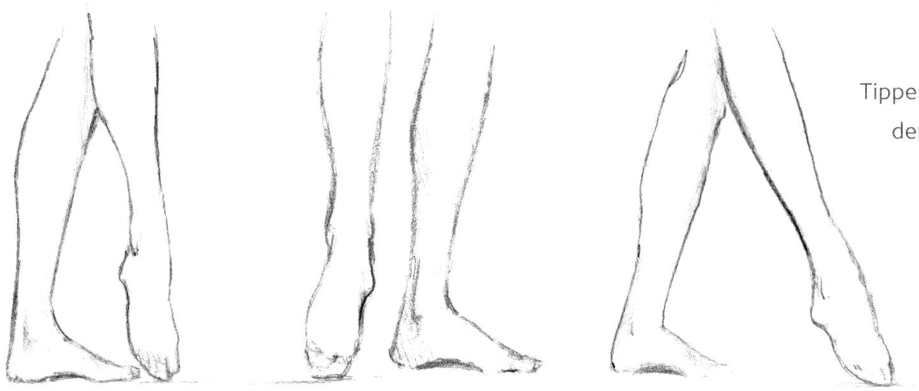

Tippen mit den Zehen

«Zehengeschichten» erzählen

5. Bei einer weiteren Übung, die nur in der Gruppe möglich ist, begegnen sich die Teilnehmer im Gehen untereinander Zehen-tippend-nippend und erzählen sich gegenseitig «Zehengeschichten» (siehe Abb. S. 36). Wir teilen uns jetzt nur durch die Zehen mit. Dabei muss stark darauf geachtet werden, dass keine mimischen Spiele entstehen. Auch die sonstige Körperhaltung bleibt völlig locker und unbeteiligt; die differenzierte Seelenaktivität wird allein durch die Zehen sichtbar gemacht. An diesem Punkt ist es wichtig, jedem Teilnehmer Freiraum zur eigenen Gestaltung zu geben. Alles ist möglich, alle Phantasien kann man – mit Berücksichtigung der oben erwähnten Richtlinien – zulassen.

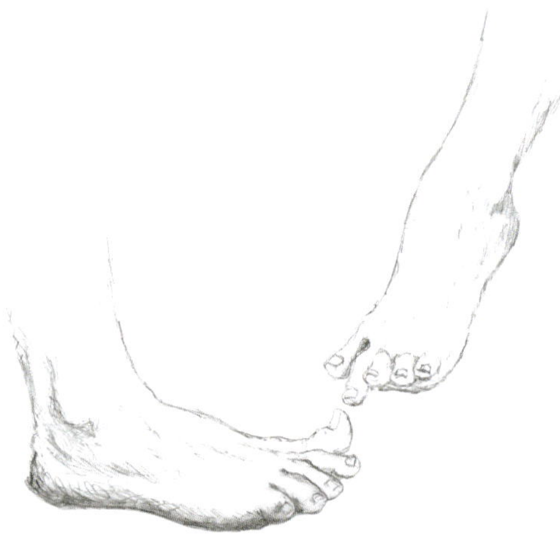

Zehengeschichten erzählen

MUSIKBEISPIELE

peppig: *Dulce hogar* (Alvaro Torres)
Beauty on the TV-screen (Lou Bega)

klassisch: *Tanz der kleinen Schwäne,* aus *Schwanensee,* op. 20 (Peter Tschaikowski)

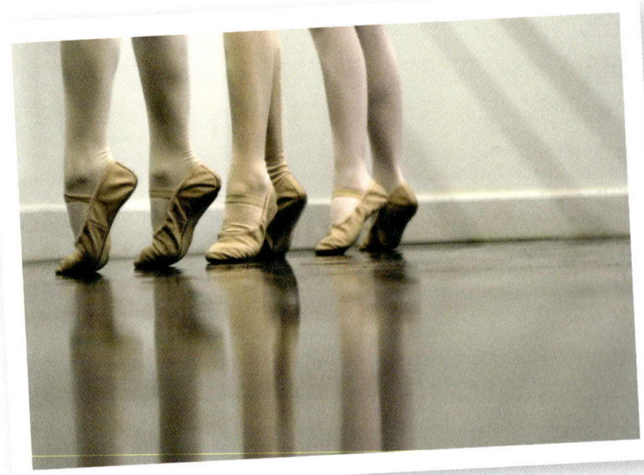

Zweite Stufe – Fußgelenke

Auf die Zehen aufrichten und zurücksinken

Bei der zweiten Stufe, den Fußgelenken, ruhen wir auch erst einmal auf dem ganzen Fuß. Dies ist die Ausgangsposition. Nun versuchen wir, den Bewegungsimpuls in beiden Fußgelenken zu aktivieren, sodass wir uns durch diesen Impuls auf die Zehen aufrichten. Dann lösen wir wieder die Spannung und sinken auf die Fersen zurück.

Es ist interessant, den Unterschied vom Fußgelenk-Impuls zum Zehengelenk-Impuls übend zu erfahren, wenn wir uns auf die Zehen aufrichten. Bei den Zehen wird man von der Leichte aus dem Umkreis angezogen. Sie sind radial nach außen orientiert, parallel zur Erdoberfläche. Die Fußgelenke stellen dagegen eine Verbindung der Gestalt zum Erdmittelpunkt her. Mit ihnen fühlt man stärker die eigene Schwere. Es ist ein starker Willens- und Bewegungsimpuls nötig, um die Schwere der ganzen Gestalt zu überwinden.

Unterschied zum Zehengelenk-Impuls

Obwohl die Übungen äußerlich gleich aussehen, kommen zwei ganz verschiedene Bewegungsqualitäten zur Erscheinung, um in die Leichte zu kommen.

Mit dem Fußgelenk überwinden wir aber nicht nur die Schwerkraft. Es ist auch das Organ, durch welches wir Bodenhaftung, eine Verbindung mit der Erde herbeiführen können. Der Plattfuß verbindet sich ungeführt zu stark mit dem Boden, beim Hohlfuß wird der Kontakt zur Erde kaum hergestellt. Durch das Fußgelenk hindurch gelangt der innere Bewegungsstrom durch den Mittelfuß bis in die Zehen, um eine bewusste Verbindung mit der Erde aufzubauen.

Nun stellen wir uns auf das linke Bein und heben das rechte Bein an, um den Fuß aus dem Fußgelenk heraus von oben nach unten und von rechts nach links zu bewegen. Das Fußgelenk kann in der Regel viel einfacher nach oben und unten bewegt werden als nach rechts und links. Es ist für das freie Bewegen des Fußes wichtig, in beide Richtungen eine Geschicklichkeit zu entwickeln. Bei der Auf- und Ab-Bewegung ist das Heben ein Anspannen und das Senken ein Lösen. Das Lösen kann aber weiterverfolgt werden, bis es in eine Streckung übergeht.

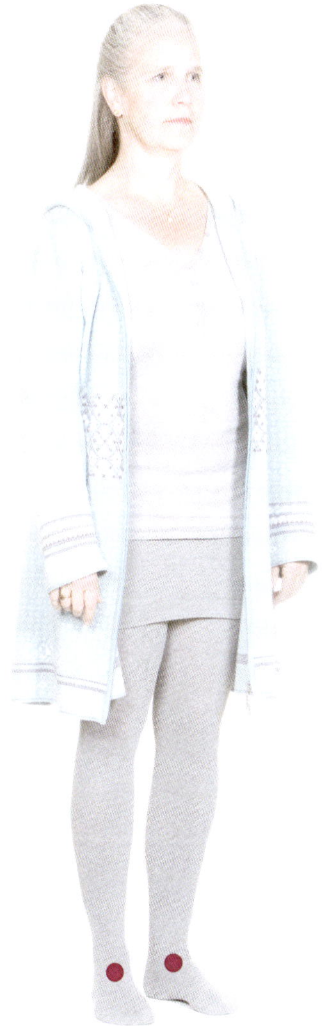

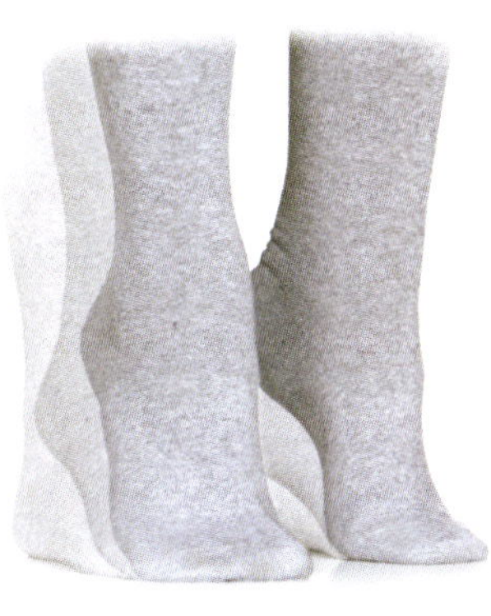

Mit einem Impuls aus dem Fußgelenk auf die Zehen stellen

In ein Kreisen übergehen

Diese Qualitäten, Anheben und Absenken sowie die Rechts-Links-Bewegung, lässt man in ein Kreisen übergehen, zunächst mit dem rechten Fuß im Uhrzeigersinn. Man achte darauf, dass das Kreisen nicht mechanisch durchgeführt wird, sondern dass mit dem hebenden Impuls ein Beschleunigen und im Lösen eine Entspannung erzeugt wird, was sich als Volumen-Erlebnis im Gelenk äußern kann. Hier tritt in der Regel das Phänomen auf, dass zu Beginn Drei-, Vier- oder andere Vielecke in der Fußbewegung zur Erscheinung kommen. Das Ziel ist, einen regelmäßigen, plastisch ausgeführten Kreis entstehen zu lassen.

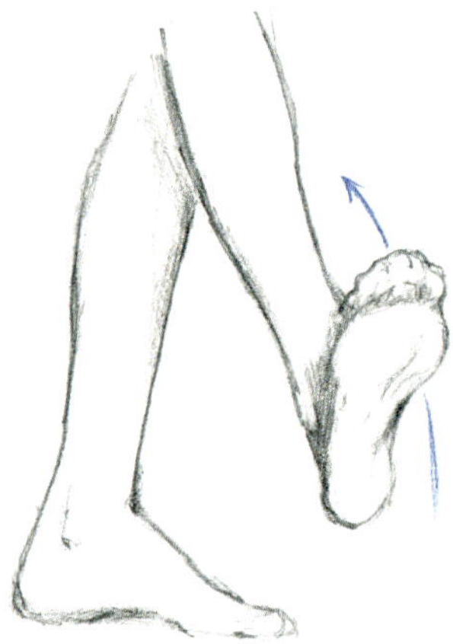

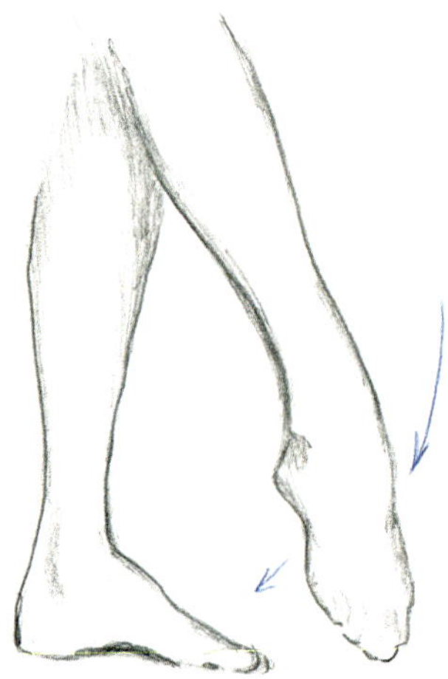

Fuß nach oben und unten bewegen

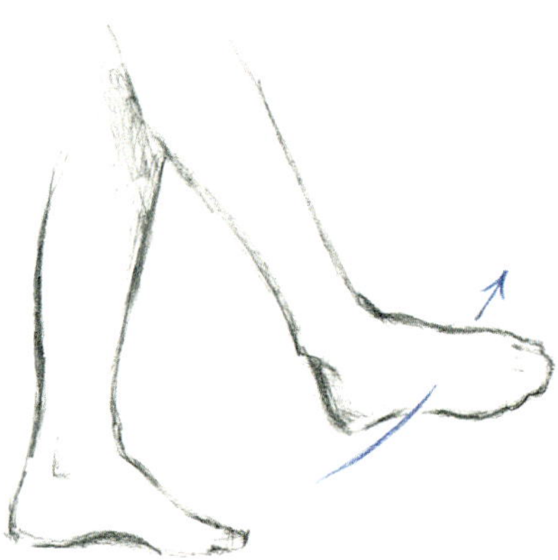

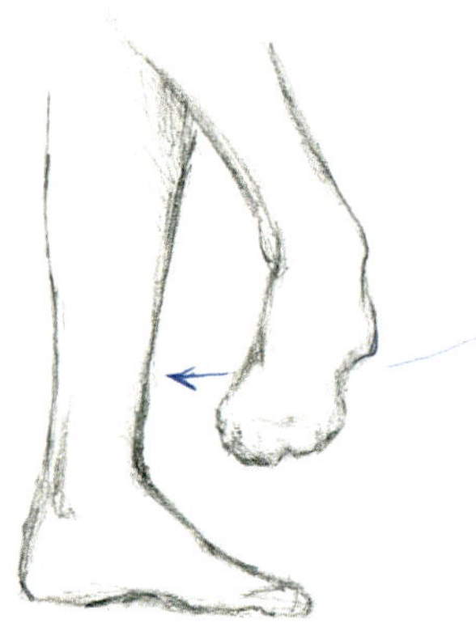

Fuß nach links und rechts schwenken

Hier gebe ich gerne ein unterstützendes Bild. Wir lassen – wie durch einen Gartenschlauch – warmes Wasser vom Hüftgelenk (dort dreht man den «Wasserhahn» auf) durch das ganze gelöste Bein bis in das Fußgelenk hinabfließen. Und der Fuß ist die Brause. Jetzt lassen wir die Bewegung mit dem fließenden Wasser ruhig durch das ganze Bein, dann durch das Fußgelenk hindurch aus der Fußsohle nach außen sprenkeln, als würden wir ausgesätes Gras behutsam in kreisenden Bewegungen gießen. Es geht nicht um dieses Bild – jeder kann seine eigenen Bilder finden. Es geht um die innere Aktivität, die grundsätzlich im Fluss sein sollte, aber nur im Fußgelenk physisch bewegend aktiviert wird. Von Bedeutung ist, dass durch die physische Bewegung der innere Bewegungsfluss nicht im Leib gebremst und gestaut wird. Die ganze Gestalt bleibt locker.

Nun führen wir dieselbe Übung mit dem linken Fuß gegen den Uhrzeigersinn aus.

Die Frage, ob der Bewegungsfluss ungehemmt und ungestaut durch das Fußgelenk fließt, kann man sehr gut zu zweit prüfen. Eine Person fasst direkt über dem Fußgelenk um Waden- und Schienbein der anderen Person herum und schüttelt zart den Fuß von rechts nach links. Gibt das Gelenk locker nach und baumelt der Fuß wie ein nasser Waschlappen hin und her, liegt keine Stauung im Fußgelenk vor. Meist zeigt sich jedoch, dass sich der Fuß mehr oder weniger steif mitbewegt. Es ist auffallend, wie viele Menschen in den Fußgelenken verkrampft und gestaut sind, obwohl sie glauben, sie seien ganz locker.

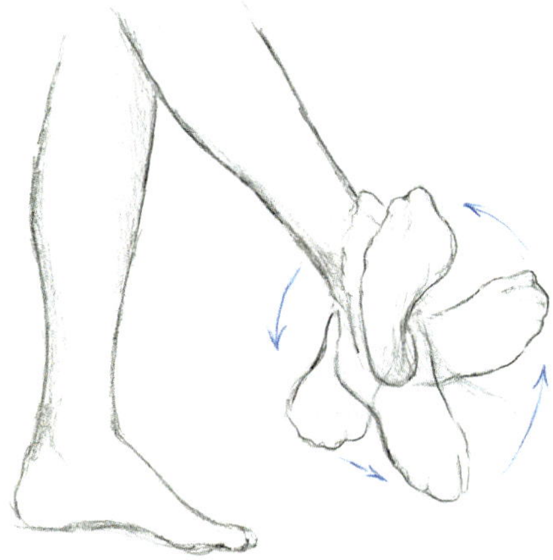

Fuß kreisen

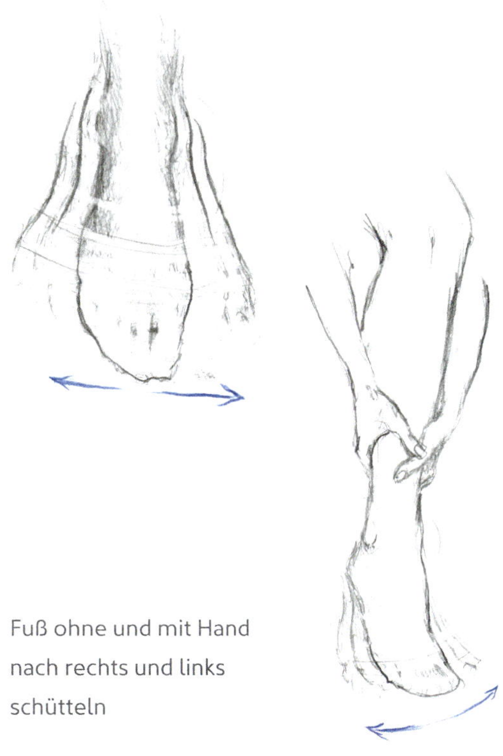

Fuß ohne und mit Hand nach rechts und links schütteln

Unbewusste Bewegungsblockaden entdecken

Bei dieser einfachen Übung kann grundsätzlich festgestellt werden, dass jeder Mensch unvermutete Bewegungsblockaden oder Stauungen im eigenen Instrument hat. Dies soll einen nicht verzweifeln lassen, sondern es kann im Gegenteil Freude bereiten, seine Blockaden zu entdecken, um an ihnen lockernd zu arbeiten. Es gibt keinen Menschen, der keine Blockaden hat, jeder staut unbewusst irgendwo.

ALS BEWEGUNGSMEDIKAMENT FÜR DEN ALLTAG
um Fuß zu fassen – für Standsicherheit, gegen Angst; Sturzprophylaxe.

SPIELERISCHE VARIATIONEN

Auf den Fersen stehen

1. Wir stehen mit dem Gewicht auf dem ganzen Fuß. Mit dem linken Fuß gehen wir einen kleinen Schritt nach vorne und stellen ihn auf die Ferse (1). Das Gleiche machen wir mit dem rechten Fuß, sodass wir mit beiden Füßen auf den Fersen stehen (2). Nun gehen wir mit dem linken Fuß zurück und setzen ihn mit der ganzen Fußfläche ab (3); dasselbe machen wir mit dem rechten Fuß zurück in die Ausgangsposition. Wir wiederholen diese

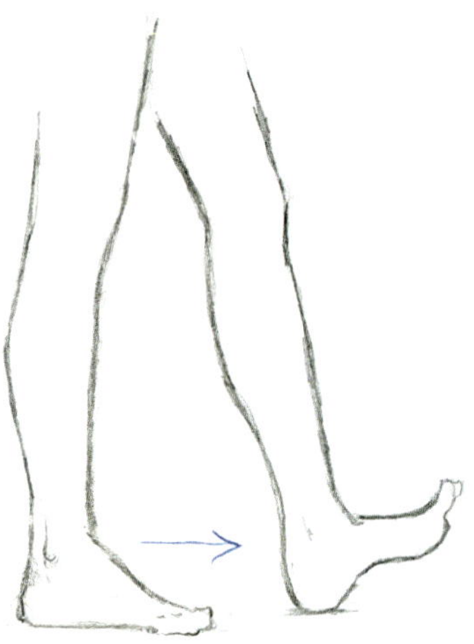

1. Linker Fuß auf die Ferse

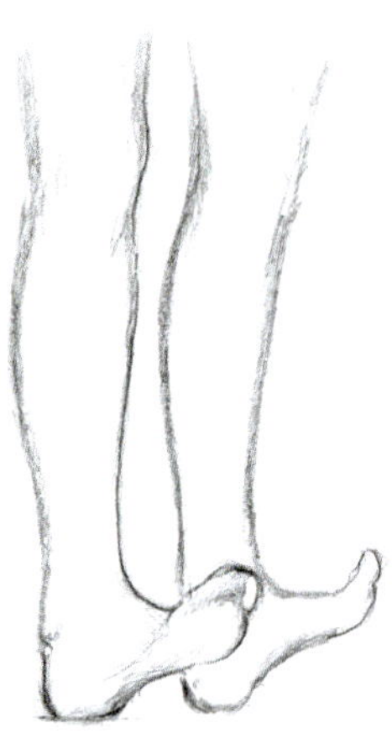

2. Beide Füße auf die Ferse

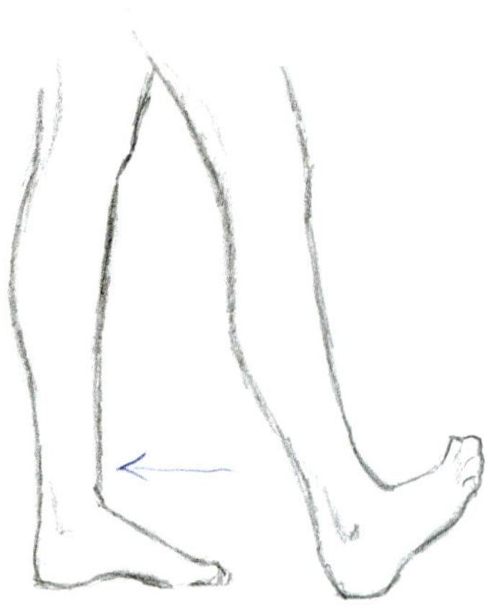

3. Linker Fuß zurück in die Ausgangsposition

vier Schritte am Ort zur Musik und achten darauf, dass der Impuls nicht aus dem Knie kommt. Das Bein ist ganz locker und der Impuls kommt aus dem Fußgelenk.

2. Aus dieser Übung im Stand kann man übergehen in einen reinen Fersengang. Macht man auf diese Weise etwa 50 Schritte, merkt man, wie anstrengend es ist, nur einen Teil des Fußes beim Gehen zu benutzen. Geht man dann über in einen lockeren, normalen Alltagsschritt, wird deutlich erlebbar, wie wichtig es ist, aus der Fußgelenk-Spannung (Fersengang) heraus den ganzen Fuß wieder zu lösen, damit dieser sich – und somit die ganze Gestalt – durch den inneren Bewegungsfluss mit der Erde verbindet.

Fersengang

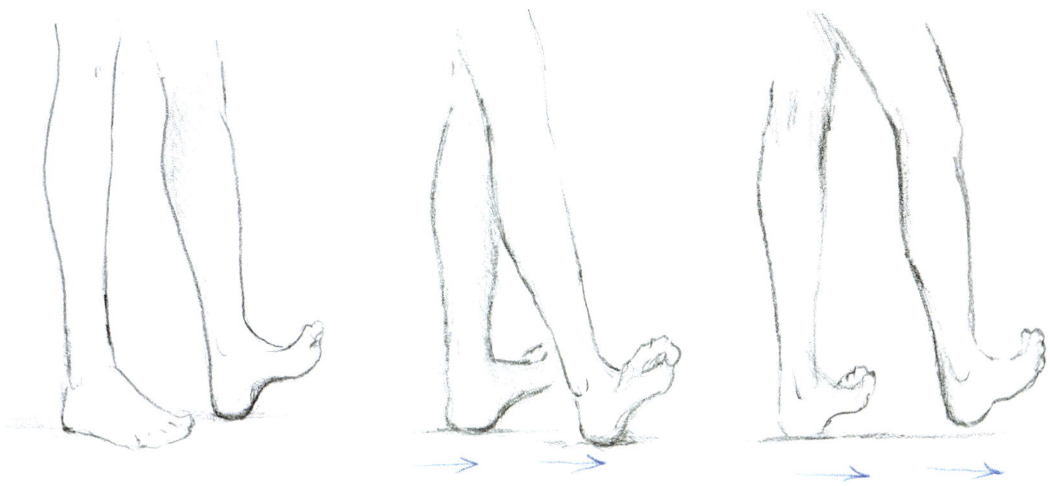

Fersengang

3. Bei der nächsten Übung gehen wir aus dem Stand mit dem rechten Fuß nach vorne und tippen mit den Zehen auf den Boden (Spitze). Dann berühren wir den Boden mit der Ferse (Hacke), um den Fuß wieder an die Ausgangsposition zurückzustellen. Dann dasselbe mit dem linken Fuß. Wir zählen auf Spitze «eins», auf Hacke «zwei», auf zurück «drei» und in der Grundstellung «vier». Hier bietet es sich an, die konvexe und die konkave Form im Fußgelenk zu beobachten: Spitze = konvex = Spannung, Hacke = konkav = Lösen. Es ist wie ein Atmen im Fußgelenk.

Abwechselnd mit Zehen und Ferse den Boden berühren

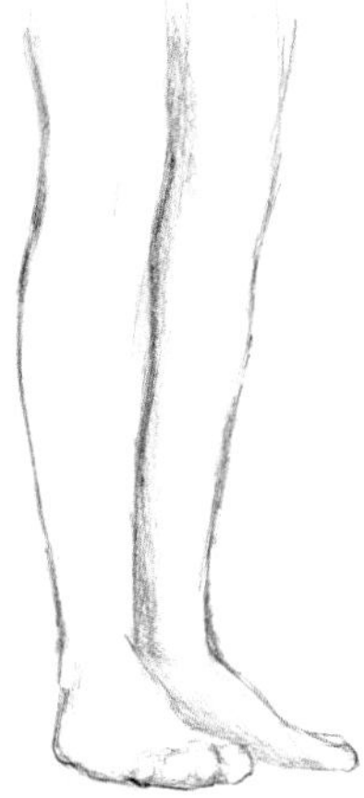

Ausgangsposition

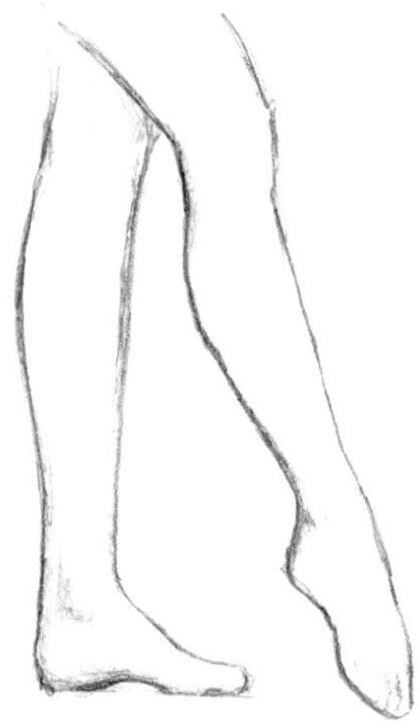

Spitze

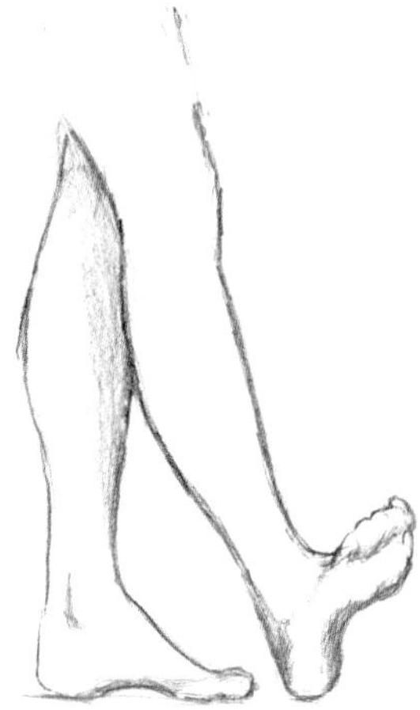

Hacke

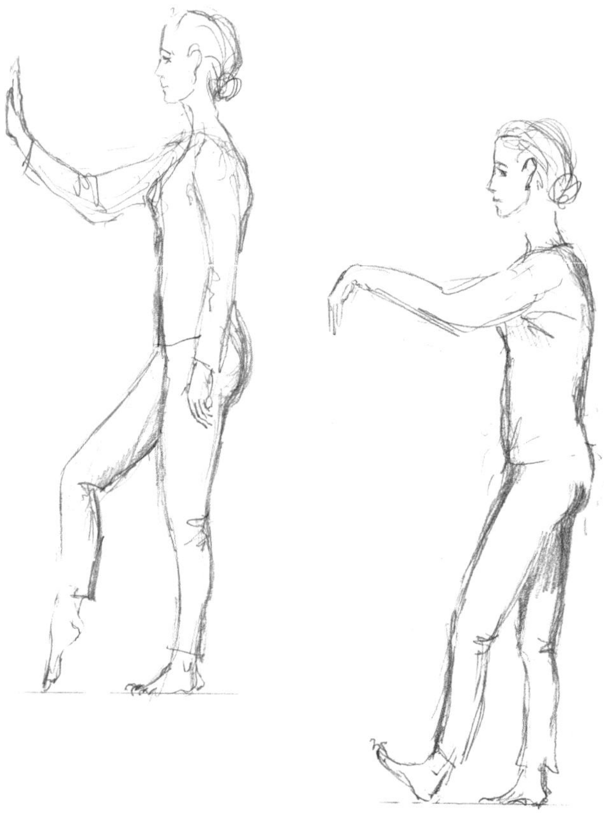

a. *Fußgelenk und Hand gleichzeitig:* Die eben beschriebene Fußgelenk-Übung kann erweitert werden zu einer Unabhängigkeitsübung. Wir nehmen auf dieselbe Abfolge eine Handbewegung hinzu. Das heißt: rechter Fuß auf die Spitze – rechter Arm wird nach vorne gestreckt und die Fingerspitzen zeigen nach unten. Wenn der Fuß auf die Ferse gestellt wird, bleibt der Arm nach vorne gestreckt und nur die Hand bewegt sich aus dem Handgelenk nach oben. Fuß und Hand bewegen sich parallel. Dann wird die Seite gewechselt. – Dasselbe mit dem linken Fuß und der linken Hand.

Fußgelenk und Hand gleichzeitig in spiegelbildlicher Bewegung (Variation 3c)

b. *Spitze-Hacke, Fingerspitzen-Handgelenk über Kreuz:* Der rechte Fuß und die linke Hand führen die eben beschriebe Übung über Kreuz aus, dann der linke Fuß und die rechte Hand. Über Kreuz

c. Nun wird es richtig spannend: Wir beginnen wieder auf der rechten Seite. Der Fuß geht auf die Spitze und die Hand bewegt sich nach oben. Dann geht der Fuß auf die Hacke und die Hand zeigt nach unten. Die Bewegungen von Fuß und Hand gehen spiegelbildlich auseinander und zusammen. Erst zeigen beide in den Umkreis und dann zu einem gemeinsamen Mittelpunkt (siehe Zeichnung S. 42 unten). Dasselbe führen wir dann auf der linken Seite aus. Spiegelbildlich

d. Eine Steigerung davon ist das Punkt-Umkreis-Prinzip über Kreuz. Punkt – Umkreis

4. *Öffnen und Schließen:* Wir stellen nun die Füße parallel auf den Boden und lassen das Gewicht auf den Fersen ruhen. Dann öffnen wir die Fußspitzen, bis die Füße in einem rechten Winkel stehen. Das Gewicht bleibt dabei immer auf den Fersen. Auseinanderschwingen auf den Ballen

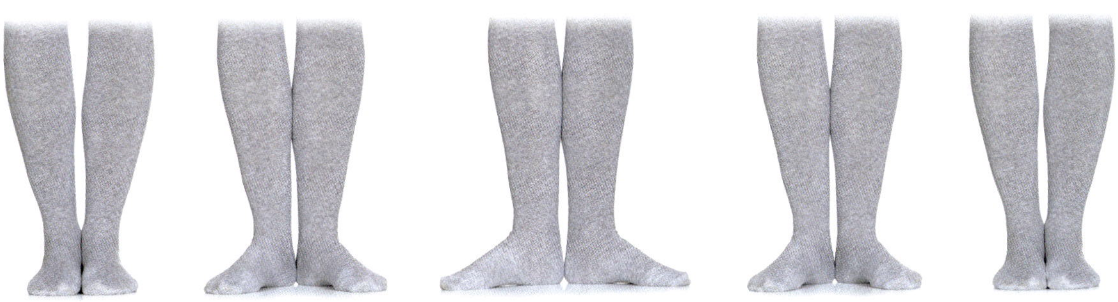

Fußspitzen öffnen und schließen

5. Wieder zurück im Parallelstand, verlagern wir das Gewicht auf die Ballen und schwingen die Fersen zu einem rechten Winkel auseinander und wieder zusammen. Beim Auseinanderschwingen entsteht jeweils eine Spannung und beim Zurückschwingen in die Parallele ein Loslassen im Fußgelenk (siehe Abb. S. 44). Öffnen und Schließen der Fersen

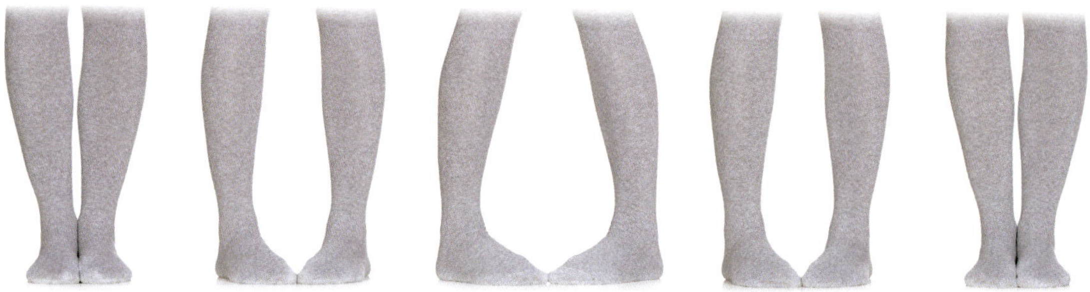

Fersen öffnen und schließen

Parallelgang aus dem Fußgelenk

6. Eine weitere Variante ist der *Parallelgang aus dem Fußgelenk.* Wir stehen mit den Füßen parallel mit dem Gewicht auf den Fersen. Beide Fußballen schwingen nach rechts. Wir verlagern das Gewicht auf die Ballen und schwingen die Fersen nach rechts. Nun verlagern wir das Gewicht wieder auf die Fersen, um erneut die Ballen nach rechts zu bewegen, und so fort. Man muss dafür sorgen, dass die Impulse immer aus den Fußgelenken kommen und nicht aus der Hüfte, sowohl bei der Drehung um die Fersen als auch bei jener um die Ballen. Diese Übung kann sowohl nach rechts als auch nach links ausgeführt werden.

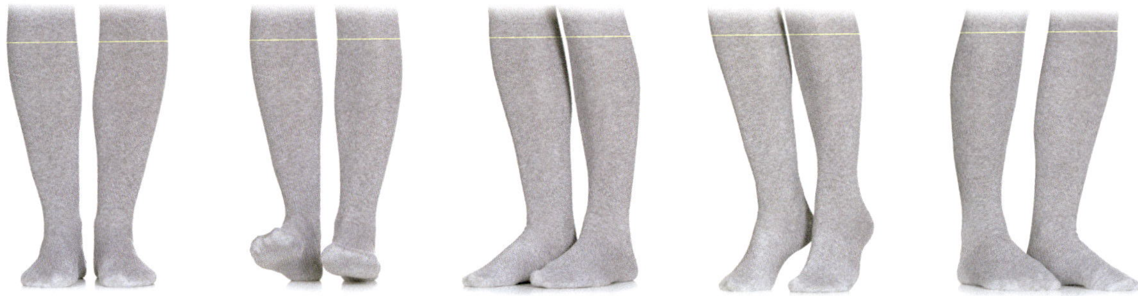

Parallelgang

Charleston-Gang

7. *Charleston-Gang:* Eine kompliziertere Variante, eine Unabhängigkeitsübung zwischen rechtem und linkem Fußgelenk, ist die folgende: Wir stehen mit aneinanderstoßenden Fersen, die Füße im rechten Winkel geöffnet (1). Das Gewicht liegt beim linken Fuß auf der Ferse, beim rechten

Fuß auf dem Ballen, diagonal versetzt (2). Nun schwingt der linke Fuß auf der Ferse nach rechts und gleichzeitig der rechte Fuß auf dem Ballen nach rechts (3), sodass die Füße wieder in einem rechten Winkel ankommen, sich nun aber die Zehen berühren (4). Diese Bewegung kennen wir vom Charleston-Tanz. – Nun geht das Gewicht in den linken Ballen und in die rechte Ferse (5 und 6), damit die Füße weiter schwingen können, um wieder mit den Fersen zusammenzukommen (7 und 8).

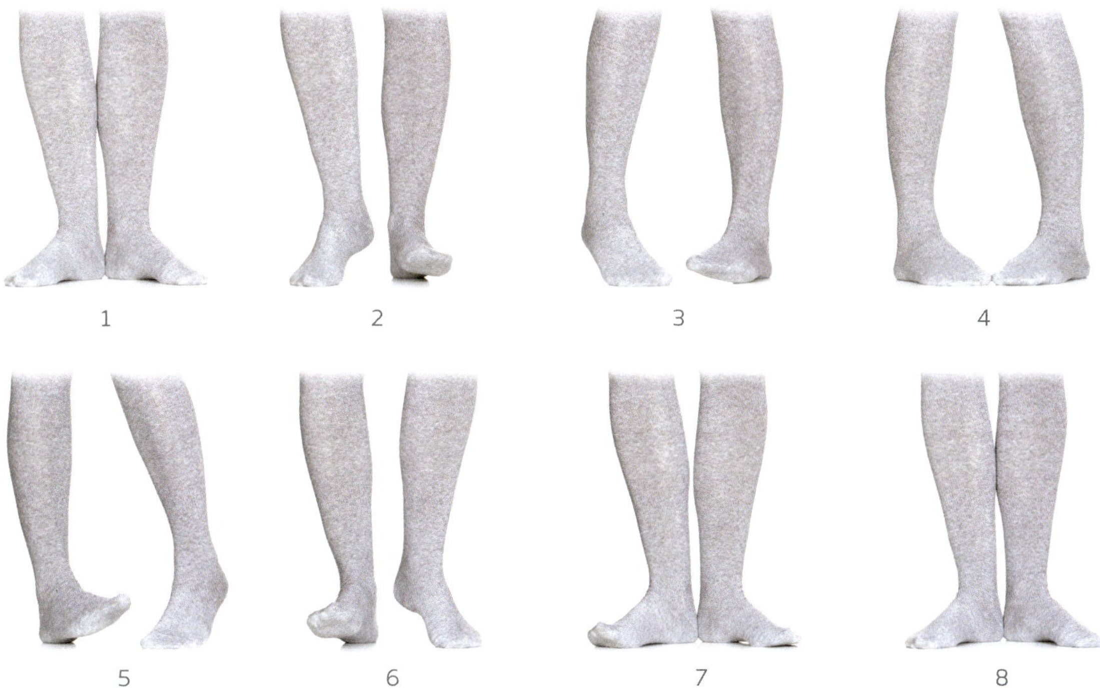

Charleston-Gang

Dialog zwischen Ballen und Fersen

Werden die Gewichtspunkte mit ihren Bewegungsimpulsen ganz bewusst berücksichtigt und geführt, kommen die Zehen und die Fersen immer wieder genau zueinander. Das macht einen Riesenspaß, sobald es gelingt. Wir nehmen dazu, wie bei allen Übungen, eine lockere, luftige Musik. Das besonders Wertvolle an dieser Übung ist, dass die Beziehung zwischen dem rechten Fußballen und der linken Ferse bzw. dem linken Ballen und der rechten Ferse als eine Einheit erlebt werden kann. Beide arbeiten zusammen, sie sind in einem inneren Dialog. Ziel ist es, die unterschiedlichen

Gewichtsverlagerungen bewusst zu beobachten und zu empfinden. Es wird zur Erfahrung, dass die Füße wach, unabhängig voneinander und doch gemeinsam den Untergrund ergreifen können. Es ist wie eine Fußmassage von innen. Die ganze Bewegung können wir auch nach links durchführen.

Sich um die eigene Achse drehen

8. Wer sehr geschickt ist, kann sich mit dem Charleston-Gang sowohl in die eine wie auch in die andere Richtung um die eigene Achse drehen, kann quasi die ganze Übung 7 um einen Punkt herum machen. Die Füße sind fähig, sich durch diesen Bewegungsimpuls als mit der Welt verbunden darzustellen. Sie selbst werden sprechend. (In der Zeichnung ist der Übersicht halber nur der rechte Fuß in der kreisenden Bewegung abgebildet.)

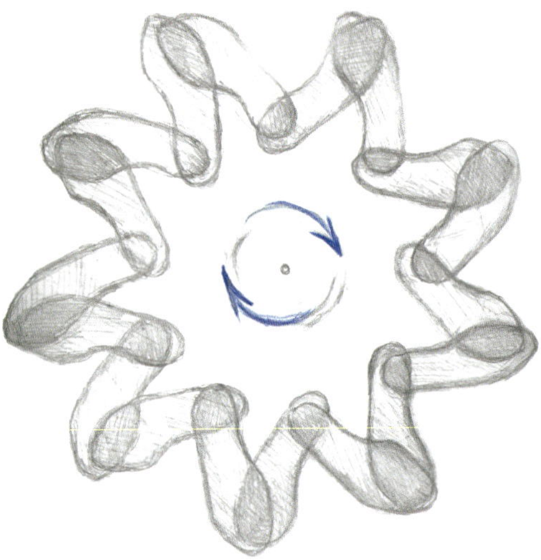

Aus dem Fußgelenk sich um die eigene Achse drehen

MUSIKBEISPIELE

peppig:	*Escucha me* (Gipsy Kings)
	Walk through the park (TrackTribe)
klassisch:	Vierter Satz (Allegro assai) aus der *Sinfonie Nr. 40 in g-moll,* K 550 (Wolfgang Amadeus Mozart)

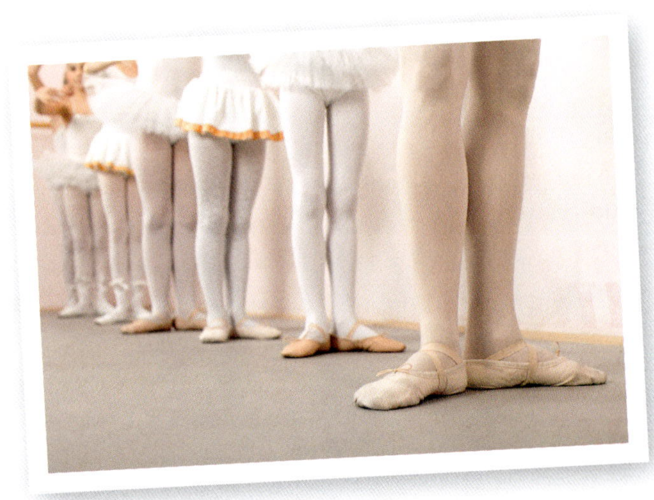

Dritte Stufe – Kniegelenke

Wir stehen zunächst mit dem Gewicht auf beiden Füßen im Parallelstand. Auf den Takt einer Musik werden beide Knie parallel nach vorne gebeugt und wieder zurück in die Streckung bewegt. Durch das gleichzeitige Beugen der Knie wird uns das Eigengewicht des Körpers hier noch stärker bewusst als an den Fußgelenken. Obwohl die Fußgelenke sogar ein noch größeres Gewicht tragen als die Knie, ist das Gefühl der Masse und der Schwere in der Bewegung der Knie stärker.

Nun bewegen wir die Knie mit einem deutlichen Impuls abwechselnd nach vorne - erst rechts, dann links, jeweils mit einem Nachwippen.

Hebt man ein Bein an, kann man den Unterschenkel aus dem Knie heraus nach vorne und hinten schwenken. Der Bewegungsimpuls kann einerseits von innen aus dem Kniegelenk gegeben werden. Dann bewegt das Knie aktiv den Unterschenkel. Der Fuß ist dabei ganz gelöst.

Man kann andererseits den Impuls von außen geben, indem man den Oberschenkel mit beiden Händen hält und das Knie hin

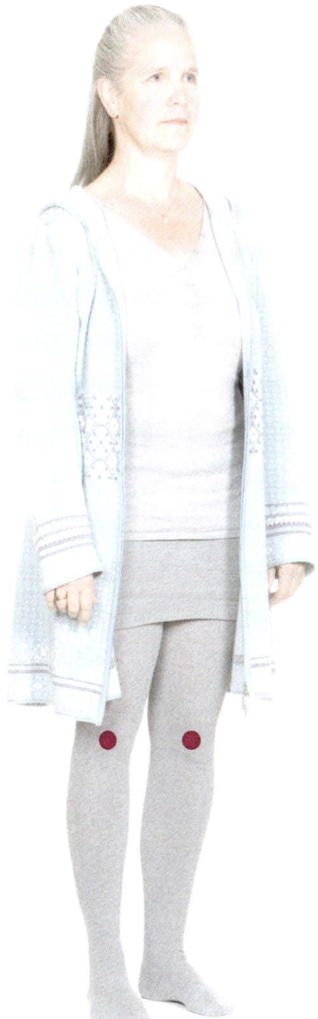

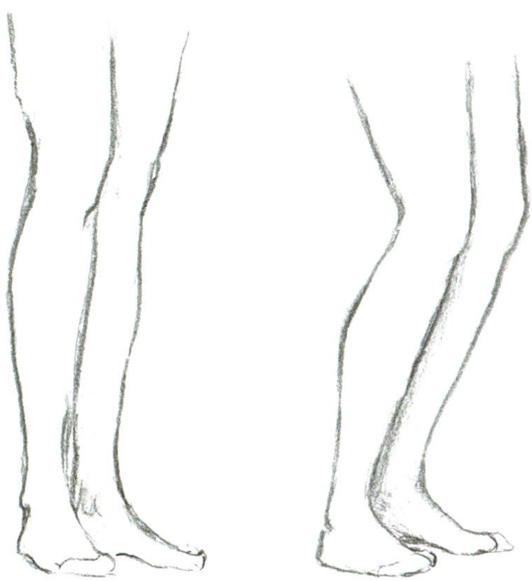

Beugen der Knie

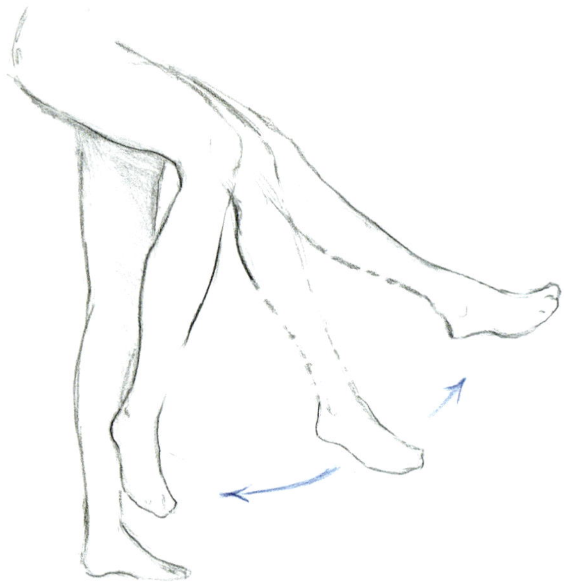

Schwenken des Unterschenkels aus dem Knie

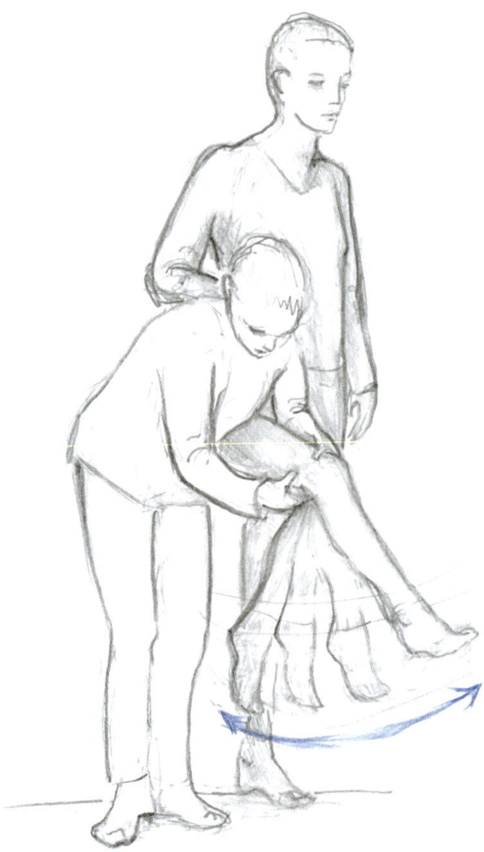

Zu zweit die Unterschenkel vor und zurück schwenken

und her schwenkt. So wird der Unterschenkel von außen bewegt. Dann ist das Knie passiv, absolut gelöst.

Diese Übung kann man auch sehr gut zu zweit machen. Eine Person hält, seitlich stehend, den Oberschenkel der anderen Person. Man bemerkt sowohl als bewegte wie auch als impulsierende Person sehr schnell, wann die Bewegung im Knie gehalten oder gestaut wird. Dies ist ein deutliches Zeichen dafür, dass an dem Gelenk bewusst gearbeitet werden kann. Bewusstes Loslassen und bewusstes Impulsieren sind gleichwertige Ich-Aktivitäten im Leib. Um das Loslassen zu erleichtern, kann es eine Hilfe sein, die Übung auf einem Tisch sitzend zu machen, damit die Unterschenkel frei schwingen können.

Das Knie kann auch einen Bewegungsimpuls nach rechts oder links setzen. Dabei schwingt das Hüftgelenk ohne Eigenimpuls passiv mit.

Eine Kombination von Vo… Rechts-Links können wir im K… erreichen. Dabei ist es intere… wegungsfluss ohne zu ruckeln… vorne, dann nach rechts und … harmonisch ineinanderfließen …

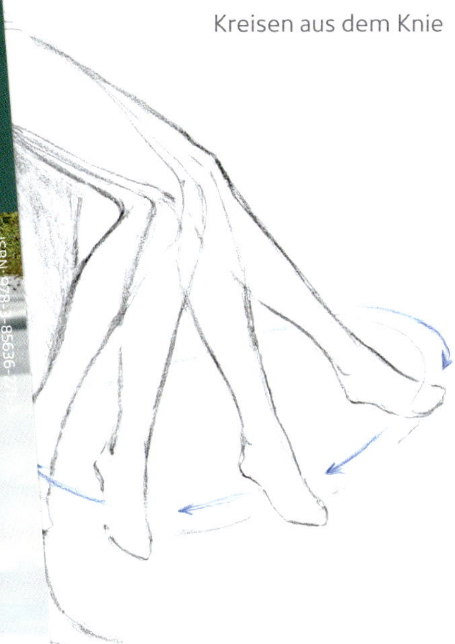

Kreisen aus dem Knie

ALS BEWEGUNGSMEDIK… FÜR DEN ALLTAG

den Kreislauf anregend, warr… Das Leben und die Kraft in de… fördern, Stauungen im Kopf u… Oberkörper nach unten ableit…

SPIELERISCHE VARIATIONEN

1. Im Stehen bewegen wir uns … ch rechts und nach links, wie beim Skifahre… gemeinsam in einem Kreis.

Mit beiden Knien parallel bewegen

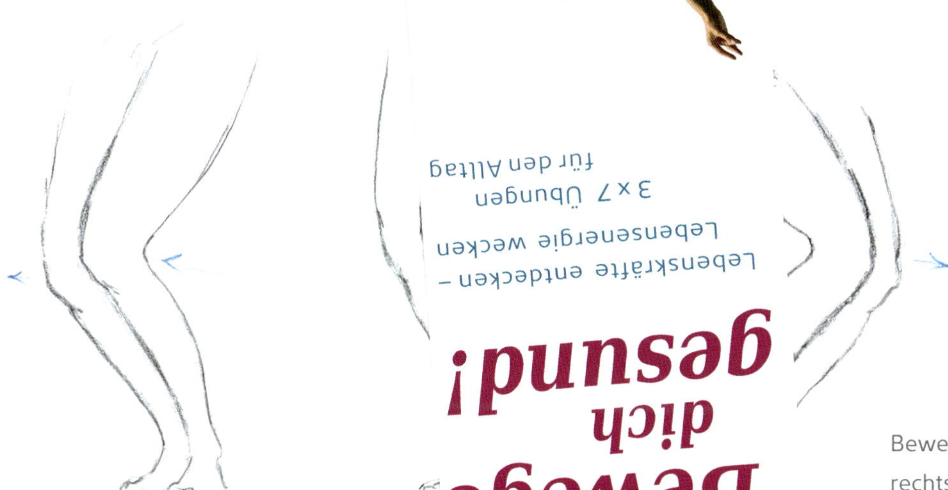

Bewegen der Knie nach rechts und links

Knie auseinander und zusammen

2. In einer weiteren Übung bewegen wir die Knie auseinander und zusammen. Dabei können die Hände auf den Knien liegen. Um eine Unabhängigkeit zwischen Händen und Knien zu erreichen, bewegt sich beim ersten Öffnen die rechte Hand auf dem rechten Knie und die linke Hand auf dem linken Knie mit. Wenn die Knie zusammenkommen, rutscht die rechte Hand aufs linke Knie und die linke Hand aufs rechte Knie, und sie bewegen sich dabei mit gekreuzten Armen auseinander und wieder zusammen. Berühren sich die Knie von Neuem, rutscht die rechte Hand wieder aufs rechte Knie und die linke Hand aufs linke Knie zurück usw. Diese Bewegung kann zur Musik erst langsam erfolgen und dann immer schneller werden. Hilfreich ist bei dieser Übung, wenn das Gewicht mehr auf dem Ballen des Fußes liegt. Damit ist eine größere Bewegungsfreiheit gegeben.

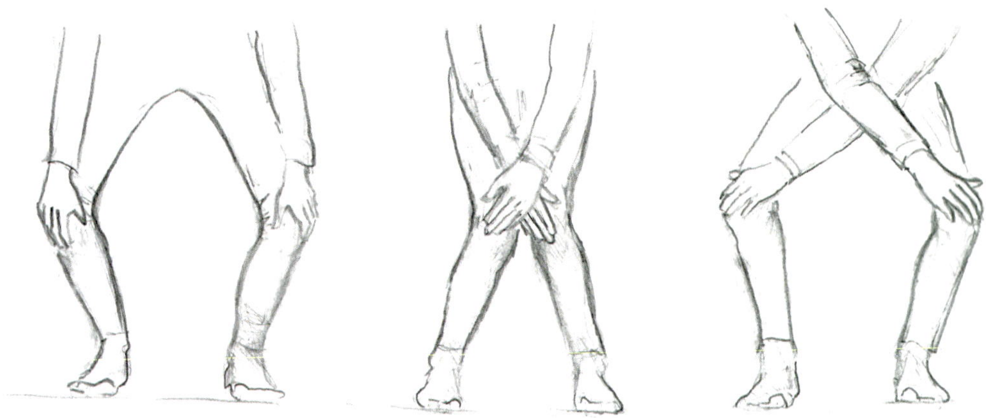

Öffnen und Schließen der Knie mit überkreuzenden Händen

«Storchengang»

3. Damit wir nicht nur an Ort und Stelle bleiben, können wir im Kreis oder frei im Raum umhergehen und den Knie-Bewegungsimpuls bis auf Hüfthöhe aufsteigen lassen, sodass es aussieht wie ein «Storchengang». Das Körper-Bewusstsein im Knie kann dabei geweckt und gesteigert werden, indem die rechte Hand in Hüfthöhe auf das linke Knie klatscht und dann beim nächsten Schritt die linke Hand auf das rechte Knie klatscht.

Hüpfend aus den Knien heraus bewegen

4. Wir können uns auch hüpfend aus beiden Knien heraus bewegen, indem diese gleichzeitig den Impuls geben. Es entsteht ein Bewegungscharakter

ähnlich dem des Sackhüpfens. Wichtig dabei ist, den Sprungimpuls nicht aus den Fußgelenken oder Zehen zu geben. Wir können diese Bewegung vorwärts und rückwärts ausführen. Interessanterweise ist es rückwärts einfacher, da das Knie entsprechend gebaut ist. Für das Vorwärts-Hüpfen müssen wir die Gestalt mehr nach vorne kippen und locker bleiben.

Um die eigene Achse drehen

5. Hier als letzte Variation eine schöne Geschicklichkeitsübung: Wir stehen auf dem rechten Bein und geben mit dem linken Knie einen Schwung über außen nach hinten, sodass wir uns auf dem Standbein nach links um die eigene Achse drehen. Dabei ist es wichtig, die Aufrichtekraft in der Wirbelsäule gut zu spüren, damit man nicht aus seiner Mittelachse fällt.

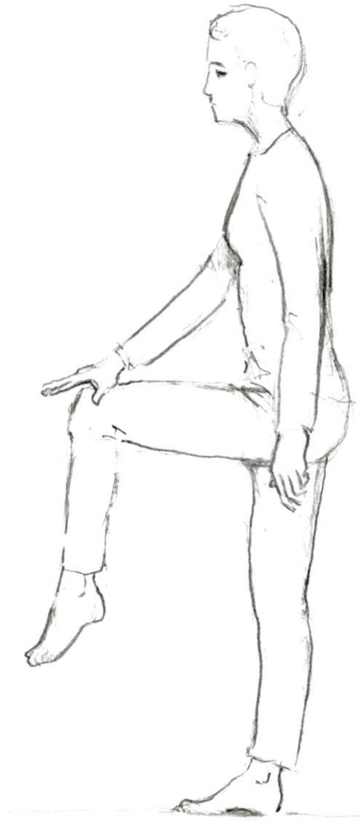

Storchengang

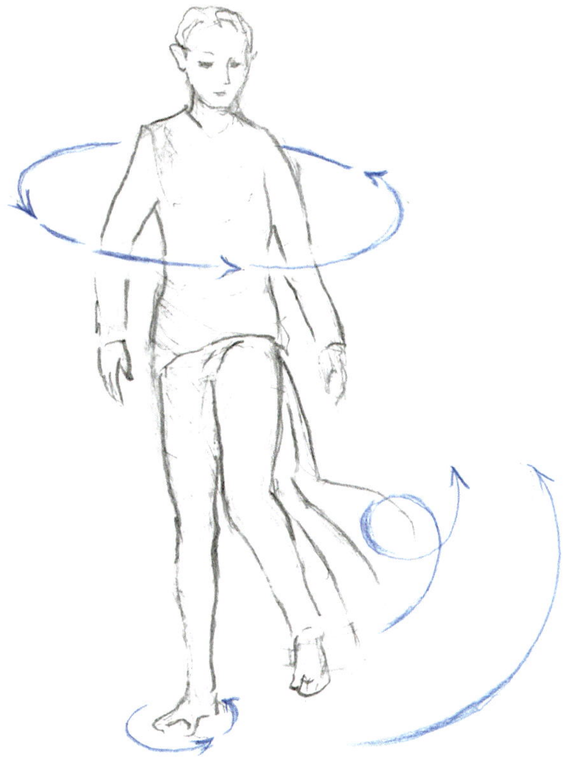

Sich aus dem Knie um die eigene Achse drehen

Auf dieser Grundlage kann man noch viel mehr Übungen kreieren. Wir dürfen unserer Phantasie freien Lauf lassen!

MUSIKBEISPIELE

peppig: *Remember this* (The Flying Pickets)
klassisch: *Tambourin* (François-Joseph Gossec, gespielt von James Galway)

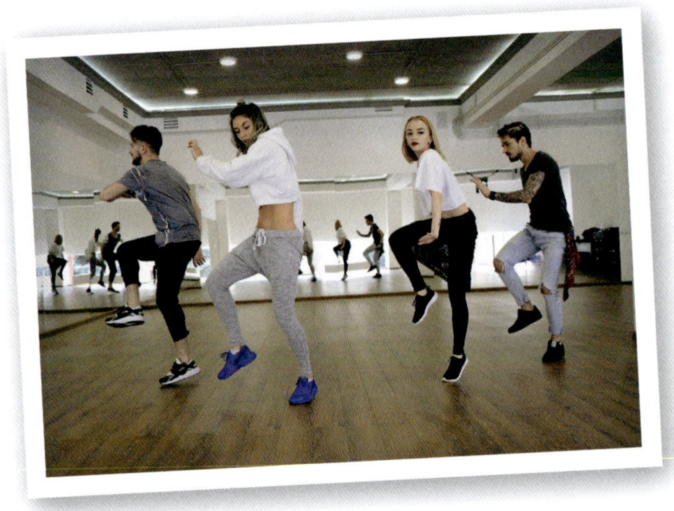

Vierte Stufe – Hüftgelenke

Auf der vierten Gelenkestufe sind wir bei den Hüften angelangt. Hier sind anatomisch gesehen die Hüftgelenke gemeint; das Becken bewegt sich allenfalls passiv mit.

Hüftgelenke nach rechts und links bewegen

Wir bewegen die beiden Hüftgelenke im Stehen nach rechts und links. Wenn die rechte Hüfte den Impuls nach rechts gibt, entsteht da eine Spannung – die linke Hüfte ist entspannt. Dann wird das Gewicht auf das linke Bein verlagert, die linke Hüfte übernimmt den Bewegungsimpuls nach links, und die rechte Hüfte ist entspannt.

Wenn die gesamten Beine mitreagieren, haben wir deutlich ein Stand- und ein Spielbein. Bleiben die Füße gleichgewichtig auf dem Boden stehen und die Knie in einer lockeren Haltung, können die Hüften wie eine Hängematte hin und her pendeln.

Eine zweite, eher ungewohnte Bewegung der Hüfte ist die Auf-und-ab-Bewegung. Im Stand auf dem linken Bein können wir den Bewegungsimpuls in der rechten Hüfte nach oben geben und wieder nach unten lösen. Dasselbe machen wir auf dem rechten Bein mit der linken Hüfte.

Diese Bewegungen sind vor allem Verschiebungen der Hüftgelenke. Darüber hinaus sind auch ausgreifende, kugelnde Bewegungen aus den Hüftgelenken heraus möglich, wenn das ganze Bein nach vorne, hinten oder zur Seite abspreizend bewegt wird. Diese Bewegungen können zu einem großen Kreisen verbunden werden. Dabei ist gut darauf zu achten,

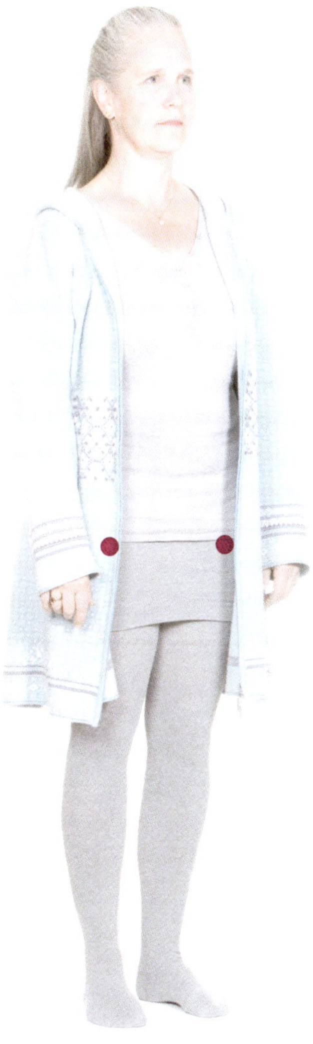

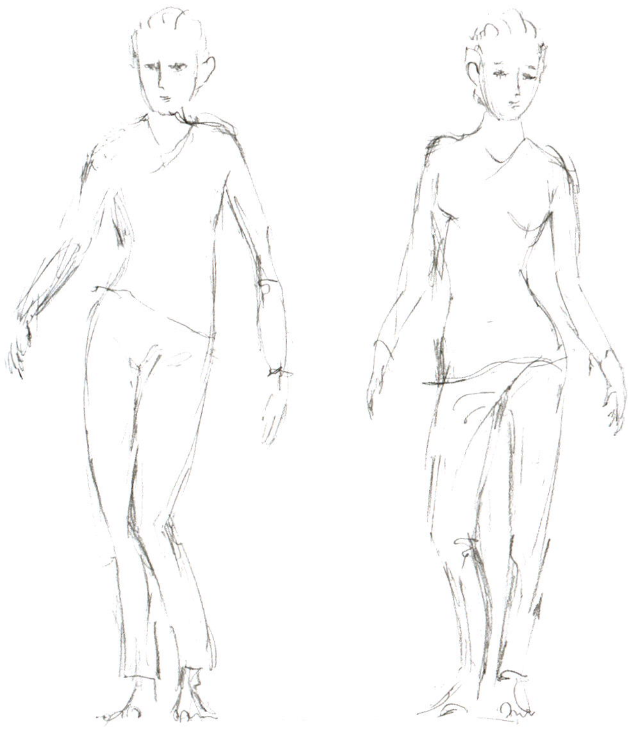

Hüfte nach rechts und links bewegen

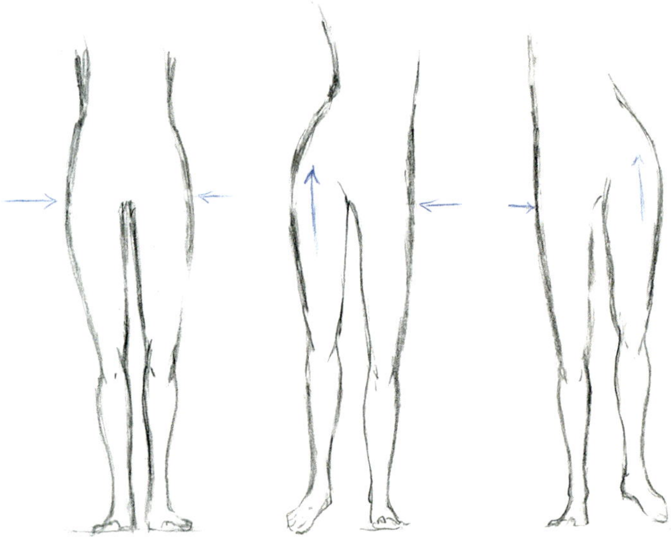

Ausgangsposition, Hüfte rechts heben, Hüfte links heben

dass der Impuls wirklich aus dem Hüftgelenk kommt und das gesamte Bein locker mitschwingt und nicht steifgehalten wird.

Dies kann man sehr gut auf einer Treppenstufe üben. Das Standbein steht auf der Stufe und das andere hängt frei, ohne den Boden zu berühren. Dadurch kommt man nicht in Versuchung, durch ein Abstoßen des Fußes vom Boden in die Hüftbewegung zu kommen. Das baumelnde Bein wird nur aus dem Hüftgelenk angehoben.

ALS BEWEGUNGSMEDIKAMENT FÜR DEN ALLTAG

mobilisiert Vitalkräfte, lockert die Lendenwirbelsäule, bricht verhärtete Bewegungsmuster auf, regt die Verdauung im Dickdarm und die Ausscheidungsprozesse an.

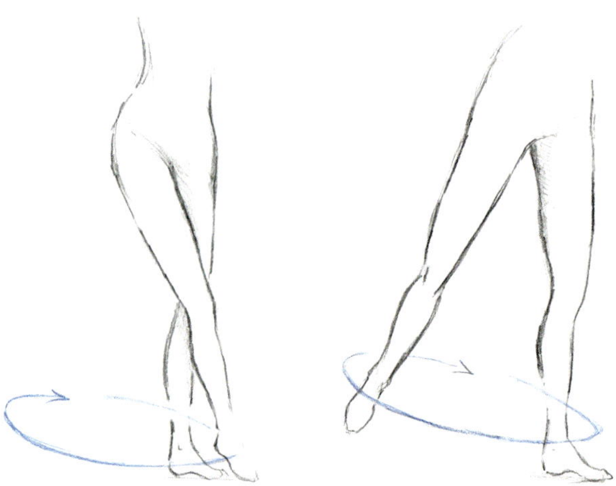

Kreisen des Beines aus der Hüfte

SPIELERISCHE VARIATIONEN

1. Wir legen die Hände auf die Hüftgelenke und lassen nun im Stehen eine kreisförmige Bewegung durch die Hüften fließen, von rechts über hinten nach links, von links über vorn nach rechts. Das ist eine Kombination der Rechts-Links- und der Vorne-Hinten-Bewegung. Sehr wichtig ist dabei, dass der Bewegungsimpuls wirklich aus den Hüftgelenken heraus erfolgt und nicht aus dem ganzen Becken. Dieses schwingt gelöst mit. Diese Bewegung wird zum Beispiel für den Hula-Hoop-Ring gebraucht.

2. Eine weitere Übung kann man zu zweit durchführen. Es stehen zwei Personen nebeneinander, bewegen sich im Takt gegeneinander nach links und rechts und tippen dabei mit den Hüften aneinander («bumpen»). Wir zählen während des Tippens auf vier, machen dann beide eine 180-Grad-Drehung und tippen mit der jeweils anderen Hüfte wiederum viermal gegeneinander. Dann erneut eine Drehung, dreimal gegeneinander tippen, Drehung, dreimal die andere Seite gegeneinander tippen. Drehung – zweimal tippen, Drehung – zweimal die andere Seite tippen. Drehung – einmal tippen, Drehung – einmal die andere Seite tippen.
Dann wieder umgekehrt: Drehung – zweimal die eine Seite, Drehung – zweimal die andere Seite, Drehung – dreimal die eine, Drehung – dreimal die andere Seite, Drehung – viermal die eine, Drehung – viermal die andere Seite. Das Ganze soll genau auf die Taktschläge geschehen, sodass die Drehungen jeweils zwischen den Taktschlägen flink und wendig durchgeführt werden.

Bumpen zu zweit

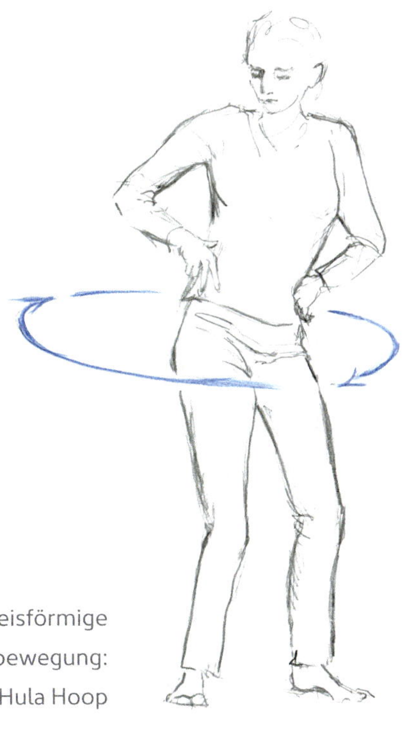

Kreisförmige Hüftbewegung: Hula Hoop

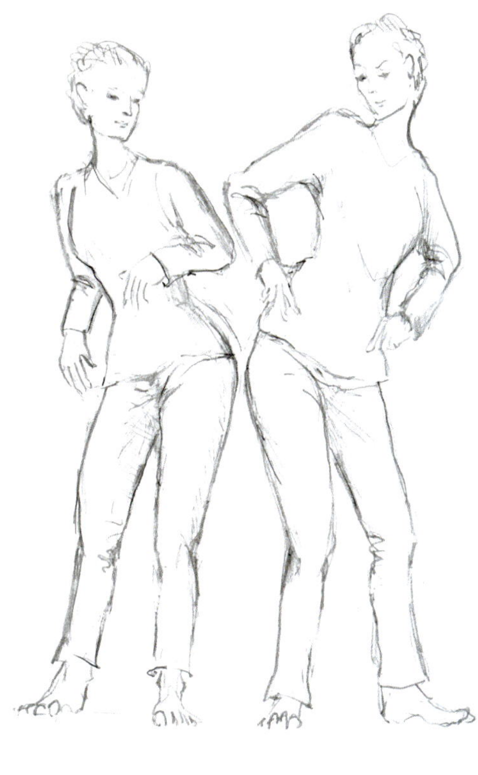

Bumpen zu zweit

Ein kleiner Tipp: Am besten so drehen, dass man immer seinem Partner zugewendet ist. Diese Übung bringt eine enorme seelisch wache Aufmerksamkeit in den Leib.

Bumpen in der Reihe

3. Ist eine Gruppe sehr geschickt, kann man diese Übung auch in einer oder mehreren Reihen mit jeweils drei oder mehr Personen durchführen.

Hüftschwingen mit Heben und Senken

4. Eine schwierige Geh-Variation, die viel Übung erfordert, ist die Kombination von Rechts-Links-Hüftschwingen mit dem gleichzeitigen Heben und Senken der Hüfte. Wir schwingen im Gehen das linke Bein aus der Hüfte leicht zur Seite, heben im Schwung die Hüfte hoch, drehen den Leib auf dem rechten Fußballen nach rechts und setzen den linken Fuß einen Schritt weiter vorn wieder ab. Und nun dasselbe mit rechts.
Durch den Schwung der Beine entsteht eine S-Linie durch die Füße. Die Gestalt wendet sich einmal nach links, einmal nach rechts. Es ist ein elastisches Mäandrieren. Die Dynamik in diesem Gang kommt nur dadurch zustande, dass man eine Bewegung von hinten nach vorne hinzunimmt.

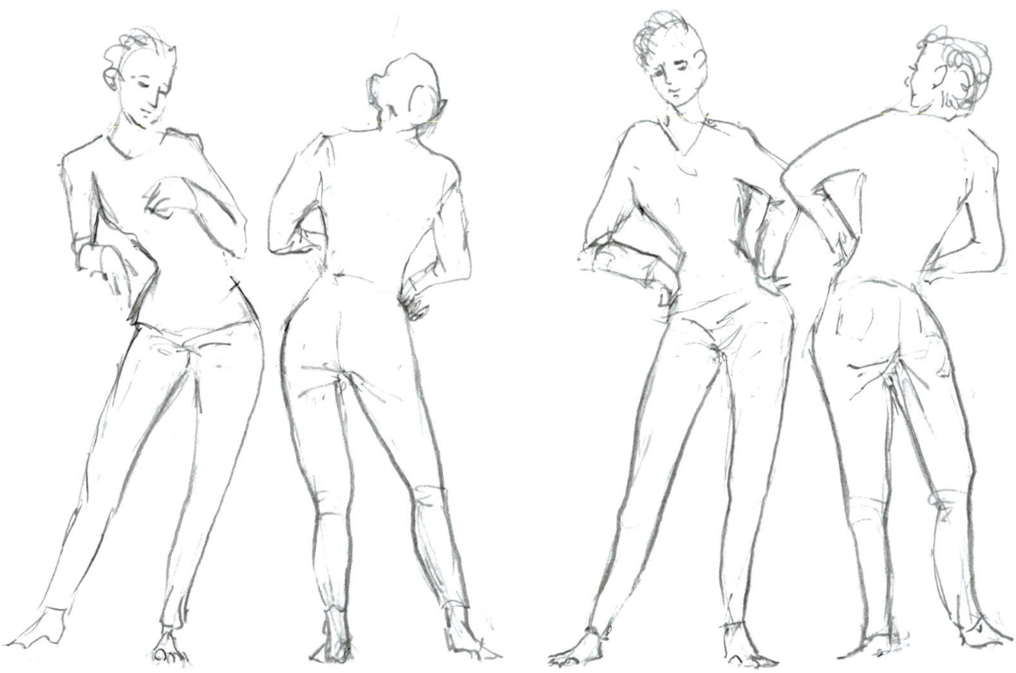

Bumpen in der Reihe

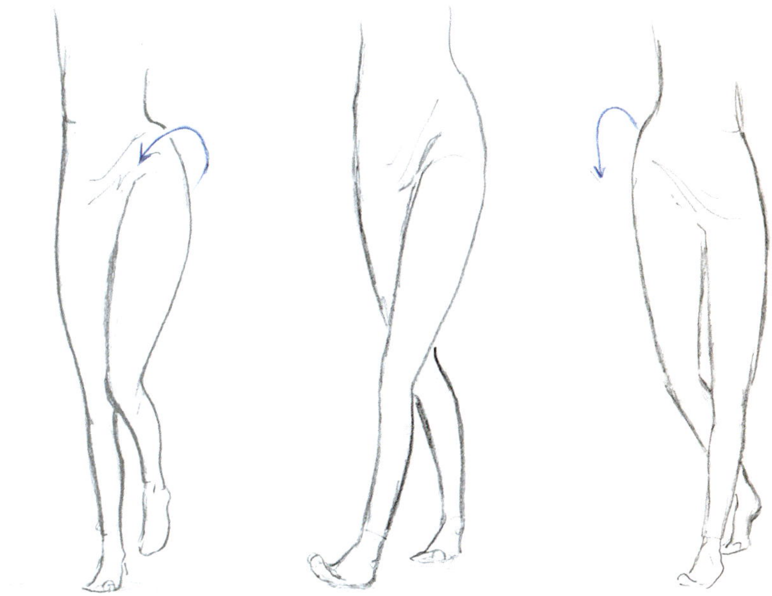

Elastisches Mäandrieren aus der Hüfte

Wenn es gelingt, diese Gangart geschmeidig umzusetzen, das heißt das Rechts-Links zart mit dem Oben-Unten zu verbinden, sieht es aus wie der Gang eines Models auf dem Laufsteg.

MUSIKBEISPIELE

peppig: *Petula* (Bert Kaempfert)
Amen (The Golden Gate Quartet)

klassisch: *Schön Rosmarin* (Fritz Kreisler, gespielt von James Galway)

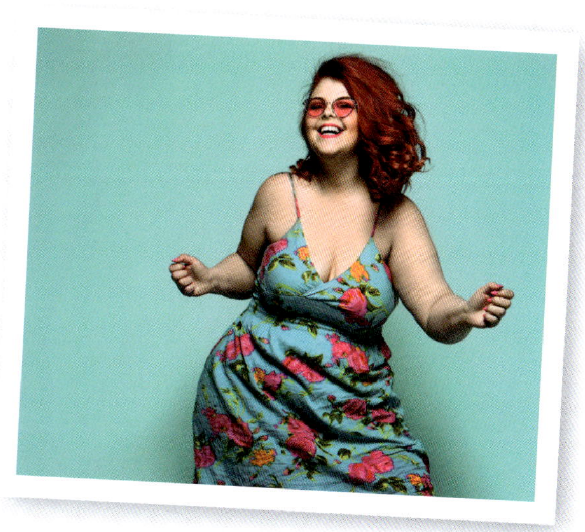

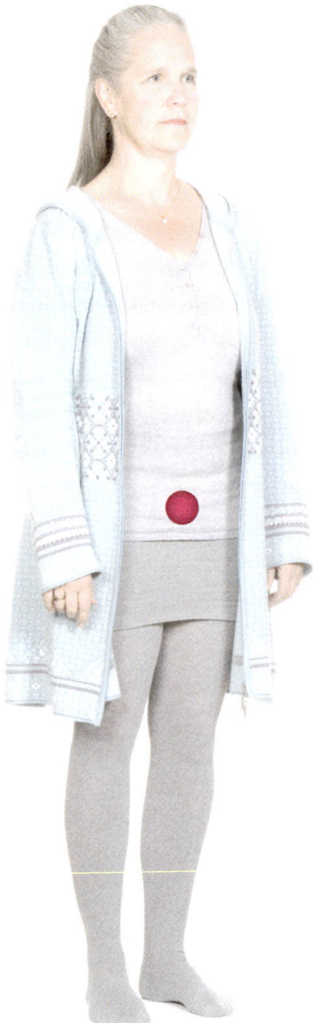

Fünfte Stufe – Beckengelenk

Für die fünfte Bewegungsstufe ist die größte Überwindung im *Warming-up* nötig. Wir als Mitteleuropäer sind an dieser Stelle häufig sehr gehemmt. Ich nenne diese Stufe das Beckengelenk, aus anatomischer Sicht sind es die unteren Lendenwirbel sowie die Bänder und Muskeln im Beckenbereich. Wir müssen diesen Körperbereich als eine Ganzheit anschauen. Beim Rumpf erreichen wir die erste Stufe, die als Einheit bewegt wird und nicht mehr in einer Zweiheit wie in den ersten vier Gelenkestufen, die in den Beinen doppelt vorhanden sind.

Wir stehen aufrecht und beugen nur den Oberkörper im Becken nach vorne. Selbstverständlich müssen die Hüften diese Bewegung aufnehmen, aber der Impuls kommt aus dem Lendenbereich, das heißt aus dem Beckengelenk. Die meisten Stauungen im Körper liegen in diesem Bereich. Durch die Stauungen gelangt der Bewegungsfluss sehr schwer in die

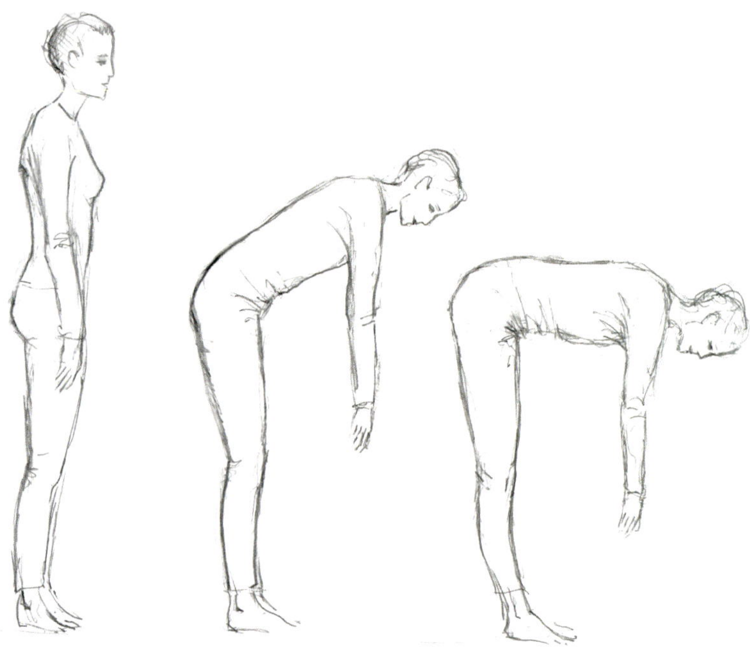

Oberkörper mit dem Impuls aus dem Becken beugen

Beine hinab, und es sind große Schwierigkeiten damit verbunden, sich gesund mit seinem Körper zu verbinden und ihn an dieser Stelle zu ergreifen.

Die meisten Stauungen liegen im Beckenbereich

Wir halten nun eine Hand auf den unteren Bauch und die andere hinten auf die Lendenwirbel. Dann kippen wir das Becken mit dem Bauch nach hinten (das heißt nach innen), wobei der Impuls von vorne kommen muss, und lösen die Bewegung in den Rücken hinein. Um nun das Becken wieder nach vorn zurückzukippen, ist ein Bewegungsimpuls aus dem unteren Rücken nötig, den wir nach vorne in den Bauch lösen müssen. Wir üben dies langsam, es erfordert viel Geduld, bis ein bewusstes Bewegen gelingt.

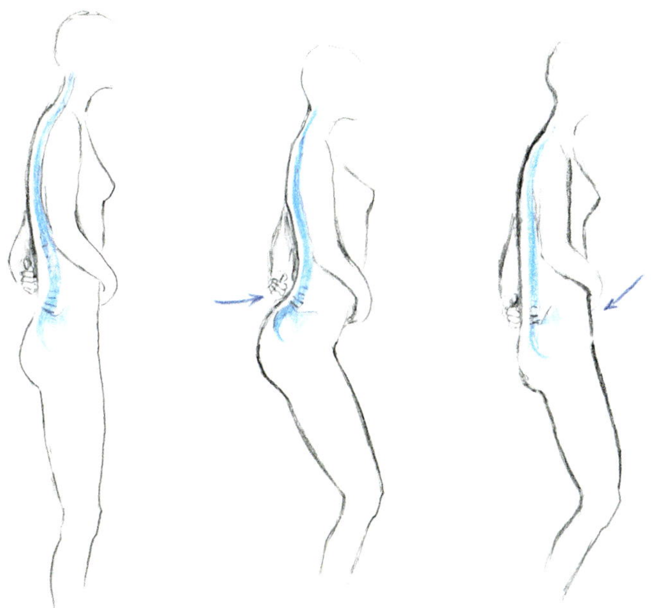

Becken kippen: Ausgangsposition, nach vorne, nach hinten

Dies ist der erste notwendige Schritt, bevor wir diese beiden Bewegungen in einem zweiten Schritt verbinden.

In dieser Bewegung zeigen sich zwei Phänomene. Das Hin- und Herkippen des Beckens erfordert eine Polarität. Wenn der Impuls von vorne kommt, erfolgt vorne eine Ballung, eine Spannung, und hinten ein Lösen, eine Entspannung. Kommt der Bewegungsimpuls von hinten, ist die Formkraft (Spannung) im Rücken, und im Bauch wird sie gelöst. Es bedarf

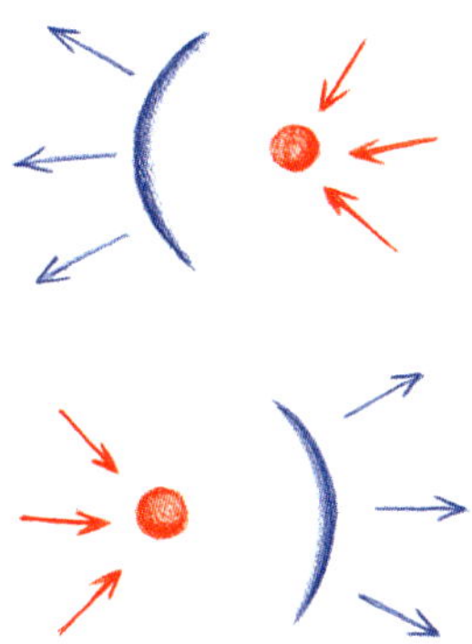

Impuls – Loslassen

einiges an Übung, um diese Doppelheit von Spannen und Lösen bewusst ergreifen zu können und sie als eine sich gegenseitig bedingende Einheit zu erleben. Damit kommen bewusste Belebung und bewusstes Loslassen in diesen oft vernachlässigten Körperbereich.

Nun können wir aus dieser zweifachen Impulsierung des Beckens heraus in eine kreisende, plastische Bewegung übergehen. Hinzu kommt eine Rechts-Links-Bewegung. Wir stellen uns im Unterleib eine Kugel von der Größe einer Orange vor, um deren Äquator herum wir eine Bewegung fließen lassen: Impuls von vorne über rechts, um die Kugel herum nach hinten bewegen und dann von hinten aus den Lendenwirbeln über links wieder nach vorne. Falls dies nur schwer gelingt, kann man auch mit der Größe eines Pingpong-Balls oder gar einer Murmel beginnen.

Die Bewegungen des Beckengelenks sind im Erleben viel innerlicher als die oben beschriebenen der Hüftgelenke.

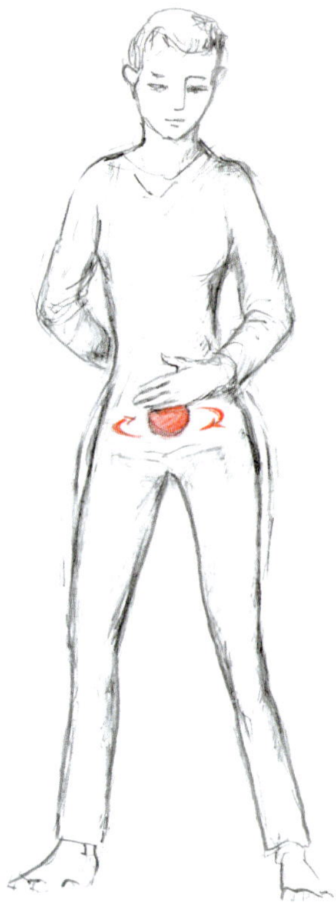

Kreisen um eine Kugel im Becken

ALS BEWEGUNGSMEDIKAMENT FÜR DEN ALLTAG
für alle Organe unter dem Zwerchfell; um den Verdauungsapparat in Bewegung zu bringen.

SPIELERISCHE VARIATIONEN

Kreisen über vorne – unten – hinten – oben

1. Das Kreisen um die Kugel kann auch über vorne - unten - hinten - oben durchgeführt werden. Bildhaft gesprochen: Wir legen ein Band vom Südpol über den Nordpol um die Kugel. Die beiden Bewegungsrichtungen, über vorne und über hinten, sollten nacheinander ausprobiert werden. Sie sind sehr unterschiedlich in der Durchführung: In eine Richtung geht es meist einfacher als in die andere. Das könnte ein Auslöser sein zu üben, sich in beide Richtungen gleichermaßen geschmeidig zu bewegen. Immer wenn es etwas hakelt oder die Bewegung schwieriger wird, ist dies ein Zeichen, dass die Belebung an dieser Stelle nicht so stark ist. Durch fleißiges Üben kann man dies ändern bis dahin, dass zum Beispiel auch die Darmfunktion aktiver tätig wird.

2. Noch anspruchsvoller ist es, aus dem Inneren des Beckens in eine Bewegung in Form einer *Lemniskate* überzugehen, die von rechts nach links durch das Becken geht. Wir bewegen aus dem Beckenzentrum über vorne nach rechts, über außen nach hinten und gehen bewusst zum Ausgangspunkt im Beckenzentrum zurück. – Mit einem neuen Impuls bewegen wir den Unterleib über vorn zur linken Seite. Wichtig ist dabei der bewusste Durchgang durch das Zentrum und das Setzen des jeweils neuen Impulses. So kommen wir von der unbewussten zur bewussten, selbst geführten Bewegung im Beckenraum.

Lemniskate

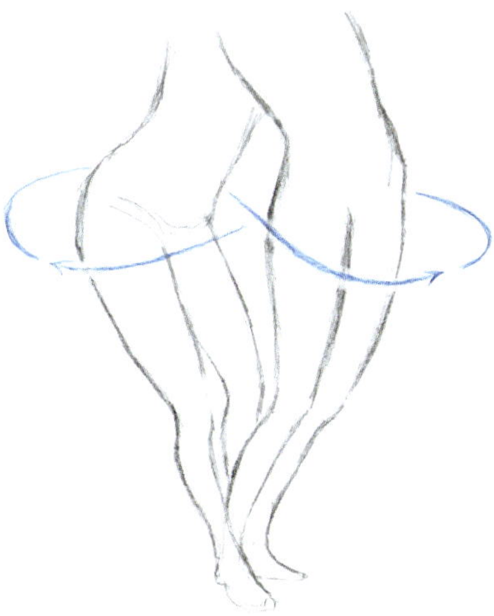

Lemniskate mit dem Becken

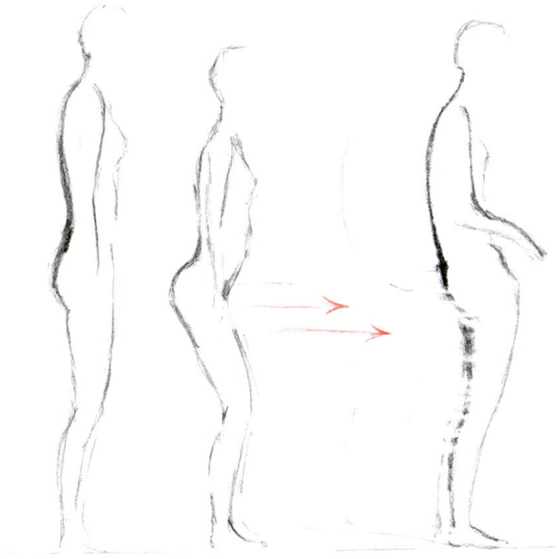

Springen aus dem Becken nach vorn

3. *Springen aus dem Becken:* Nun kann sogar noch eine Gangart oder besser gesagt eine Hüpfart aus dem Becken heraus impulsiert werden. Wir geben den Impuls aus dem Lendenbereich in das ganze Becken und schwingen es nach vorne, sodass die Beine im Sprung mitgeschwungen werden. Nach dem Aufsetzen lassen wir wieder los und kippen das Becken zurück in die Ausgangslage, damit ein neuer Sprungimpuls von hinten durch das Becken nach vorne gehen kann. Das Wichtigste dabei ist, nach dem Sprung das Becken wieder – nach hinten kippend – loszulassen.

Springen aus dem Becken

Springen aus dem Becken nach hinten

4. Noch viel anspruchsvoller ist das Springen aus dem Becken nach hinten. Der Impuls kommt von vorne aus dem Becken, nimmt die Beine in den Sprung mit, und man lässt nach dem Aufsetzen, das Becken nach vorne kippend, wieder los. Der ganze Körper muss locker in sich ruhen, damit die Beckenbewegungen unverkrampft durchgeführt werden können. Diese Becken-Hüpf-Übungen können wir zu einer entsprechenden Musik ausführen.

MUSIKBEISPIELE

peppig: *Mambo mambo* (Lou Bega)
The Christmas sing-along (Pentatonix)

klassisch: *Trepak* aus der *Nussknacker-Suite* (Peter Tschaikowski)
Dritter Satz (Menuetto und Trio) aus der *Sinfonie Nr. 40 in g-moll,* K 550 (Wolfgang Amadeus Mozart)

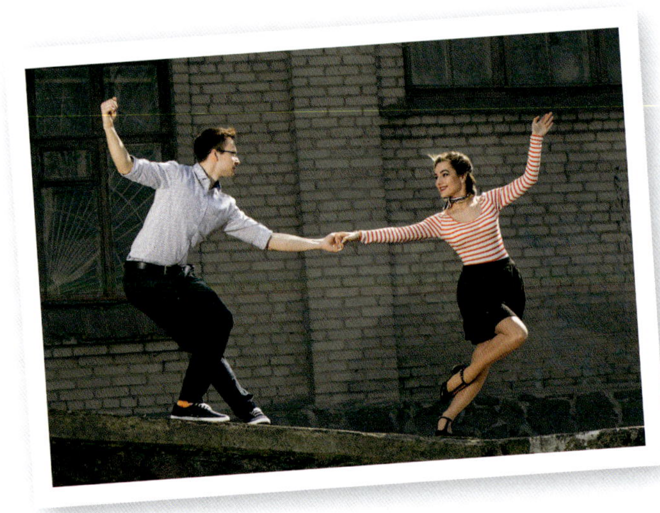

Sechste Stufe – Brustgelenk

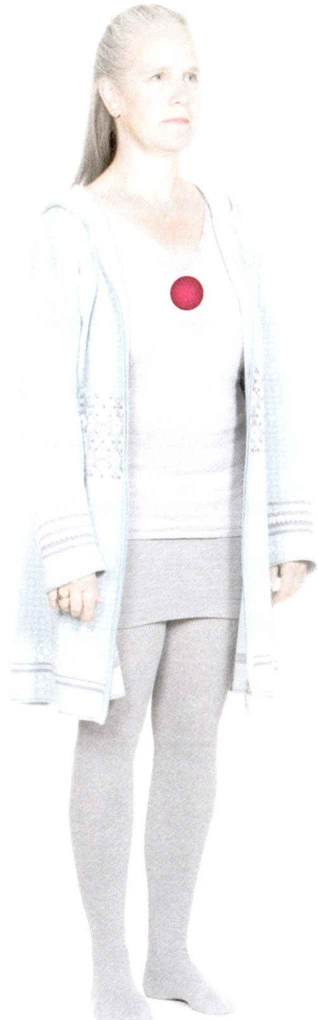

Die sechste Stufe ist das Brustgelenk. Die Bewegungen, welche durch das Brustgelenk ausgeführt werden können, sind für das Mobilisieren der Lebendigkeit im physischen Leib – der eines seiner Kräftezentren im Solarplexus hat – die wichtigste Stufe. Diese verbindet die Energien oder inneren Bewegungen des oberen mit denen des unteren Menschen.

Wie finden wir nun genau diesen Punkt am physischen Instrument? Wir tasten an den zwei untersten Rippen entlang bis zum Brustbein. Dort, wo sie aufeinandertreffen, ist knorpelige Masse, die – anders als die Rippen – etwas nach innen und außen bewegt werden kann. Wird diese Stelle nie bewegt, droht sie im Alter zu verhärten, was einen ungünstigen Einfluss auf das ganze rhythmische System hat. Herz-Kreislauf-Störungen und Atembeschwerden können dadurch frühzeitig auftreten. Es lohnt sich auf jeden Fall, an diesem Punkt viel zu üben.

Wenn dieser Knorpel, der etwas über dem Solarplexus liegt, physisch verhärtet, kann der ätherische Bewegungsimpuls und damit der Ätherstrom den physischen Leib nur sehr schwer ergreifen. Auf diesem Punkt liegt unser Hauptfokus.

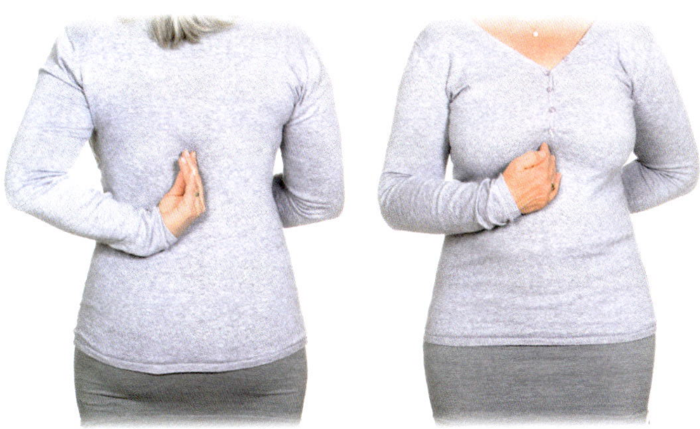

Lage des Brustgelenks am Rumpf

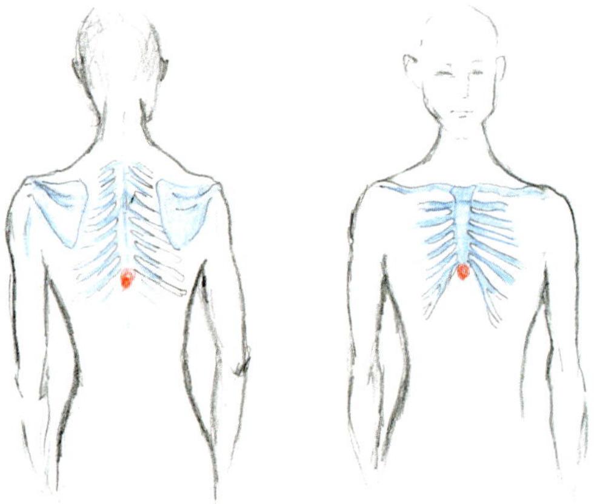

Lage des Brustgelenks am Brustbein und an der Wirbelsäule

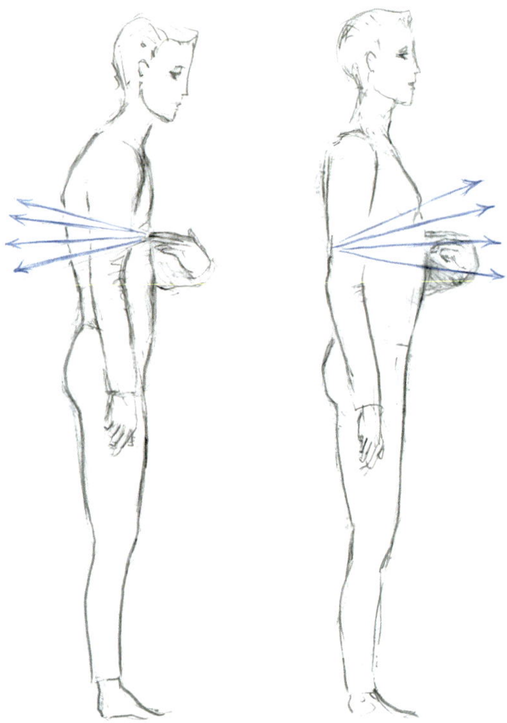

Bewegungsimpuls über innen nach hinten und über innen nach vorne

Das ganze Brustbein ist bis zu den Schlüsselbeinen hoch durch eine Kette von Knorpeln mit den Rippen verbunden. Es ist nicht möglich, die Knorpel einzeln zu bewegen. Sie schwingen bei der im Folgenden beschriebenen Rein-und-raus-Bewegung des untersten Knorpels mit. Der Fokus sollte aber ganz bewusst auf den untersten Brustbein-Knorpel gerichtet werden. Dieser Gelenkbereich korrespondiert mit dem untersten Brustwirbel in der Wirbelsäule. Das heißt, wir haben hier ein dem Beckengelenk entsprechendes Vorne-Hinten-Phänomen.

Wir beginnen mit einem Bewegungsimpuls vom untersten Brustbein-Punkt nach innen und achten darauf, dass wir an der Wirbelsäule loslassen. Als Nächstes kommt der Impuls von hinten aus dem untersten Brustwirbel, der etwas tiefer liegt als der unterste Brustbein-Punkt, und wir bewegen die Wirbelsäule nach vorne, sodass sich – nach etwas Übung – der ganze Brustkorb geschmeidiger bewegen lässt.

Es stellt sich die Frage, ob diese Bewegung mit der Atmung einhergehen soll. Dies ist nicht der Fall. Wir atmen ruhig weiter und bewegen die beiden Ausgangspunkte unserer Bewegung in einer inneren Beziehung zueinander unabhängig vom Atmen langsam vor und zurück. Zuerst beobachten wir mehr den vorderen Punkt und dann den hinteren. Eine ruhige, getragene Musik kann dabei sehr unterstützen. Nach einer gewissen Zeit können wir beobachten, wie der vordere und der hintere Bereich des Brustkorbs zu einer Einheit verschmelzen.

Dieses Zusammenwirken von Brustbein und Wirbelsäule als Gesamtheit nenne ich Brustgelenk. Es ist ein sehr existenzielles Gelenk, in das der Bewegungsfluss aus dem Solarplexus hineinfließt, wobei im zu tief nach innen Bewegen (Tendenz zur Depression) oder nach außen Verausgaben (Burn-Out) auch die Grenzen vom Gesunden zum Ungesunden erlebt werden können. Dem aufmerksamen Beobachter zeigt sich hier besonders deutlich, wie seelische und leibliche Prozesse sich gegenseitig bedingen. Durch viel Übung können diese Grenzen verschoben werden. Nach vorne wird der Raum weiter, ohne dass eine innere Spannung auftritt, und nach innen geht die Grenze immer tiefer ins ätherische und seelische Selbst-Ergreifen, ohne dass ein Verkrampfen stattfindet.

Brustgelenk als existenzielles Gelenk

Diese Übung kann eine große Hilfe bei Burn-out und Depressionen sein, um am physischen Instrument durch eine behutsame, zarte und langsame Vorgehensweise Verhärtungen und Verflüchtigung im Bereich der Lebenskräfte und im Seelischen in eine harmonische Mitte zu bringen.

ALS BEWEGUNGSMEDIKAMENT FÜR DEN ALLTAG

bei Burn-Out und Depressionen, beugt Herz-Kreislauf-Problemen vor. Die Atmung wird durch diese Übung gestärkt, das lebendig bewegte Zentrieren – in die eigene Mitte – ist der größte Gewinn bei dieser Übung.

SPIELERISCHE VARIATIONEN

Unterstützung durch eine zweite Person

1. Die erste Übung lässt sich sehr gut zu zweit durchführen. Eine der Personen führt die eben beschriebene Übung aus, und die andere unterstützt liebevoll die Bewegungen. Sie stellt sich seitlich zur übenden Person und legt eine Hand vorsichtig mit den Fingerspitzen auf das Brustbein, das als Ganzes mit dem untersten Knorpel mitschwingt, und die andere Hand auf die Wirbelsäule. Vorne muss der unterste Punkt des Brustbeins nicht unbedingt berührt werden, da diese Berührung sehr intim ist, vor allem bei Frauen.
   Durch das zarte Berührtwerden wird der übenden Person die Stelle viel bewusster, und der Leib kann noch gezielter ergriffen werden. Die helfende Person nimmt wahr, ob der Impuls wirklich aus dem unteren Brustbein kommt. Geführt wird die Bewegung aber von der übenden Person. Die

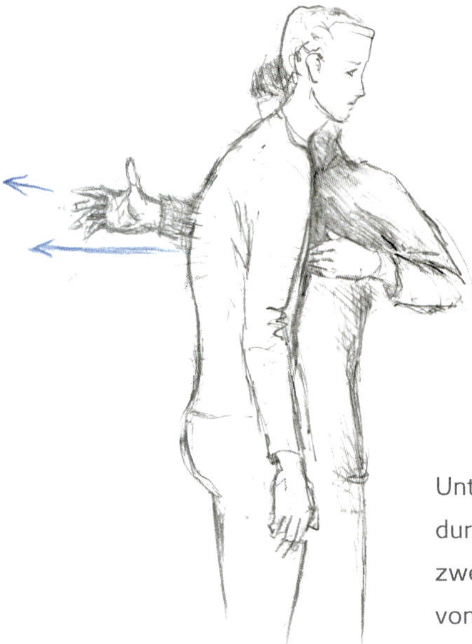

Unterstützung durch eine zweite Person von vorn

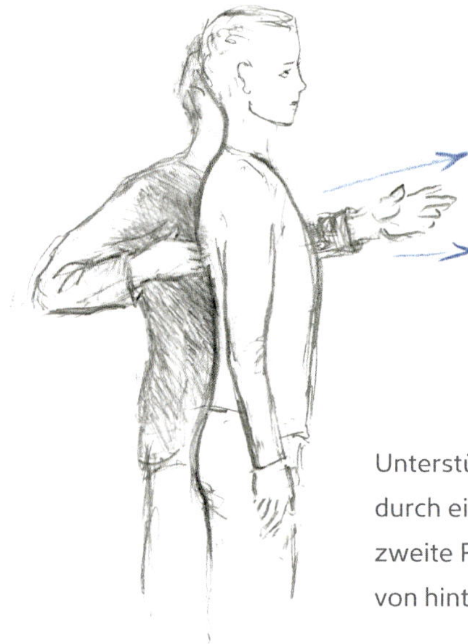

Unterstützung durch eine zweite Person von hinten

unterstützende Person darf auf keinen Fall durch eigene Impulse den Prozess manipulieren.

Berühren und Loslassen

In der Bewegung, bei der der Impuls von vorne nach hinten geht, löst sich die hintere Hand von der Gestalt, sobald sie den Bewegungsstrom spürt und sich die Spannung in der Wirbelsäule löst. Gibt die übende Person den Bewegungsimpuls von der Wirbelsäule nach vorne, berührt die helfende Hand wiederum den Rücken und vollzieht mit, wie die Bewegung nach vorne fließt und sich die Spannung durch das Brustbein nach vorne löst, woraufhin sich die helfende Hand von der Gestalt löst und in den Umkreis nach vorne mitbewegt. Beim nächsten Impuls des Brustbeins berührt die Hand wieder zart dieselbe Stelle, und so wird die Hin-und-her-Bewegung viele Male miteinander geübt. Dann wechseln die Personen ihre Rolle.

Brustgelenk-Lemniskaten-Übung

2. Eine wertvolle Steigerung ist die Brustgelenk-Lemniskaten-Übung. Man führt sie wiederum zu zweit aus – mit einer bewegenden und einer unterstützenden Person –, nur dass jetzt die Bewegung nicht nach vorne-hinten erfolgt, sondern in einer rechts-links ausgerichteten Lemniskate, bei der der Schnittpunkt genau im Brustgelenk, das heißt zwischen Wirbelsäule

und Brustbein liegt. Darüber hinaus wird die vom Brustgelenk ausgehende Bewegung durch die Hände verstärkt.
Die unterstützende Person steht auf der rechten Seite der übenden Person und beginnt, indem sie vorne mit der rechten Hand das Brustbein berührt. Die Bewegung der übenden Person erfolgt aus dem Brustgelenk und nimmt den Bewegungsstrom mit der eigenen rechten Hand auf, sodass der Arm über rechts vorne zunächst im Abstand von 20 bis 30 cm auf Brustbeinhöhe um den Körper herum bis zum Rücken geführt wird. Die helfende Person beschreibt mit der Hand diesen Teil der Lemniskate in der Luft mit um die Gestalt herum, geht somit also bis seitlich hinter die stehende Person und berührt mit den Fingerspitzen der rechten Hand die Wirbelsäule. Der Bewegungsfluss wird von der übenden Person nun langsam und bewusst durch das Brustgelenk innerlich nach vorne bis zum Brustbein geführt, wo die Spannung gelöst wird und die helfende Person schon von links ihre Fingerkuppen der linken Hand zart aufgesetzt hat.
Dann erfolgt der Bewegungsimpuls der übenden Person über links vorne in die linke Hälfte der Lemniskate, bis die Bewegung wiederum an der

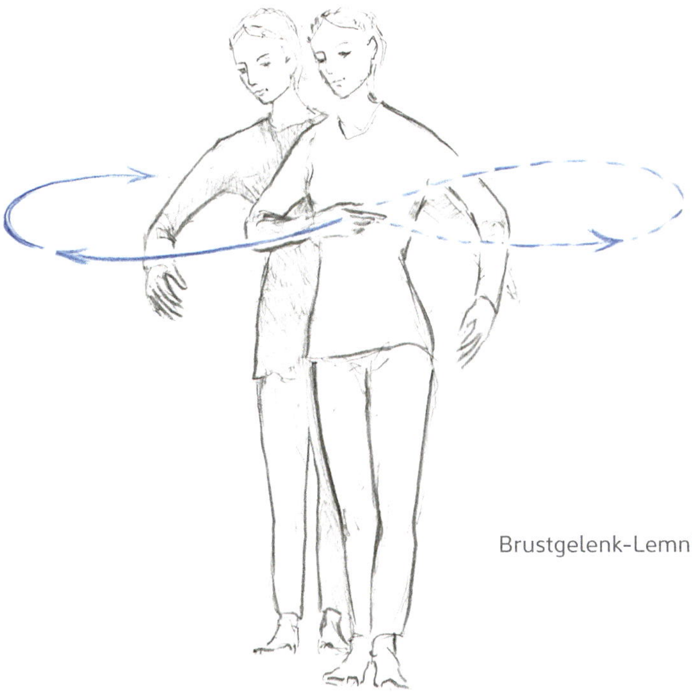

Brustgelenk-Lemniskate zu zweit

Wirbelsäule am Leib auftrifft. Nach einigen Lemniskaten können diese vergrößert werden, bis der Arm in der seitlichen Bewegung locker gestreckt ist.
Diese Übung ist wunderbar; sie wirkt sehr stark harmonisierend und zentrierend, die eigene Mitte bildend und stärkend. Es ist bereits eine therapeutische Übung.

Zwei oder mehrere Übende lassen ihre Bewegung zusammenklingen

3. Eine weitere Variante kann darin bestehen, dass zwei Personen diese Übung gemeinsam nebeneinander durchführen. Dadurch wird die Fähigkeit zum optimalen Zusammenklingen der Bewegungen bis in den physischen Leib hinein entwickelt. Jegliches Diskutieren zwischen den Übenden, wer wann wo zu sein hat, fällt dabei weg. Die Harmonisierung erfolgt rein durch die Wahrnehmung der Bewegungsdynamik bei sich selbst und beim anderen. Dies kann mit beliebig vielen Personen praktiziert werden. Hier kann entweder eine Person durch die Bewegung führen oder, in einer noch anspruchsvolleren Variante, es führt keine einzelne Person, sondern alle sind wach in der Wahrnehmung und lassen ihre eigene Bewegung mit den Bewegungen der anderen zusammenklingen.

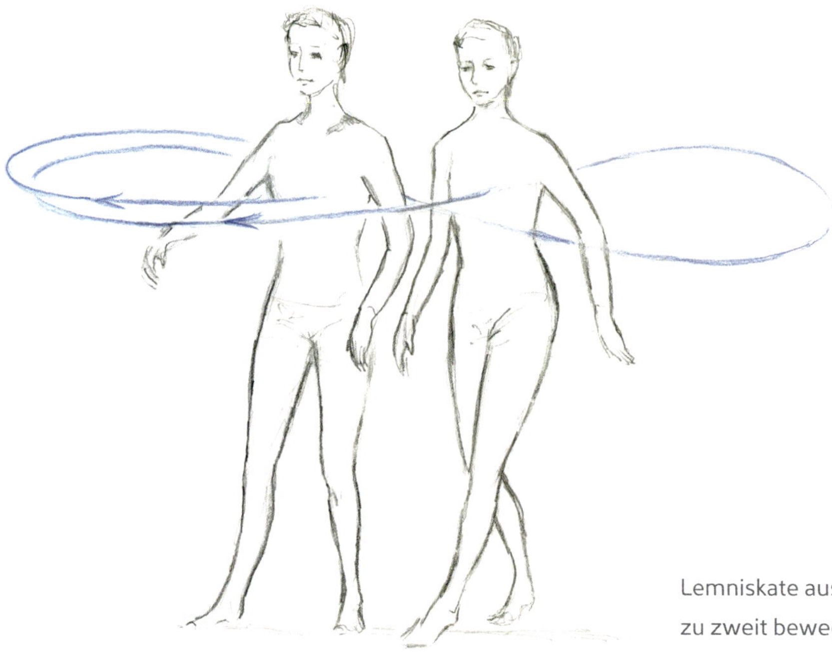

Lemniskate aus dem Brustgelenk zu zweit bewegen

Daraus können wir eine Art zu gehen entwickeln. Die Führung des Gehens kommt dabei nicht aus dem Kopf oder aus der Aktivität der Beine, sondern aus dem Bewegungsimpuls der eigenen Mitte, der ständig in einer Beziehung und einem Dialog mit einer oder mehreren Personen und dem Umkreis steht.

Gehen mit dem Bewegungsimpuls der eigenen Mitte

MUSIKBEISPIELE

peppig: *Goodbye´s (The saddest word)* (Céline Dion)
klassisch: Zweiter Satz (Adagio cantabile) aus der *Klaviersonate op. 13 in c-moll «Pathétique»* (Ludwig van Beethoven)
Prélude op. 28, Nr. 6 in h-moll (Fréderic Chopin)

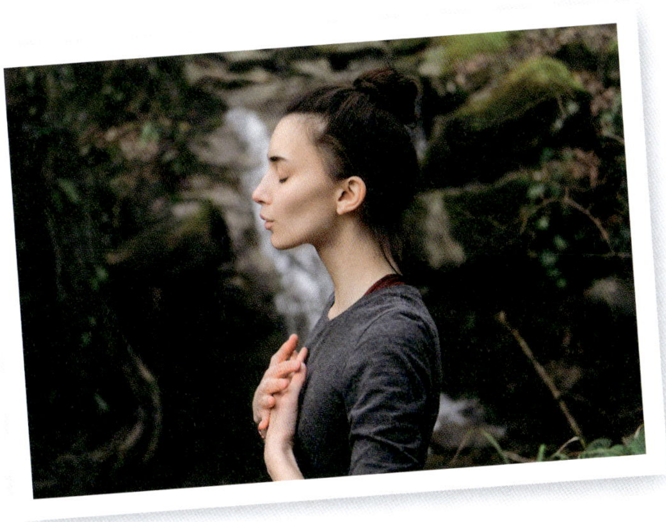

Siebte Stufe – Halsgelenk

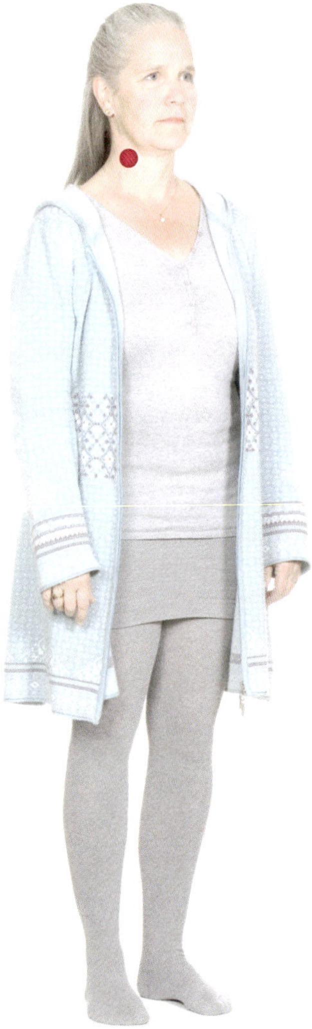

Auf der siebten Stufe des *Warming-up* sind wir bei den Halswirbeln angekommen. Ich spreche hier vom Halsgelenk und meine damit anatomisch alle sieben Halswirbel.

Wir beugen den Kopf ganz ruhig und langsam, so weit es ohne zu drücken geht, nach vorne. Dann legen wir den Kopf langsam nach hinten gelöst in den Nacken. Wiederum dürfen wir auf gar keinen Fall das Beugen übertreiben. Wir müssen sehr vorsichtig mit dem Halsgelenk umgehen, da alle Nerven vom Kopf in den Rumpf durch dieses hindurchgehen. Diese Vorne-Hinten-Bewegung können wir ein paarmal wiederholen. Das Wichtigste dabei ist, sich langsam zu bewegen.

Als nächsten Schritt beugen wir den Kopf, soweit es ohne zu drücken geht, nach rechts und links, wie wenn wir mit den Ohren an den Schultern hören würden oder zu den Schultern hin lauschen wollten. Diese Bewegung nach rechts und links wiederholen wir auch ein paarmal. Dann werden die vier Richtungen durch ein langsames Kreisen miteinander verbunden, einmal in die eine Richtung, dann in die andere.

Bei den meisten Menschen knirscht und knackt es im Nacken. Es ist ein Phänomen unserer Zeit, dass wir alle gestaute und verkrampfte Nacken haben. Wir versuchen, die Bewegung des Kreisens langsam und flüssig durch die knirschenden Partien fließen zu lassen. Auf keinen Fall die Bewegung erzwingen, wenn sie durch Stauungen behindert wird, oder sich dabei verkrampfen!

Damit wir diese Leibesregion wach und bewusst von innen entdecken und ergreifen können, rate ich, die Augen offen zu halten. Mit geschlossenen Augen kann die Bewegung den Effekt eines Sich-Rausdrehens (Exkarnierens) bekommen, was genau das Gegenteil der gewünschten Wirkung wäre. Ein leichtes Rechts-Links-Bewegen des Kopfes - während er nach hinten gehalten wird - weckt die Lebensgeister im ganzen Körper.

Nun kommt eine schwierigere Aufgabe. Wir bewegen, wie vorhin beschrieben, den Kopf ganz langsam im Kreis. Hilf-

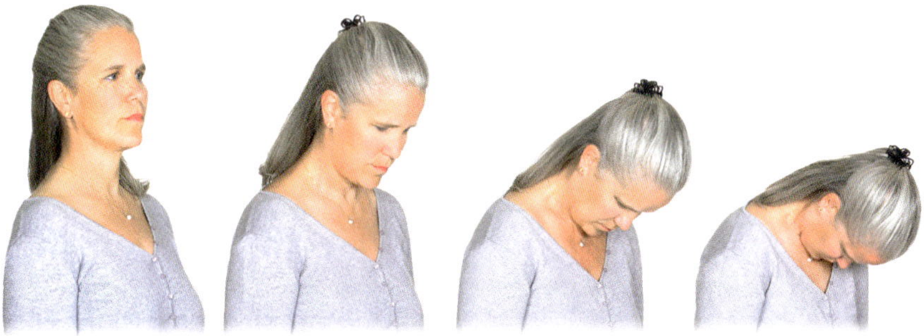

Kopf nach vorn beugen

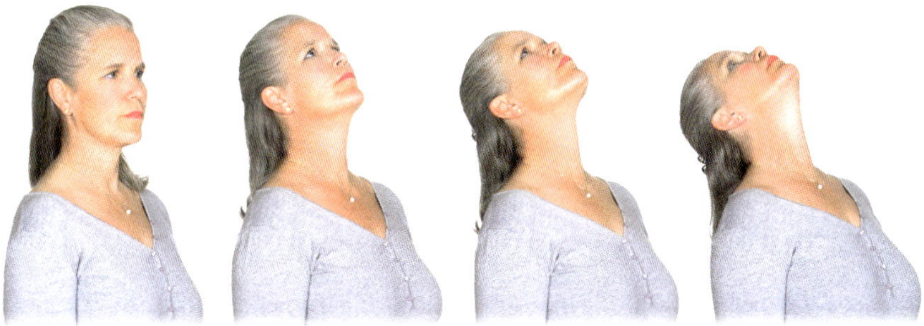

Kopf nach hinten beugen

reich ist anfangs die Vorstellung, dass sich der Kopf wie eine schwere Kugel anfühlt. Sein Gewicht zieht dann die ganze Gestalt selbst beim Gehen mit. Mit diesem Bewegungsimpuls kann man durch den ganzen Raum gehen. Das ist sehr ungewohnt; es sieht aus, als sei man betrunken. Wenn der Impuls aus dem Halsgelenk kommt und die Gestalt ganz gelöst bis in den Gang hinein mitschwingt, kommt ein sehr intensives Umkreiserlebnis zustande.

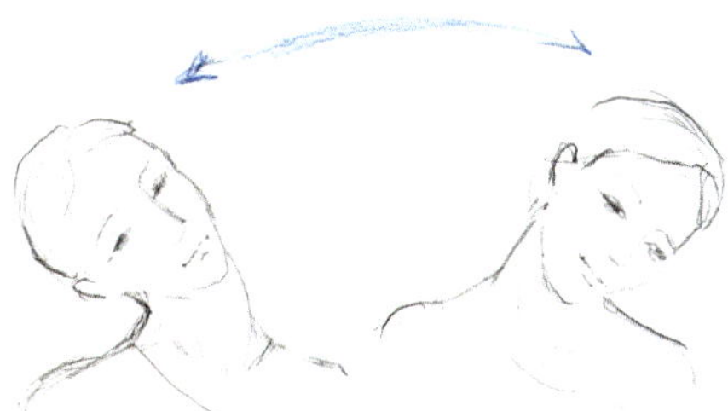

Kopf nach links und rechts beugen

ALS BEWEGUNGSMEDIKAMENT FÜR DEN ALLTAG

bei Schwindel, Kopfschmerzen, Stress; beruhigende Wirkung.
Einschlafübung: über links drehen bringt Seele und Leib in Harmonie.

SPIELERISCHE VARIATIONEN

Lemniskate

1. Wir können auch aus dem Bewegungsimpuls des Halsgelenks heraus eine Lemniskate bewegen. Dies ist alleine oder zu zweit mit einer begleitenden Person in derselben Art möglich wie beim Brustgelenk beschrieben. Nur fließt hier die Lemniskate nach vorne ausgreifend über rechts nach hinten durch den Hals und den Kehlkopf wieder nach vorne und dann zur linken Seite. Dies kann auch mit zarten Berührungen der helfenden Person unterstützt werden. Die Übung kann auch zu zweit oder zu dritt nebeneinander oder in einer Gruppe ausgeführt werden. Es ist sehr interessant, so in einen gemeinsamen Bewegungsfluss zu kommen.

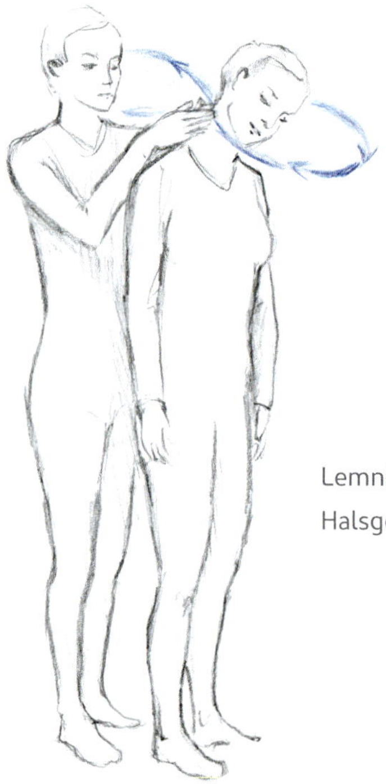

Lemniskate aus dem Halsgelenk mit zweiter Person

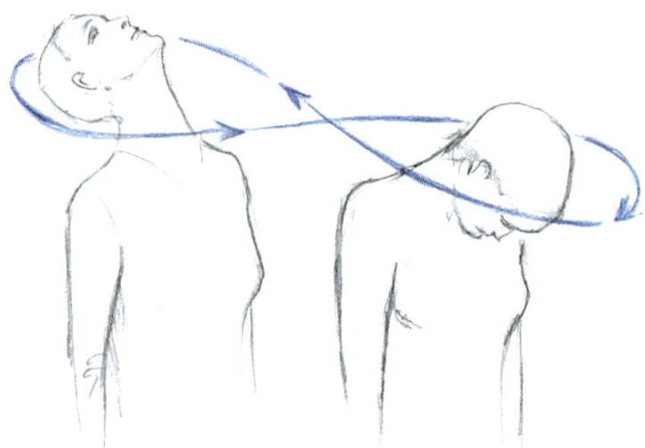

Aus dem Halsgelenk Lemniskaten bilden

Eine helfende Person bewegt den liegenden Kopf

2. Mit einer weiteren Übung lässt sich sehr eindrücklich veranschaulichen, wo man selbst oder eine andere Person Blockaden im Halsbereich hat. Man kommt sich durch die Übung aber auch sehr nahe. Beide Personen sollten miteinander vertraut sein oder müssen sehr sachlich beobachten und miteinander umgehen.
Eine Person legt sich mit dem Rücken auf den Boden. Die helfende Person kniet oder setzt sich dahinter, legt beide Hände unter den liegenden Kopf und bewegt nun ganz langsam, wirklich sehr langsam, den Kopf nach vorne und wieder zurück. Die liegende Person selbst gibt keinen Bewegungsimpuls und kann optimal beobachten, ob sie sich im Hals gelöst

führen lässt. Es ist sehr erstaunlich, wie oft das Phänomen auftaucht, dass wir im Hals unbewusst blockieren oder sogar krampfen.
Dieses Geführt-Werden kann auch ganz langsam nach links und rechts geschehen, bis hin zu einer sanften, sehr ruhigen Rechts-Links-Lemniskate. Die liegende Person soll unbedingt rückmelden, ob die Geschwindigkeit und die Führung angenehm sind.

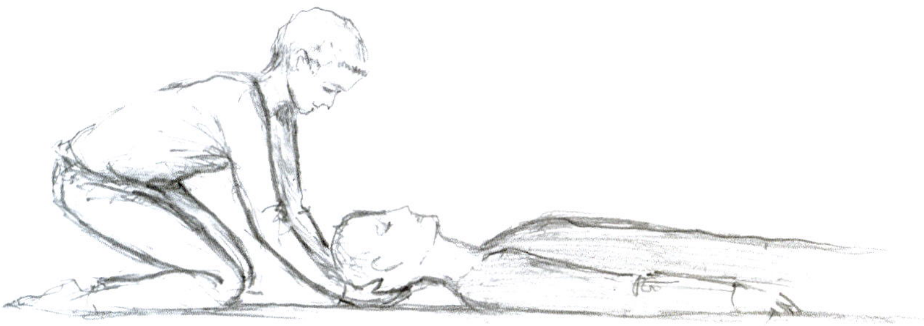

Halten des Kopfes durch eine zweite Person

MUSIKBEISPIELE

peppig: *La petite fille de la mer* (Vangelis)
klassisch: *Träumerei* aus den *Kinderszenen, op. 15* (Robert Schumann)

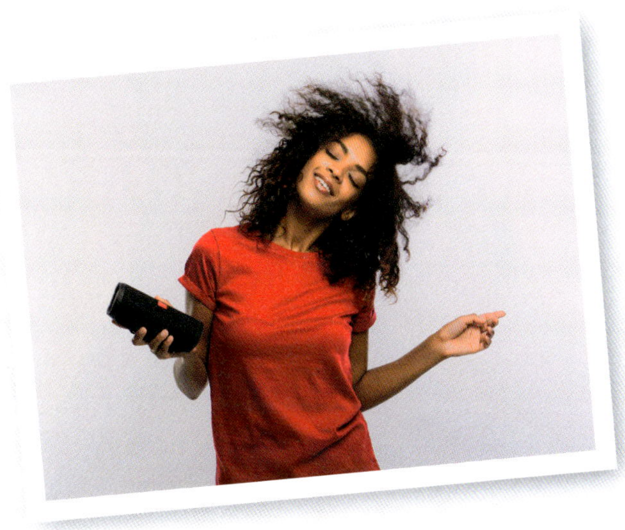

Warming-down

Im Vorangegangenen sind wir Schritt für Schritt von unten nach oben durch die sieben Gelenkestufen gegangen. Der Weg von unten nach oben hat in seiner Gesamtheit einen aufweckenden, wärmenden Charakter. Das Ich zieht von den Zehenspitzen bis ins Halsgelenk in den Körper ein. Es ist wie ein Aufwachen im Leib.

Warming-up als Aufwachen im Leib

Es gibt menschliche Konstitutionen, bei denen diese Reihenfolge von unten nach oben zunächst einmal zu stark wirkt und sogar die Verbindung mit dem Leib lockern kann. Das sind meiner Erfahrung nach aber nur wenige Ausnahmen, doch sie haben mich darauf aufmerksam gemacht, dass man diese Abfolge auch umgekehrt von oben nach unten gehen kann, im sogenannten *Warming-down*. Es ist ein sanfterer, mehr im Umkreis beginnender Vorgang, bei dem man nach unten immer wacher wird. Er hilft erst einmal, sich sachte mit seiner Leiblichkeit zu verbinden, bevor man sich im *Warming-up* bewusst weckt und erwärmt.

Umgekehrte Abfolge im Warming-down

Im folgenden Kapitel wird dann aufgezeigt, wie die Reihen *Warming-up* und *Warming-down* zusammengeführt werden und sich gegenseitig ergänzen, damit das Ergreifen des Leibes noch weiter vertieft werden kann. Diese Übreihe knüpft an konkreten sinnlich-physischen Bewegungen an. Das Ziel ist jedoch, an den physischen Bewegungen und an den Übergängen von der einen Stufe zur anderen den inneren Ätherzusammenhang beobachten zu lernen. Es ist ein Übungsweg, der die Bewegungsabläufe und -strömungen des «inneren Ätherleibes» (siehe S. 76 f.) bewusst machen soll, damit wir erkennen, «was die Welt im Innersten zusammenhält».[3]

Zusammenführen beider Übreihen

Von der Perlenkette zum Äther-Ei im Warming-up

Sind wir wie beschrieben durch alle sieben Gelenkestufen hindurchgegangen, beginnen wir am besten mit Musik im Vierertakt wieder unten bei den Zehen. Nun gehen wir von einer Stufe zur nächsten und bewegen uns auf jeder Stufe mit vier Impulsen. Viermal die Zehen, viermal die Fußgelenke, viermal die Knie und so weiter. Nach vier Bewegungsimpulsen im Halsgelenk lassen wir auf vier Taktschläge nach oben in den Umkreis los, um dann wieder mit vier

Vier Impulse auf jeder Stufe

Bewegungsimpulsen in das Halsgelenk zurückzugehen. Es folgen vier Impulse aus dem Brustgelenk und aus allen anderen Gelenken bis hinab zu den Füßen. Nach den vier Bewegungen in den Zehengelenken lassen wir vier Taktschläge lang los und «atmen in den Boden hinein» aus.

Dann geht es wieder hoch und runter – mit Loslassen nach oben in den Umkreis und nach unten in den Boden auf zwei Taktschläge, um dann auf nur noch einen Taktschlag mit den Bewegungsimpulsen alle Stufen durchzugehen. Wir gehen nach oben mit jeweils nur noch einem Schlag, lassen in den Umkreis los und gehen wieder mit je einem Schlag nach unten und lassen los in den Boden. Es bedarf einiger Übung, damit man nach je einem Schlag zu einem anderen Gelenk weitergehen kann. Wir üben so lange mit vier, mit zwei und mit einem Schlag, bis wir ganz sicher in der inneren Gelenkführung sind. Bei einem geschmeidigen Wechsel von einer Stufe zur nächsten reihen sich die Gelenkestufen wie die Perlen einer Kette aneinander.

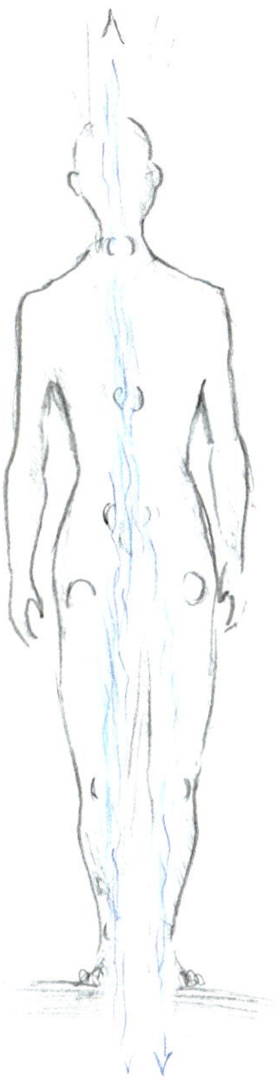

Perlenkette beim Warming-up

Die Perlenkette zeigt schon einen inneren Zusammenhang der einzelnen Stufen, aber immer noch mit deutlichen Stationen. Der nächste Schritt besteht darin, dass wir die Bewegung nicht mehr als Stufen, sondern als durchgehende Linie von unten nach oben und von oben nach unten hervorbringen, als Fluss durch die Gelenke. Bildhaft gesprochen bewegen wir jetzt mehr die Schnur der Kette als die Perlen.

Wenn dies gelingt, kommt der größte Schritt beim *Warming-up*. Während der Bewegungsfluss durch die Gelenkestufen zur Erfahrung wird, kann dieser von innen immer größer und voluminöser erlebt werden. Dann kann der Eindruck entstehen, dass wir durch das physische, selbst impulsierte Bewegen zu einem inneren Äther- oder Energiefluss gelangen, den ich als Bewegungsganzheit das *Äther-Ei* nenne. Es ist ein inneres Entfaltungsvolumen von unten nach oben, welches sich wie ein eiförmiger, innerer Raum darstellt.

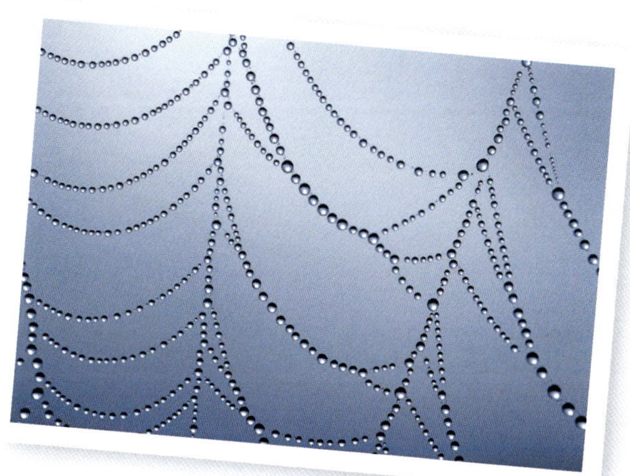

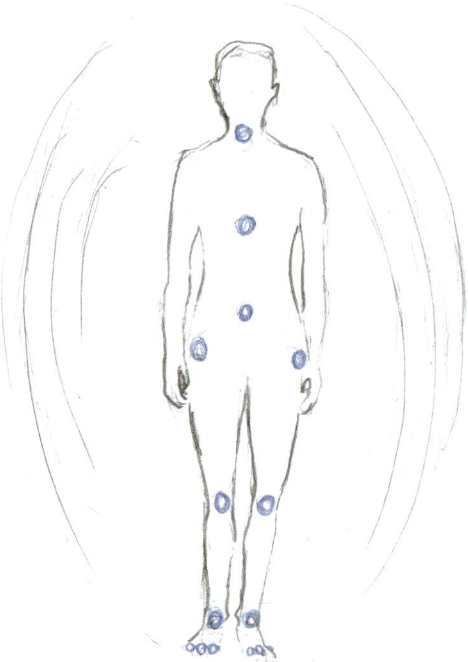

Äther-Ei beim Warming-up

Durch diese Übreihe kann man das bewusste Ausbilden und Ergreifen des «inneren Ätherleibes» schulen. – Die Qualität des äußeren Ätherleibes, wie sie Rudolf Steiner in verschiedenen seiner Bücher und Vorträge[4] beschreibt, ins Bewusstsein zu bringen, ist ein anderer, auch sehr interessanter und lebensnotwendiger Prozess.

«Man kann auch sagen: Ein Teil des Ätherleibes sei feiner als der übrige, und dieser feinere Teil des Ätherleibes bildet eine Einheit mit der Empfindungsseele, während der gröbere Teil eine Art Einheit mit dem physischen Leib bildet. Doch ragt, wie gesagt, die Empfindungsseele über den Seelenleib hinaus.»[5]

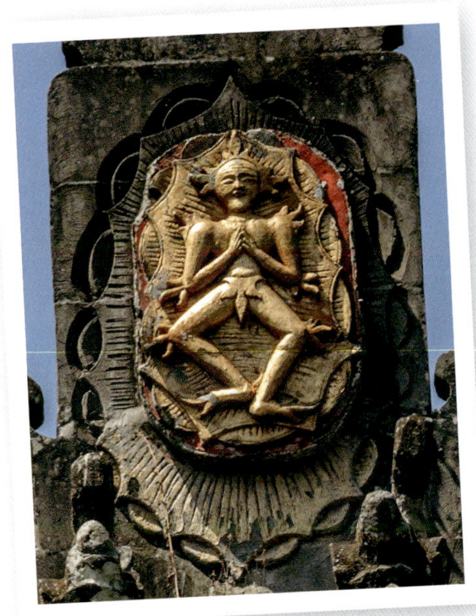

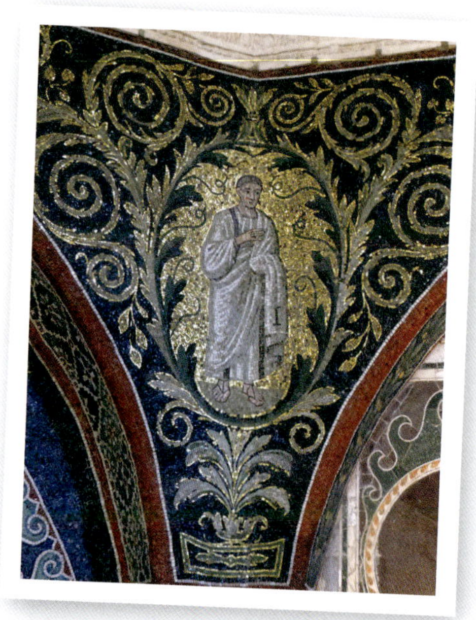

Darstellungen des den Menschen umgebenden Lebendigen in Form eines Eies: Der balinesische Gott Sang Hyang Widhi Wasa (oben) und die Mosaikdarstellung eines Propheten im Baptisterium der Orthodoxen, Ravenna (links).

Weiter führt Rudolf Steiner aus: «Dieser Ätherleib muss nun so gebildet werden, dass er gewissermaßen eine äußere und eine innere Seite hat. [...] Also wir können uns vorstellen, dass der Mensch seinen Ätherleib nach der Außen- und nach der Innenseite bildet.»[6]

Innere und äußere Seite des Ätherleibes

In der Darstellung des balinesischen Gottes Sang Hyang Widhi Wasa ist wunderbar zu sehen, wie an verschiedenen Körperstellen von innen Flammen erscheinen – in unserer Darstellung vor allem an den Gelenken. Um ihn herum erscheint eine zweite Aura, die das Ganze von außen zu halten scheint. – Ein Mosaik in Ravenna zeigt eindrücklich die Gestalt eines Menschen in einem umströmenden Goldgrund. Im Umkreis sehen wir wiederum ein geschlossenes Oval (Ei), aus dem grüne, spiralige Ranken die Beziehung zum inneren Goldraum und dem Menschen suchen. Der innere Prozess ist umhüllt, wodurch ein individueller Lebensraum zur Erscheinung gebracht wird.

Bilddarstellungen

ZUSAMMENFASSUNG

Im Äther-Ei des *Warming-up* kann man die Fähigkeit ausbilden, den eigenen Ätherleib von innen bewusst zu ergreifen. Der «geschenkte Ätherleib», der uns am Leben erhält, wird durch Eigenaktivität ergriffen und ins Bewusstsein gehoben. Beim *Warming-up* wird eine differenzierte Aufrichtekraft zwischen Erde und Himmel bewusst ergriffen. Man schließt sich an beiden Kräftequellen an. Dies bildet Selbstsicherheit und Initiative zum Selbst-Gestalten, die die unverzichtbare Basis für die eigene Ich-Entwicklung sind.

Das bewusste Ergreifen des Ätherleibes als Basis für die Ich-Entwicklung

MUSIKBEISPIELE

peppig: *When you´re young and in love* (The Flying Pickets)
Sunrise (Norah Jones)

klassisch: Erster Satz (Molto allegro) aus der *Sinfonie Nr. 40 in g-moll,* K 550 (Wolfgang Amadeus Mozart)

Acht Bewusstseinsschritte auf jeder Gelenkestufe – «ellenbogisch» lernen

Grundlage für die Duchführung der Übungen

Beim Ergreifen jedes einzelnen Gelenks kann man acht Bewusstseinsstufen durchschreiten. Sie können die Grundlage für die Durchführung der Übungen werden, auch bei der Begleitung anderer Menschen.

1. Ich bewege ein Gelenk und schaue wie von außen, ob mir diese Bewegung gelingt. Dabei träume ich beim Bewegen mit.
2. Im Gelenk entdecke ich wahrnehmend Bewegungsqualitäten und folge interessiert diesen Qualitäten.
3. Ich öffne meinen Erlebnisraum für diese Qualitäten und lausche, wie sie sich als Stimmung in meiner Seele offenbaren, und schwinge mit.
4. Nun kann eine Wesensäußerung des Gelenks erfolgen. Wichtig ist in diesem Moment, ganz darauf zu achten, was mir vom Gelenk entgegenkommt, und dies zu benennen. Eigeninterpretationen wie «Das ist gut / schlecht!», «Kenne ich schon!» oder «Typisch!» verhindern diesen Prozess. Sachlich einen objektiven Eindruck beschreiben – dies ist möglich, wenn ich an meinem eigenen Leib bewusst arbeite.
5. In einem nächsten Schritt kann ich diese Erfahrung des Wesenhaften, das ich in meinem Gelenk beobachten kann, mit den Gelenken anderer Menschen in Beziehung bringen, und nehme dem fremden Gelenk gegenüber eine fragende Haltung ein.
6. Ich versuche, aus der Wahrnehmung meines eigenen Gelenks heraus das des Gegenübers zu verstehen.
7. Mein eigenes Gelenk wird zum Wahrnehmungsorgan. Ich verstehe das andere Gelenk in seiner Eigenart.
8. Nun kann ein Dialog beginnen. In jedem Gelenk und Bewegungsansatz liegt eine eigene Sprache verborgen. So können wir zum Beispiel am Ellenbogen «ellenbogisch» lernen. Diese Sprache ermöglicht uns, mit anderen Ellenbogen zu kommunizieren.

Gestalten und Wahrnehmen in lebendigen Prozessen

Das Erarbeiten der Bewusstseinsstufen erfordert viel Übung und Geduld. Der beschriebene Weg ist eine der Voraussetzungen für das bewusste Wahrnehmen und Gestalten in lebendigen Prozessen, zum Beispiel in der *Eurythmie Massage*. Er ist darüber hinaus das Grundprinzip jedes künstlerischen Prozesses.

Innere Erfahrung und Charakterisierung der Gelenke-Qualitäten

Stimmungen auf dem Weg zur inneren Wahrnehmung

Im vorangegangenen Kapitel wurde geschildert, wie man von einer äußeren Wahrnehmung zur inneren kommen kann. Im folgenden Abschnitt werde ich in einfacher Weise die Stimmungen, wie sie in meiner Erfahrung bei diesem Prozess aufgetreten sind, kurz beschreiben. Es soll eine Anregung sein, wobei es wichtig wäre, dass jeder einen eigenen Bezug herstellen und individuelle Erfahrungen an seinem eigenen Leib machen kann. Noch interessanter wäre es, wenn diese Erfahrungen untereinander ausgetauscht werden könnten. Dadurch könnte das Wesenhafte jedes einzelnen Gelenks in seinem spezifischen Ausdruck und in seiner Allgemeingültigkeit erarbeitet werden.

Bei jeder Gelenkestufe wird der Versuch gemacht, im Anschluss an die jeweiligen Qualitäten ergänzend – im übertragenen Sinne – einen Beruf und eine Tätigkeit als charakteristische Qualität des Gelenks anzugeben. Diese Qualitäten sind für mich individuelle Erfahrungen, in denen sich Allgemeingültiges zeigen kann.

ZEHENGELENKE

Wenn die Zehen belebt sind, zeigen sie sich als sehr bewegungsfreudig. Sie tragen in sich eine lichthaft-strahlende Kraft, die vom Gelenk über die Zehenspitzen in den Umkreis orientiert ist, und haben eine neugierige, interessierte und weltergreifende Wesenhaftigkeit.

Die Zehen sind gute Einzel- und Gruppenspieler (ein bis zehn Gelenke), die immer unbemerkt die Schwere und Entschwerung in eine Beziehung bringen.

Detektiv – tasten

FUSSGELENKE

Die Fußgelenke sind begabte Vermittler zwischen oben und unten sowie hinten und vorne. Sie ergreifen lustvoll luftig-beschwingt ihren Bewegungsauftrag und modellieren den Bezug von der eigenen Gestalt zur Erde und zurück.

Tänzer – verbinden

KNIEGELENKE

Die Knie müssen stärker als die Fußgelenke den Stoff ergreifen und koordinieren. Sie können sehr eigenwillig, streng und mit viel Formkraft die Gestalt tragen, aber auch beschwingt Tempo in einen Prozess bringen. Sie tragen große Verantwortung für Leib und Seele – dafür, wie jemand im Leben steht.

Manager – halten, führen

HÜFTGELENKE

Die Hüften benötigen einen deutlich bewussteren Bewegungsimpuls als die beiden vorhergehenden Gelenke. Sie sind durch die Nähe des Beckens viel verborgener im Leib. Durch den größeren Bewusstseins- und Kraftaufwand, der nötig ist, um dieses Gelenk zu bewegen, ist die Seele stärker am Mitgestalten beteiligt. – Der seelische Ausdruck und das Spiel mit der Seele in diesen Gelenken sind auffallend stark. Durch die Hüften ist ein unmittelbarer Seelenausdruck möglich. Innerseelisches kann durch eine deutliche Eigeninitiative mit einem Gegenüber in Verbindung gebracht werden. Die Hüftgelenke bleiben im Verborgenen, ermöglichen aber jeden sichtbaren Schritt.

Unternehmer – impulsieren

BECKENGELENK

Im Becken muss eine Selbstsicherheit im seelischen Bewegen ergriffen werden. Je unverkrampfter mit dem Stoff des Leibes umgegangen werden kann, desto schöpferischer, spielerischer und plastischer kann man mit dem eigenen Innenraum umgehen.

Künstler – schöpferisches Tätig-Sein, gestalten

BRUSTGELENK

Das Brustgelenk steht für ichhafte Beseelung, Verantwortung für inneres Gleichgewicht und Gesundheit, Liebe zu sich selbst. Der leiblich-seelische Innenraum wird im Brustgelenk bewusst ergriffen, um aktiv den Innen- und Außenraum in eine Beziehung zu bringen. Es ist das Tor der Empathie gegenüber der Welt und sich selbst. Es finden Mittebildung, Harmonisierung und Gesundung statt.

Arzt bzw. Heiler – pflegen

HALSGELENK

Im Halsgelenk steigert sich das Innenleben, um noch wacher eine Beziehung zu einem weiten Umkreis aufzubauen. Es ist ein Sich-Öffnen für Umkreiseinflüsse, die aufgenommen und verinnerlicht werden können. Dies ermöglicht, sich einen großen Überblick zu verschaffen, und bildet ein Bewusstsein dafür, wie man selbst in dieser Ganzheit steht.

weisheitsvoller Meister – erkennen

Die zwei Kapitel zur inneren Wahrnehmung und zu den Qualitäten der einzelnen Gelenkestufen kann man als Erweiterung und Vertiefung des *Warming-up*-Prozesses verstehen. Um den physischen Leib mit dem *Warming-up* belebter und beweglicher ergreifen zu können, sind diese nicht notwendig. Sie bilden eine Brücke zu ursprünglichen Gestaltungsprozessen und -qualitäten. Man kann hier sogar konkret an sich selbst das Wirken von Körperelementarwesen beobachten. Für mich ergibt sich aus dieser Entdeckung die Konsequenz, in Zukunft die heilende Wirkung der eurythmischen Gestaltungskräfte für die Selbstheilung einzelner Körperteile spezifisch zu ergreifen.

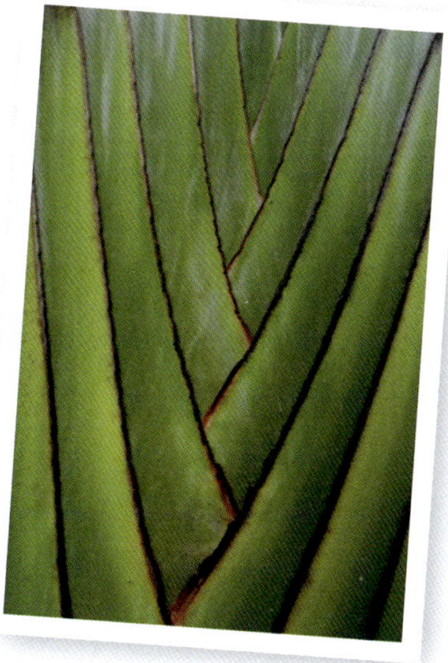

FAZIT ZUM WARMING-UP

Freudevoll sein irdisches Instrument ergreifen lernen; darin den eigenen Pulsschlag im Lebendigen (Ätherischen) wahrnehmen und mit dem lebensdurchdrungenen Umfeld in Beziehung bringen.

Zusammengefasst: Aufwachen in sich selbst!

TANZ-VIDEOS ZUM WARMING-UP

Dieser Link führt Sie zu Beispielen verschiedener Tanzstile zum Warming-up auf meiner Website.
https://unternehmen-eurythmie.ch/warming-up-tanzvideos

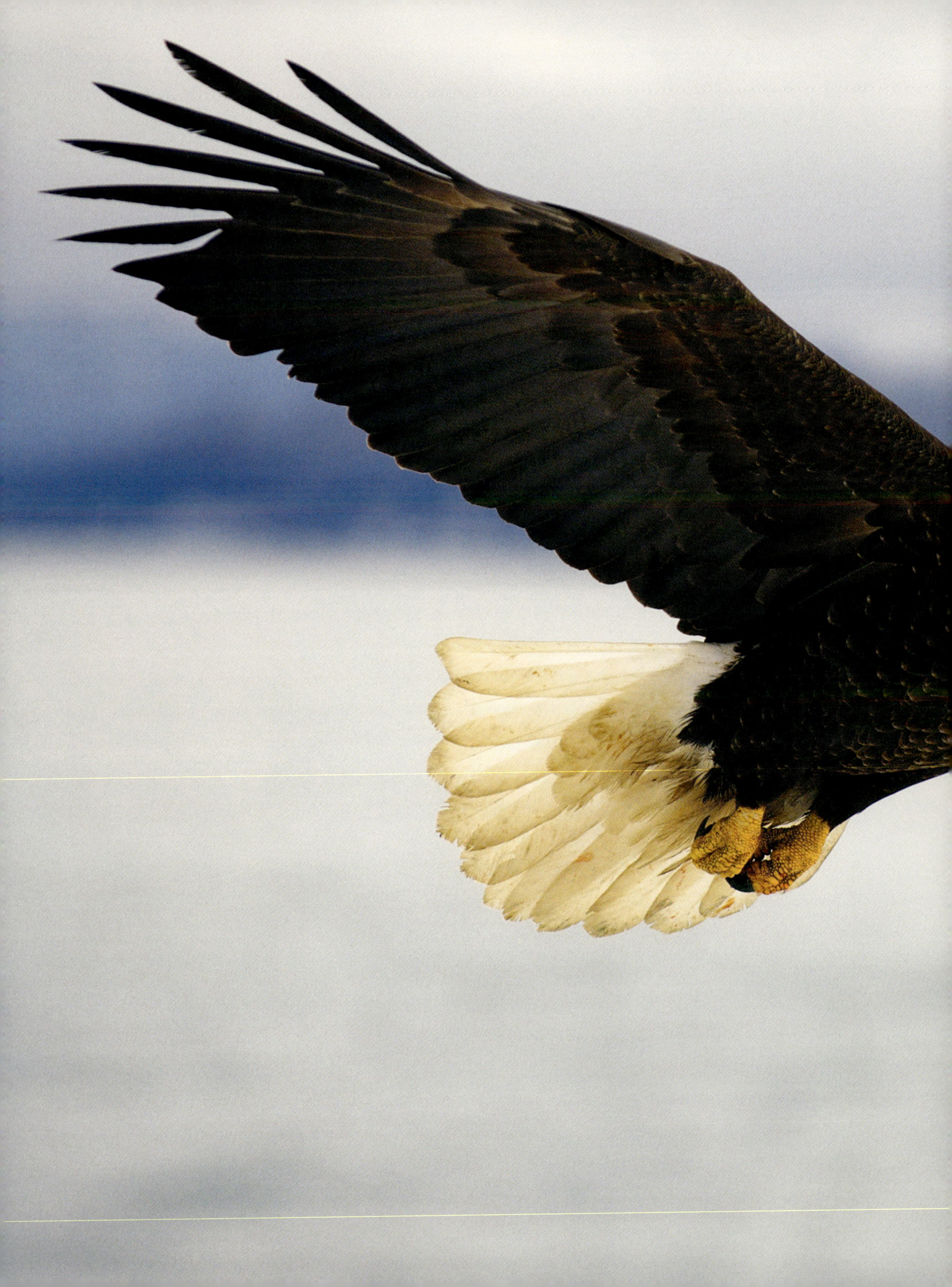

Teil III.

WARMING-OUT

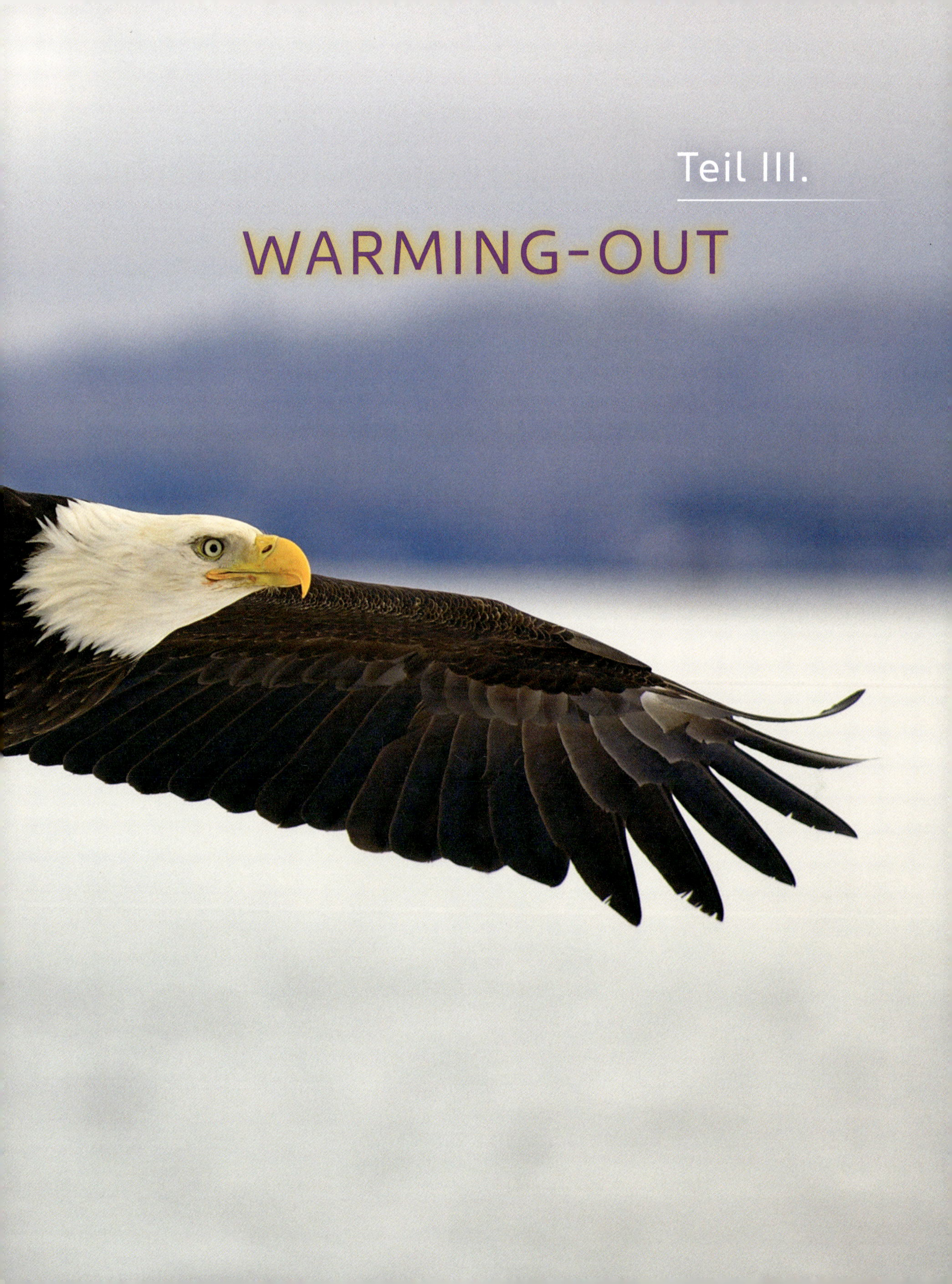

Die sieben «Verbindungen» von Impuls und Bewegungsstrom

Einleitung

Bewegungsimpuls vom Gelenk zum Knochen

Beim *Warming-out* wird auf jeder Übstufe vom Brustbein bis in die Hände ein Bewegungsimpuls im Gelenk in eine Beziehung zum darauffolgenden Bewegungsstrom im Knochen gebracht. Im Impuls ist eine Klarheit, eine Formkraft, die aber verhärten kann, wenn sie nicht in einen lösenden Strom übergeführt wird. Ein Strömen ohne klaren Formimpuls im Gelenk würde dagegen zu einem Ausfließen, Schwer-Werden, Kräfte-Verlieren führen. Die Armorganisation lebt

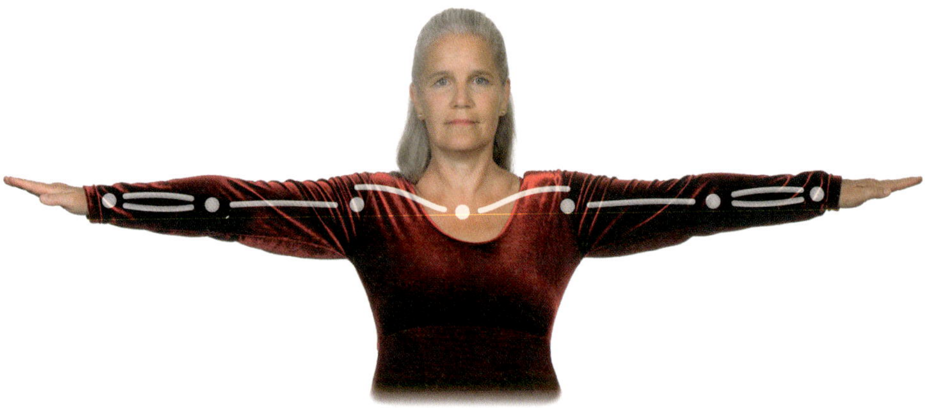

Gelenke und Knochen der Schultern und Arme

im Wechsel von Formimpuls im Gelenk und Loslassen in den Bewegungsstrom im Inneren der Knochen. Im *Warming-up* hatten wir uns durch die Impulse in den Gelenken gegen die Schwerkraft aufgerichtet. Im *Warming-out* spielt die Schwerkraft eine weniger wichtige Rolle.

Das *Warming-out* ist unter dem Gesichtspunkt der drei Dimensionen (siehe S. 24 ff.) dem Rechts-Links und somit dem Fühlen zugeordnet. Beim Fühlen geht es immer um eine Beziehungsbildung zwischen innen und außen, das heißt, es werden zwei Pole in eine Beziehung gebracht. Dieser Aspekt findet sich in jeder Übung wieder, wobei der Bewegungsimpuls im Gelenk liegt und das Ausströmen mit dem Knochen in Beziehung steht. Also wird in der *Warming-out*-Reihe bei jedem Schritt ein Verhältnis zwischen Gelenk und Knochen gebildet.

Ein weiteres grundlegendes Phänomen dieser Mitte-Arm-Organisation besteht darin, dass die Bewegung von der Mitte ausgeht und symmetrisch in entgegengesetzte Richtungen nach außen verläuft. Die Polarität von Zentrum im Brustbein und Umkreis bis in die Fingerspitzen hinein ist der Bewegungsraum dieser Übreihe.

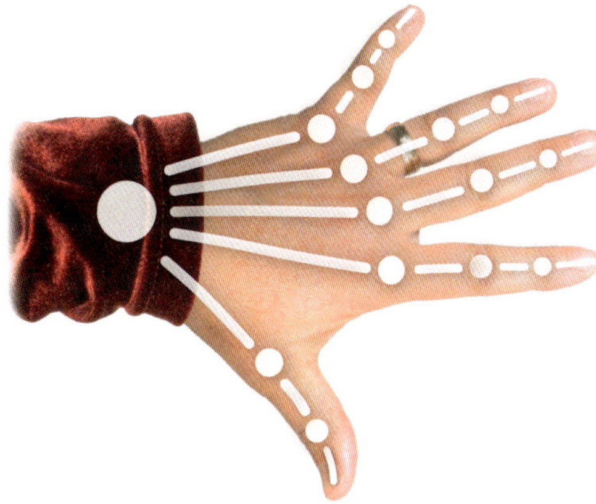

Gelenke und Knochen der Hand

AUFWÄRMMUSIK FÜR DAS WARMING-OUT

peppig: *Cheek to cheek* (Ray Anthony and his Orchestra – instrumental)

klassisch: Zweiter Satz (Allegro) aus dem *Orgelkonzert op. 4, Nr. 5* in F-Dur (Georg Friedrich Händel)

Sechs Ecossaisen in Es-Dur, WoO 83 (Ludwig van Beethoven)

ERSTE VERBINDUNG

Schlüsselbein-Gelenk → Schlüsselbein-Knochen

Anfangspunkt der Warming-out-Reihe aufsuchen

Die erste Übung ist die mit Abstand anspruchsvollste der *Warming-out*-Reihe. Aus einem ruhigen, zentrierten Bei-Sich-Sein im Solarplexus-Raum schickt man eine «Lichtstrahl»-Bewegung durch das ganze Brustbein bis in das Brustbein-Schlüsselbein-Gelenk. Dies ist die Vorbereitung, ein inneres Aufsuchen der Stelle, an der man den Prozess des *Warming-out* beginnt.

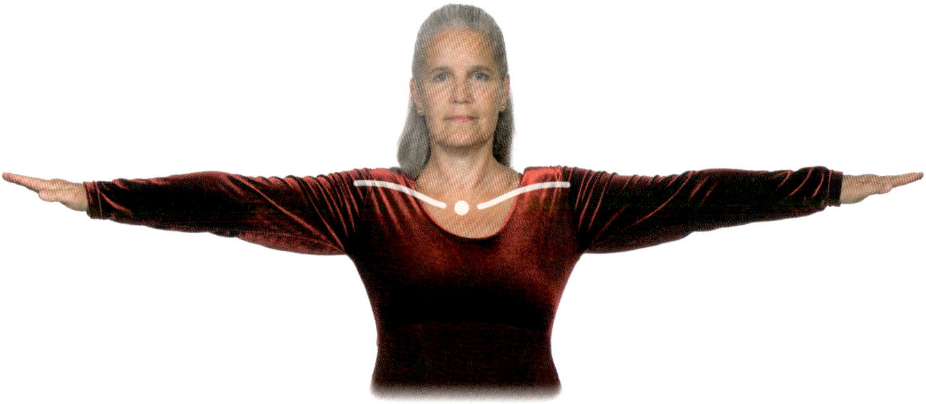

Schlüsselbein-Gelenk und Schlüsselbein

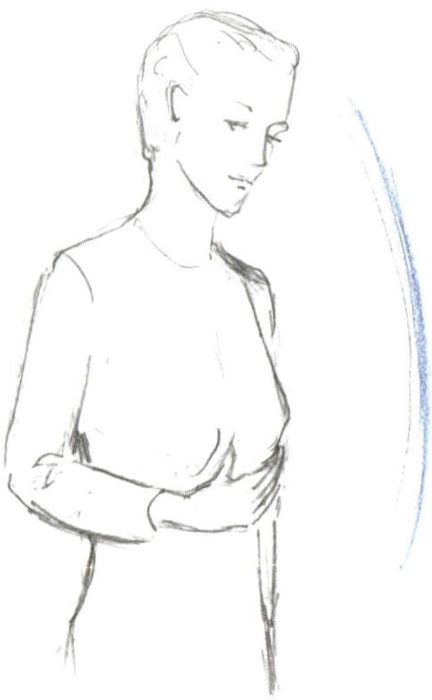

Ruhiges, zentriertes Bei-sich-Sein

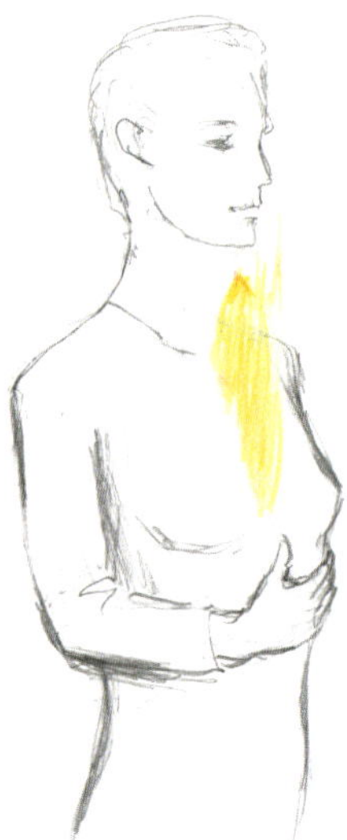

Lichtstrahl durch das ganze Brustbein nach oben

Das Aufrichten des Brustbeins durch den Lichtstrom ist die Voraussetzung dafür, dass nun ein zarter, innerer Impuls im Schlüsselbein-Gelenk gegeben werden kann; er fühlt sich wie ein zarter Ruck von innen an. Hält man diesen Impuls fest, dann verharrt man in einer Spannung. Diese Spannung lässt man langsam und gerichtet in den anschließenden Schlüsselbeinknochen los und lässt das Lösen bis ins Ende des Schlüsselbeins fließen. Dieses liegt am äußersten Punkt der Schulter.

Nachdem der Bewegungsfluss dort angekommen ist, lässt man die Bewegung frei in den Umraum hinausströmen und sammelt sich wieder im Solarplexus, um sich erneut übers Brustbein aufzurichten und dem Schlüsselbein-Gelenk einen neuen Impuls zu geben.

Die langjährige Unterrichtserfahrung zeigt, dass es sehr viel Übung erfordert, bis man innerlich von diesem Bewegungsimpuls erfüllt wird. Nachdem die eine Körperseite geübt wurde, kommt nun die andere dran – mit genauso viel Geduld.

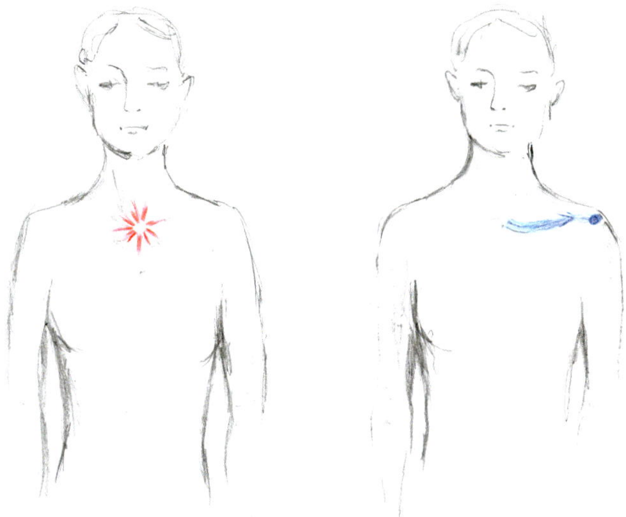

Impuls im Brustbein-Schlüsselbein-Gelenk (links) und Strömenlassen durch das Schlüsselbein (rechts)

Ein Bild für diese Übung ist ein junger Adler, der sich in seinem Adlerhorst aufrichtet und langsam seine Schwingen entfaltet, um im nächsten Moment zum ersten Mal in die Lüfte abzuheben.

ALS BEWEGUNGSMEDIKAMENT FÜR DEN ALLTAG

um sich zu zentrieren, sich innerlich zu ergreifen, bewegt in sich zu ruhen.

SPIELERISCHE VARIATIONEN

Das obere Brustbein «wecken»

1. Eine zweite Person «weckt» das obere Brustbein durch eine Berührung, indem sie ihren Zeigefinger sanft in das Grübchen zwischen den Schlüsselbeinen der übenden Person legt. Dadurch wird für den Übenden die Aufmerksamkeit an dieser Körperstelle wacher. Und er kann bewusster seinen Impuls an diese Stelle schicken. Die helfende Person kann auf diese Weise liebevoll spiegeln, ob der Impuls dort auch ankommt.

Impuls und Strömenlassen mit Unterstützung einer zweiten Person

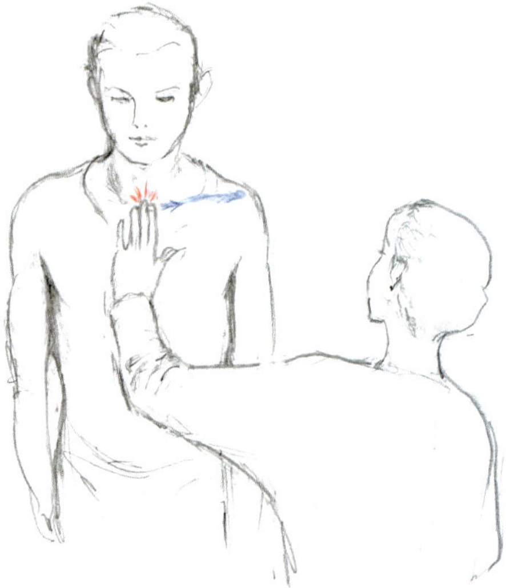

Geht man zum zweiten Schritt über, bei dem die durch den Impuls im Gelenk aufgebaute Spannung beim Lösen in den Röhrenknochen strömt, kann die helfende Person mit ihren Fingerspitzen sanft am Schlüsselbein entlanggleiten. Dabei wird darauf geachtet, dass ein gegenseitiges Wahrnehmen stattfindet. Es ist bei dieser Übung sehr wichtig, ganz langsam zu beginnen. Es handelt sich hier um den geheimnisvollsten Punkt im Brustkorb, an dem sich ein innerer Impuls verwandelt und in eine sichtbare äußere Welt hinein umgestülpt wird. In ihm liegen sehr viele Geheimnisse für die Weiterentwicklung des Menschen – besonders in der Beziehungsfähigkeit mit seinem Umfeld – verborgen.

Zirkulieren vom Zentrum zur Schulter und zurück

2. *Zirkulieren vom Zentrum zur Schulter und zurück zum Zentrum:* Hat man die eine und die andere Seite sorgfältig geübt, kann man mit beiden Seiten gleichzeitig weitermachen – alleine oder mit einer helfenden Person. Dabei kann darauf geachtet werden, dass der hintere Schulterblattbereich nicht verkrampft, sondern durch den lösend-durchfließenden Bewegungsstrom locker miteinbezogen wird. Dies kann man stumm oder zu einer tragenden, mit klaren Impulsen versetzten Musik üben. Wir zählen langsam auf 1 → Impuls, Spannung, 2 → lösen, strömen lassen, 3 → über unten loslassen, 4 → Pause, um auf die neue 1 einen Impuls zu geben. Es ist ein Zirkulieren vom Zentrum über die Schulter und ein Neu-Sammeln für den nächsten Impuls. Einmal links, einmal rechts, dann beidseitig. Die ganze Übung ist ein bewegtes In-sich-Ruhen und Sich-selbst-Ergreifen. Man ist bei sich, bewegend fokussiert nach innen. Musikalisch entspricht dies dem Intervall der Prim.

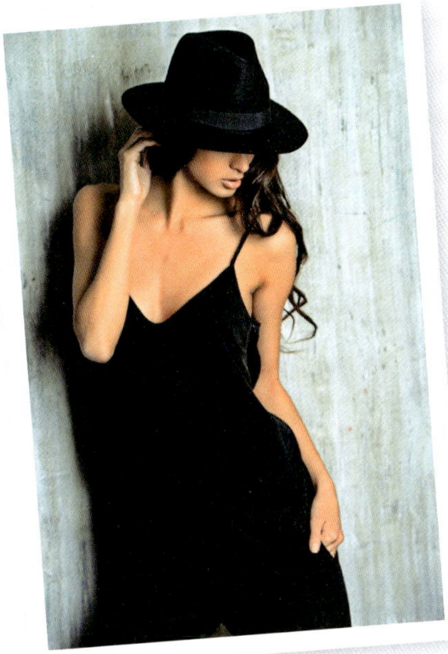

MUSIKBEISPIELE

peppig: *In the still of the night* (Boyz II Men)
Two sleepy people (from thanks for the memory) (Richard Alden)
Amarantine (Enya)

klassisch: *Caro mio ben* (Giuseppe Giordani, gesungen von Cecilia Bartoli)

ZWEITE VERBINDUNG

Schultergelenk → Oberarmknochen

In der zweiten Übung geht es um die Beziehung des Schultergelenks zum Oberarmknochen. Zuerst wird das Bewusstsein auf das Schultergelenk fokussiert, indem wir möglichst griffig und klar geformt einen Bewegungsimpuls aus dem Zentrum des Gelenkes nach vorne geben. Diesen Impuls werden wir zunächst einige Male wiederholen. Je klarer der Bewegungsansatz ist, desto deutlicher kann er am Leib wahrgenommen werden.

Bewegungsimpuls aus dem Zentrum des Gelenkes nach vorne

Im zweiten Schritt halten wir einen Moment lang die Spannung des Impulses. Dann lösen wir diese Spannung ganz langsam in den Oberarmknochen hinein. Es fühlt sich an wie ein inneres Schmelzen. Diese schmelzende Bewegung lassen wir innerlich bis zum Ellenbogen strömen. Dort löst sie sich langsam auf. Sie fließt nicht durch den Ellenbogen in den Unterarm weiter. Wir wiederholen diesen Schulterimpuls und Bewegungsfluss durch den Ober-

Spannung halten und wieder lösen

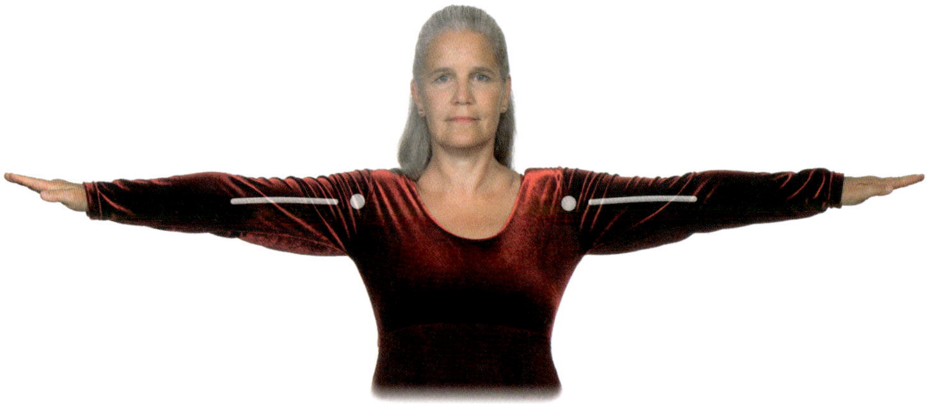

Schultergelenke – Oberarmknochen

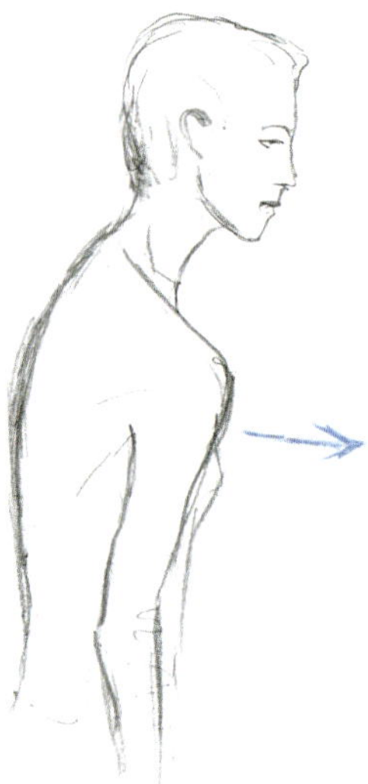

Bewegungs-impuls nach vorne

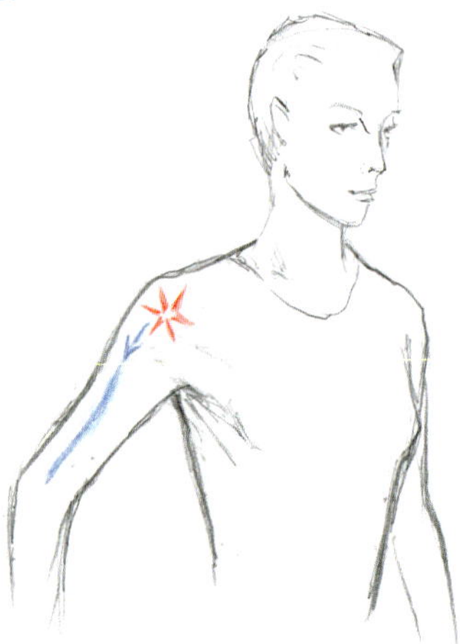

Impuls im Schultergelenk und Strömenlassen durch den Oberarmknochen

armknochen so lange, bis wir den Arm als bewegt-belebten Raum von innen wahrnehmen können. Dieselbe Folge von Impulsieren und Loslassen machen wir nun auch mit dem anderen Arm.

Normalerweise können wir feststellen, dass es auf einer Seite einfacher geht als auf der anderen. Das ist ein deutliches Zeichen dafür, dass wir die verschiedenen Körperpartien nicht gleichermaßen stark ergreifen und durchdringen können. Es lohnt sich, dass wir uns mit Geduld vermehrt den «schwächeren» Stellen zuwenden, damit wir unseren Leib immer harmonischer und ausgeglichener ergreifen und beleben können.

ALS BEWEGUNGSMEDIKAMENT FÜR DEN ALLTAG

hilft, die eigenen Ideen in die Welt zu bringen (das Schultergelenk ist die Schwelle vom eigenen Innenraum zur Welt), Willensimpulse in die Welt zu setzen; gegen kalte oder eingeschlafene Hände.

SPIELERISCHE VARIATIONEN

1. *Vier Richtungen:* Die Impulse im Gelenk müssen nicht nur nach vorne gerichtet sein. Sie können auch nach oben, nach hinten oder nach unten gehen. Man kann die Bewegung spielerisch jeweils viermal vorwärts, viermal hoch, viermal zurück und viermal nach unten machen. Dann jeweils zweimal hoch – vor – runter – zurück, und zuletzt je einen Impuls in jede Richtung. Damit hat man das Spektrum der Impuls-Möglichkeiten im Schultergelenk ergriffen. Vier Richtungen

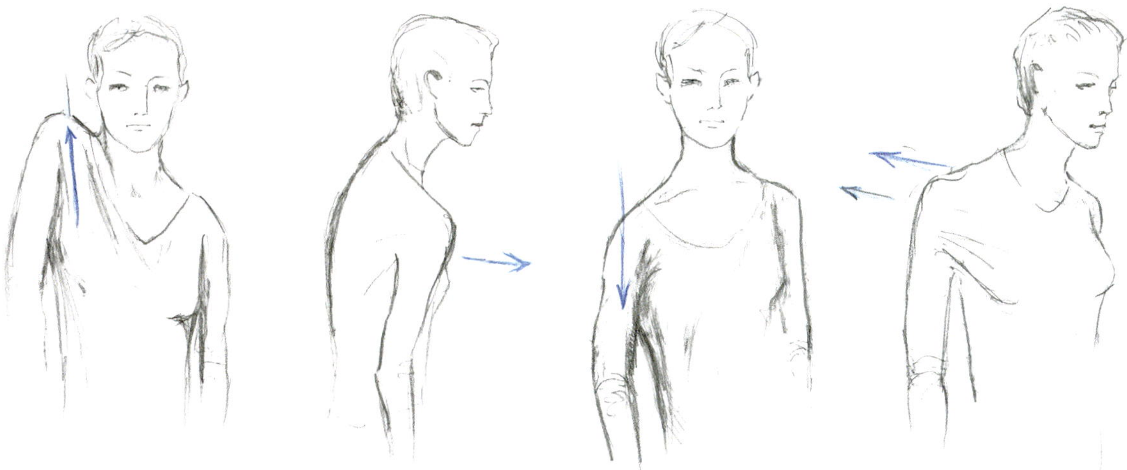

Bewegungsimpuls aus der Schulter in alle vier Richtungen

Nehmen wir wieder einen spezifischen Moment des Impulsierens, zum Beispiel den Impuls nach vorne. Im zweiten Schritt wird die Spannung gelöst und in das innere Strömen in den Oberarmknochen geführt. Danach genau dasselbe mit dem anderen Arm. Wenn wir die Übergänge des Impulses in den Oberarm in alle vier Richtungen beobachten, so können wir ganz unterschiedliche Qualitäten im Verbinden feststellen. Dies kann als konkrete Übung am Leib genutzt werden, um an diesen Übergängen die vier Ätherarten zu studieren.

2. *Klopfen mit der Schulter:* Nun kann auch bei dieser Übung eine helfende Person miteinbezogen werden. Sie legt eine Hand von vorne ans Schulter- Klopfen mit der Schulter

gelenk, und die übende Person gibt ihre Gelenkimpulse in deren Handinnenfläche. Es ist wie ein Klopfen an eine Tür. Die zweite Person kann liebevoll spiegeln, ob der Impuls klar und deutlich bei ihr ankommt. Sobald der Impuls vermittelt werden konnte, erfolgt das Lösen und Strömenlassen in den Oberarm, damit die helfende Person mitspürend und beobachtend der Bewegung folgen kann.

Übungen mit Musik

3. Wiederum ist es sehr hilfreich, die Übungen zur Musik durchzuführen: Langsam auf 1 → Impuls; 2 → strömen lassen; 3 und 4 → ganz loslassen.

Schultern gleichzeitig bewegen

4. Zum Schluss werden beide Schultern gleichzeitig bewegt: Impuls – strömen lassen – loslassen, mit und ohne Hilfsperson.

Loslassen des Arms

5. *Übung zum Loslassen des Arms:* Bei dieser sehr wichtigen und empfehlenswerten Übung hält die helfende Person das ganze Gewicht des Armes der übenden Person in ihren Händen. Erst bewegt sie den ganzen Arm langsam hinauf und herab, wobei die übende Person überhaupt keine Eigenaktivität in den Arm schickt. Das gesamte Gewicht wird von außen geführt. Später kann auch vorsichtig eine kreisende Bewegung durchgeführt werden.

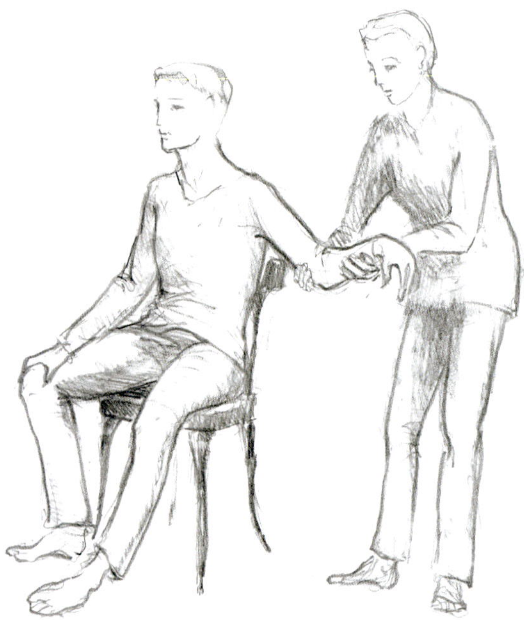

Es ist sehr schwierig, bewusst und gelöst eine von außen kommende Bewegung zuzulassen. Die Erfahrung, in seinem eigenen Instrument nicht loslassen zu können, kann für die übende Person sogar schockierend sein. Manchen gelingt es besser, andere haben sehr damit zu kämpfen. Fällt es Ihnen schwer, dann lassen Sie sich Zeit und üben Sie es immer wieder!

Keine bewusst angestrebte oder bewusst ausgeführte Bewegung beim Tanz oder in der Eurythmie, aber auch im normalen Alltag kann das eigene Instrument ergreifen, wenn man von innen blockiert ist. Deshalb ist diese

Vollständiges Loslassen im ganzen Arm

Übung ideal, um unbewusste Festhalte-Momente in sich zu entdecken (siehe auch die entsprechenden Übungen am Fußgelenk und am Knie im *Warming-up*, S. 36 ff. und 47 ff.).
Diese Übung können wir sowohl im Stehen als auch im Sitzen oder im Liegen durchführen.

6. *Öltröpfchen:* Um sich der verschiedenen Blockademomente in der Schulter bewusst zu werden, machen wir nun im Schultergelenk eine bewusst langsam kreisende Bewegung von vorne über oben nach hinten. Wir nehmen dabei die Vorstellung zu Hilfe, dass wir ein Öltröpfchen ans Gelenk geben und in und um das Schulter-Kugelgelenk verteilen. Nur im ganz langsamen Bewegen können wir feststellen, dass es nicht überall gleichermaßen «geschmiert» ist. Den ruckelnden, knirschenden und verklebten Stellen können wir so besondere Aufmerksamkeit schenken. Man kann dies sogar als langsame, innere Bewegungsmeditation durchführen, die man sich aber nicht nur vorstellt, sondern auch bewegend ausführt. Gelingt einem dieser harmonische Bewegungsfluss, kann man die Wirkung bis in die Fingerspitzen erleben. Es ist ein ideales Mittel, wenn man unter kalten Händen oder eingeschlafenen Fingern leidet.

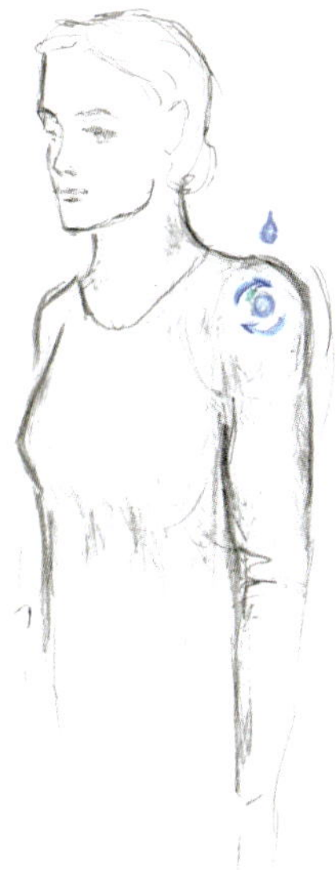

Öltröpfchen im Schultergelenk

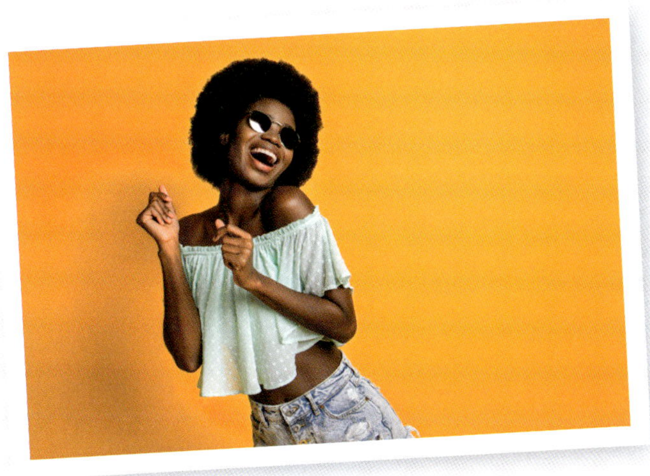

Vergrößerte Schulterbewegung

7. *Vergrößerte Schulterbewegung:* Diese langsame, belebende, kreisende Bewegung im Schultergelenk kann innerlich vergrößert werden, sodass das Schlüsselbein und das Schulterblatt von innen «mitgeölt» werden. Es entsteht ein Bewegungszusammenhang in der Muskulatur bis zu den Halswirbeln. Hier begegnen sich die zweite Stufe des *Warming-out* und die siebte Stufe des *Warming-up*. Ideal ist diese Übung für versteifte Nackenpartien.

MUSIKBEISPIELE

peppig: *Hugability* (Dodo Hug)
klassisch: Erster Satz aus dem *Konzert für Violine, drei Hörner und Orchester in D-Dur,* TWV 54 (Georg Philipp Telemann)

DRITTE VERBINDUNG
Ellenbogen → Unterarm

Impulse nach innen und außen

Mit der nächsten Übung sind wir beim Ellenbogen. Er kann kraftvoll von innen nach außen bewegt werden, wie wenn man jemanden anschubst. Diese Bewegung weckt die Ellenbogen-Außenseite. Dann kann der Ellenbogen-Impuls in der Beuge erfolgen, indem der Arm stoßartig gestreckt wird. Dabei wird die Ellenbogen-Innenseite aktiviert.

Im Wechsel

Anschließend kann man abwechselnd einen Impuls nach außen geben, dann nach innen in die Ellenbogen-Beuge. Dabei sollte man gut darauf achten, dass der Impuls deutlich ist und die Bewegung nicht schwammig wird. Dasselbe geschieht nun mit dem anderen Arm, erst nach außen, dann nach innen, dann abwechselnd. Danach mit beiden Armen gleichzeitig. Der Impuls nach außen wird in die Elle hinein gelöst, derjenige in der Beuge in die Speiche.

Drehen der Arme

Wenn wir die Handflächen der hängenden Arme nach vorne drehen, liegen die beiden Unterarmknochen parallel nebeneinander. Die Elle befindet sich auf der Seite des kleinen Fingers und die Speiche auf der Seite des Daumens. Sind die Handflächen bei hängenden Armen nach hinten gerichtet, überkreuzt die Speiche die darunterliegende Elle. Die lösende Bewegung strömt wiederum bis zum Handgelenk und löst sich dort vollständig auf.

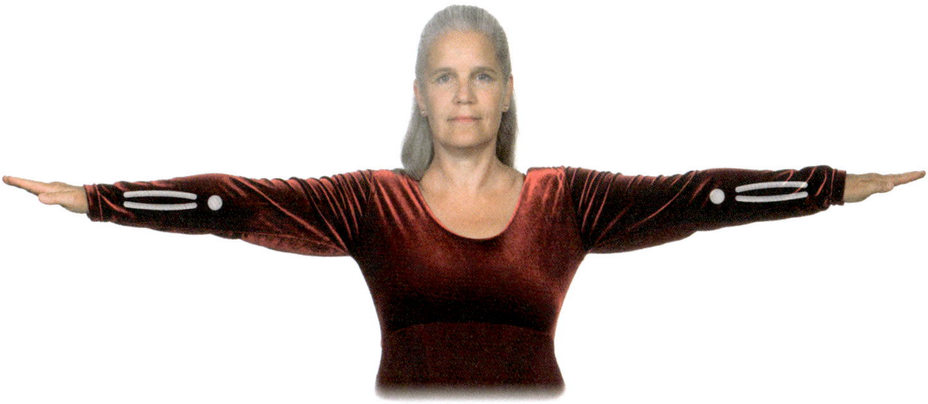

Ellenbogengelenk – Unterarmknochen (Elle und Speiche)

Mit Musik

Nun können wir wieder langsam auf den Takt einer Musik dazu zählen. 1 → Bewegungsimpuls, 2 → fließen, strömen lassen in den Unterarm, 3 - 4 → loslassen, um wieder auf 1 einen neuen Impuls im Ellenbogen entweder nach außen oder in die Beuge zu schicken. Es ist eine harmonische, wässrig-ausgleichende Übung.

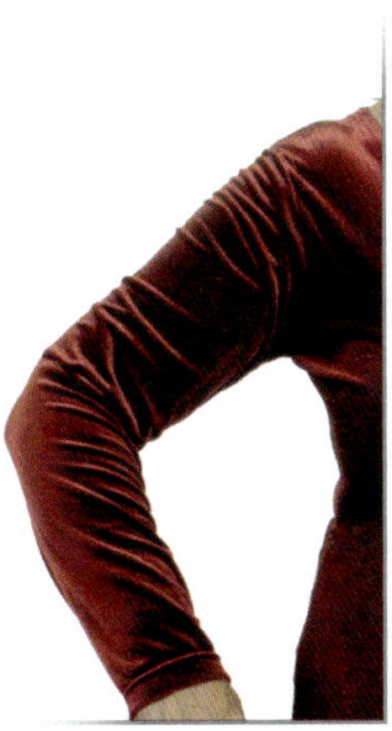

Impuls in der Ellenbogen-Außenseite

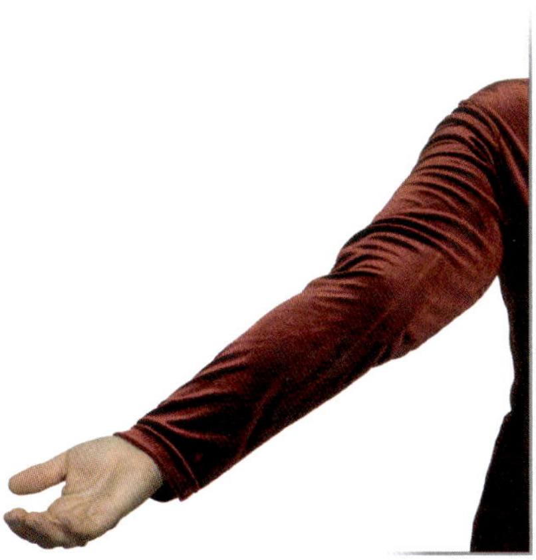

Impuls in der Ellenbogen-Innenseite

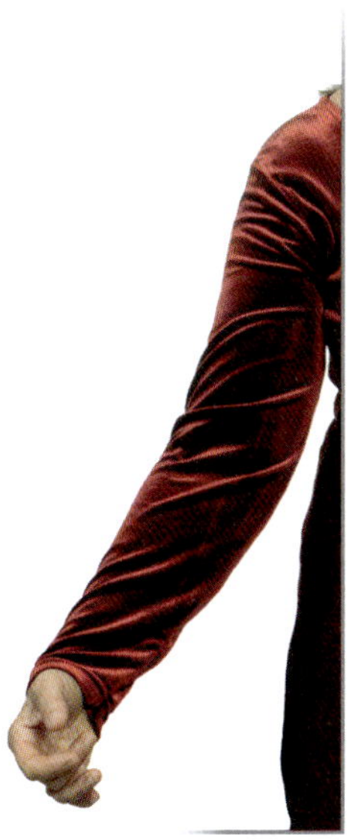

Bewegungsstrom in Elle und Speiche

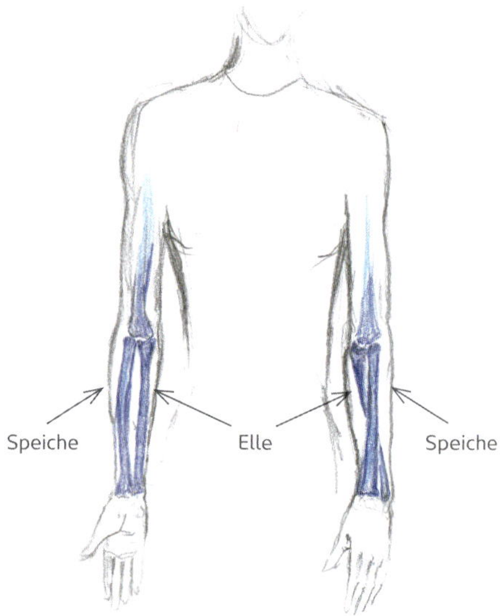

Elle und Speiche im Unterarm, parallel und gekreuzt

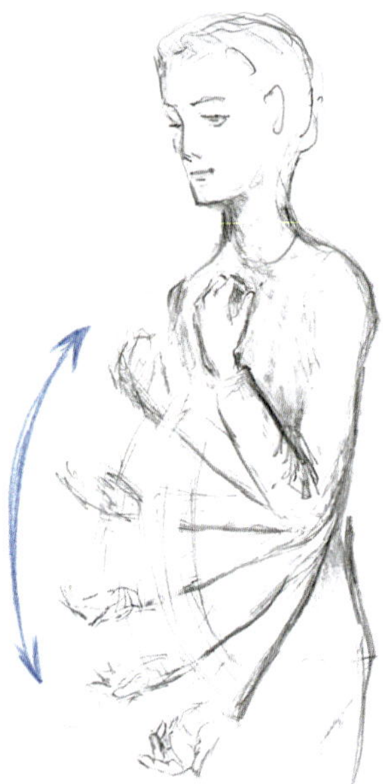

Strecken und Beugen des Ellenbogens

ALS BEWEGUNGSMEDIKAMENT FÜR DEN ALLTAG

ermöglicht, einen Eigenimpuls in die Welt zu geben, sein Inneres dem Umfeld zu offenbaren, mit diesem in Dialog zu treten. Harmonisieren des Unterarms, auch zum Beispiel bei Sehnenscheidenentzündung oder Karpaltunnelsyndrom.

SPIELERISCHE VARIATIONEN

1. *Beugen und Strecken:* Bei dieser Variante liegt der Bewegungsansatz nicht, wie vorher beschrieben, punktuell im Ellenbogen, sondern man hebt aus dem Ellenbogengelenk den ganzen unteren Arm hoch und senkt ihn wieder. Ist die Handfläche bei nach vorne gestrecktem Arm nach oben gewendet, winken wir mit dem ganzen Unterarm zu uns her. Ist die Handfläche bei nach vorne gestrecktem Arm nach unten gewendet, kann der Unterarm nach oben oder leicht seitlich in Richtung Brust bewegt werden.

2. *Scheibenwischer:* Werden die Oberarme nach vorn und die Unterarme nach oben mit den Handflächen nach vorn gehalten, können die Unterarme einzeln oder parallel wie Scheibenwischer bewegt werden (Varietétanz).

3. *Unterarme baumeln lassen:* Hebt man beide Oberarme seitlich leicht an und lässt die Unterarme nach unten hängen, kann der Bewegungsimpuls im Ellenbogen nach rechts und links gehen, wobei die Unterarme ganz gelöst hin und her pendeln.

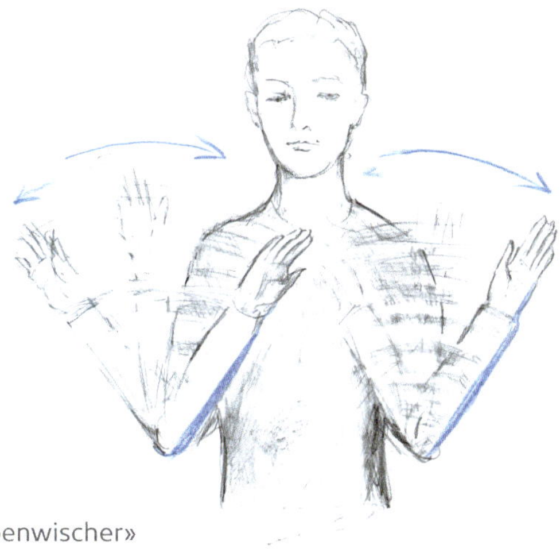

«Scheibenwischer»

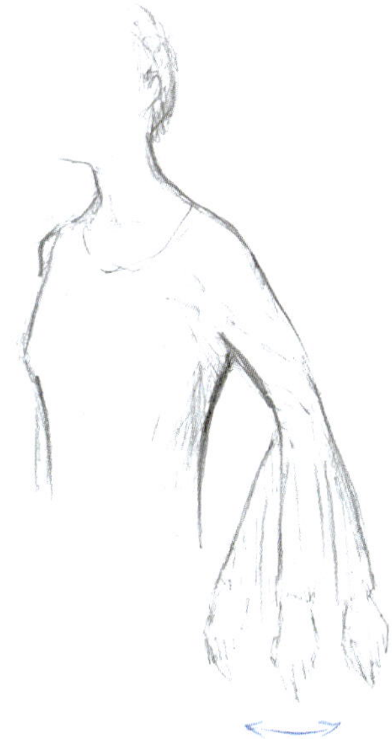

Baumeln lassen

4. *Kreisen:* Bei leicht zur Seite gestreckter Haltung der Oberarme können die Unterarme eine Kreisbewegung aus dem Ellenbogen heraus ausführen – einzeln oder gleichzeitig sowie links- und rechtsherum. Wir können die verschiedenen Varianten abwechseln und spielerisch neue hinzuerfinden wie auch bei allen anderen Übungen.

5. *Mit Partner:* Auch hier können wir die Übungen mit einem Partner durchführen. Er hält eine Hand locker geöffnet zu uns hin, und wir geben unsere Bewegungsimpulse in seine Handinnenfläche – entweder über die Außenseite des Ellenbogens oder über die Beuge. Oder wir legen einen Ellenbogen in seine Hand und bringen diese in eine von unserem Ellenbogen geführte Bewegung.

6. *Bewegung in den Unterarm lösen:* Genau wie in den zwei vorhergehenden Übungen («Schlüsselbein» und «Oberarm») kann die helfende Person beim Lösen in die Unterarmknochen am Arm entlangstreichen und beobachten, wie sich der Bewegungsstrom im

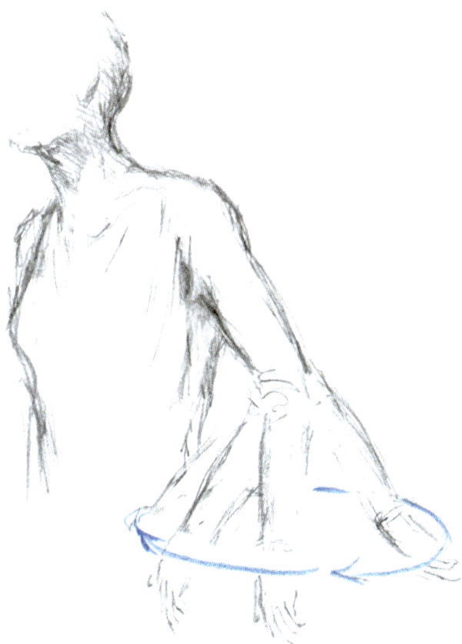

Kreisen lassen aus dem Ellenbogen

Unterarm anfühlt. Dies ist für beide Personen eine Wahrnehmungsübung. Wir sollten versuchen, uns liebevoll, tolerant und konstruktiv zu unterstützen, jedoch niemals besserwisserisch kritisieren.

Loslass-Übung mit Partner

7. *Loslass-Übung mit Partner:* Nun können wir, ähnlich wie bei der Schulter, mit einem Partner eine Loslass-Übung machen. Wir legen das Gewicht unseres Armes in die Hände des Partners. Dieser achtet darauf, dass nur der Unterarm inklusive der Hand von ihm bewegt wird, und konzentriert sich darauf, dass das Schultergelenk und der Oberarm gelöst sind. Die führende Person kann nun genau beobachten, ob der Unterarm samt Ellenbogengelenk widerstandslos ihren Bewegungen folgt. Wenn nicht – manchmal wird das gar nicht bemerkt –, macht der Partner die übende Person freundlich darauf aufmerksam.

Sich «von innen» wahrnehmen

Die geführte Person kann diesen Ausnahmezustand von äußerem Bewegtwerden nutzen, um die Bewegungen ihres Arms in aller Ruhe «von innen» wahrzunehmen. Diese Aufmerksamkeit hilft uns zum Beispiel bei der Eurythmie, die Bewegungen im und durch den Leib genauer zu beobachten.

MUSIKBEISPIELE

peppig: *Mack the knife* (Kurt Weill, gesungen von Robbie Williams)
Memories are made of this (Perry Botkin Jr. and his orchestra – instrumental)

klassisch: *Variationen über ein Thema von Rossini* (Frédéric Chopin, gespielt von James Galway)

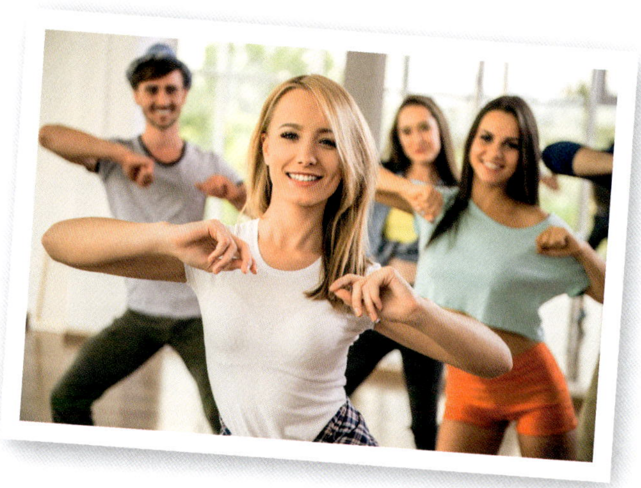

VIERTE VERBINDUNG
Handgelenk → Mittelhandknochen

Im Handgelenk kann man den Bewegungsimpuls bei nach vorne gestrecktem Arm und nach unten gerichteter Handfläche nach unten oder nach oben geben. Wir üben, die Bewegungsimpulse zuerst nur nach unten zu geben, wie wenn wir mit dem Handgelenk auf einen Tisch klopfen würden, da sie in dieser Richtung einfacher sind. Dann in die entgegengesetzte Bewegungsrichtung, wie wenn ein Faden das Gelenk nach oben ziehen würde. Wir können uns auch vorstellen, dass wir die Hand unter eine Tischplatte halten und mit dem Handgelenk von unten nach oben an die Tischplatte klopfen.

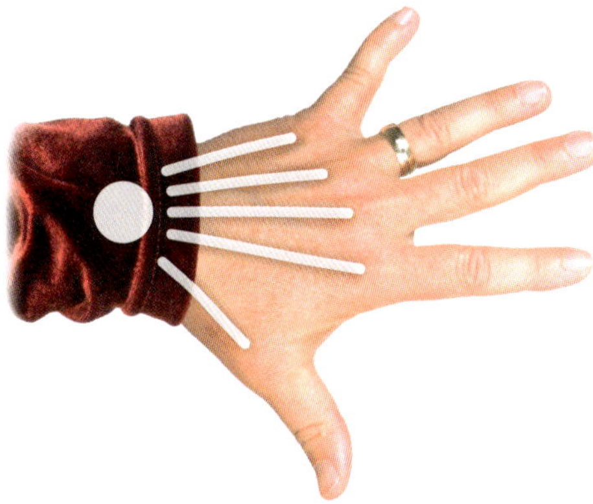

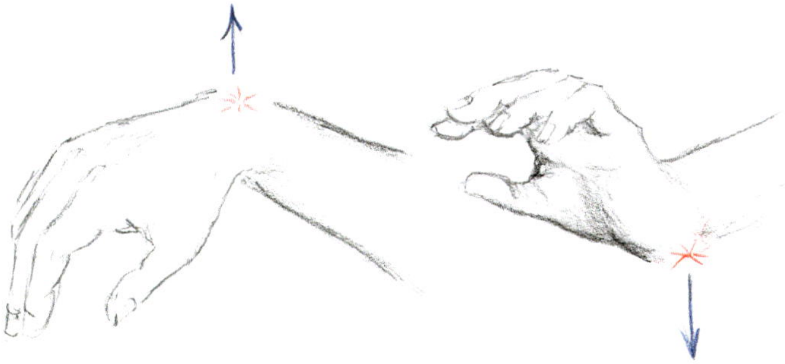

Impuls aus dem Handgelenk nach oben und nach unten

Lösende Bewegung

Nun führen wir den Impuls, der in einer Spannung endet, lösend in die Handfläche bis zu den ersten Fingergelenken. Kommt der ursprüngliche Impuls von oben nach unten (Arm immer noch nach vorn gestreckt), geht die lösende Bewegung über die Handinnenfläche in die fünf Mittelhandknochen. Beim Impuls von unten nach oben geht das Lösen über die Handaußenseite in die Mittelhandknochen.

Mit beiden Händen gleichzeitig und versetzt üben

Dies üben wir mit der rechten und der linken Hand jeweils einzeln, dann gleichzeitig und nach einiger Zeit versetzt – das heißt, das eine Handgelenk bewegt sich nach oben, während das andere einen Impuls nach unten gibt. Diese Übung, mit der man sich sein Instrument bewusst machen kann, ist ideal zum Beispiel für das bewusste Ergreifen der M-Bewegung in der Eurythmie.

ALS BEWEGUNGSMEDIKAMENT FÜR DEN ALLTAG

bei kalten Händen, Durchblutungsstörungen in den Fingern, zur Lockerung bei allen Verkrampfungserscheinungen in der Hand, zum Beispiel bei viel Schreibtischarbeit, im Handwerk, bei der Gartenarbeit oder bei Morbus Dupuytren

SPIELERISCHE VARIATIONEN

Punktuelle Impulse und ganze Hand

1. *Punktuelle Impulse und ganze Hand:* Nun strecken wir wiederum den Arm nach vorn mit der Handfläche nach unten und bewegen dann die ganze Hand nach oben und unten. Der Impuls liegt immer noch im Handgelenk, es wird aber die ganze Hand bewegt. Diese Bewegung wird oft verwechselt mit dem punktuellen Impuls im Handgelenk (siehe oben).

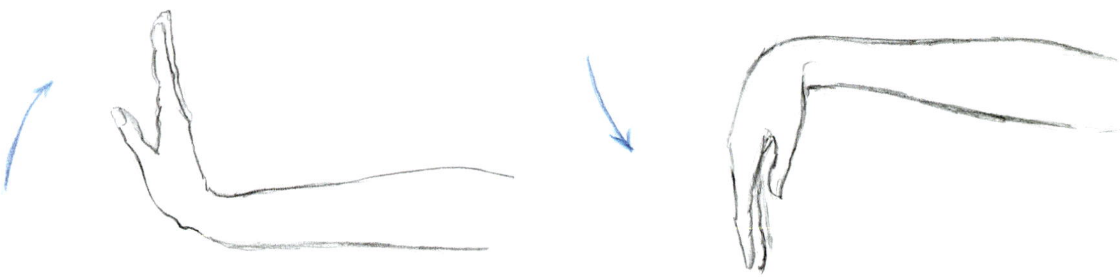

Ganze Hand aus dem Handgelenk nach oben und unten bewegen

Mit den Handflächen nach oben

2. *Handfläche nach oben:* Nun drehen wir die Handflächen nach oben und wiederholen das eben Beschriebene: die ganze Hand aus dem Handgelenk nach oben bewegen – wie ein Heranwinken.

Rechts – links

3. *Rechts – links:* Das Handgelenk kann nun, mit der Handfläche nach unten gewendet, auch nach der Seite bewegt werden. Wir bewegen die Hand aus dem Handgelenk seitlich Richtung kleiner Finger, bis es nicht mehr weitergeht. Dann folgt das Lösen des Handgelenks über die Außenkante in die Mittelhandknochen. Dasselbe erfolgt in Richtung Daumen.

4. *Kreisbewegung:* Nun folgt die Kombination von unten-oben und rechts-links in einer rotierenden Kreisbewegung – einmal in die eine Richtung, dann in die andere. Dies ist optimal, um das Handgelenk beweglich und geschmeidig zu machen.

Kreisbewegung

5. *Nasse Waschlappen:* Eine weitere Übung ist das lockere Schütteln aus dem Handgelenk. Die Hände hängen wie nasse Waschlappen am Unterarm. In dieser lockeren Hin- und Her-Schüttelbewegung heben wir die Arme langsam bis über den Kopf und senken sie wieder herab – einmal mit dem rechten und einmal mit dem linken Arm. Dann mit beiden Armen gleichzeitig. Man fühlt sich erst ein bisschen albern bei dieser Bewegung, aber es wird einem dabei bewusst, ob man in den Handgelenken wirklich loslässt.

«Nasse Waschlappen»

6. *Impulse in die andere Hand geben:* Wir halten eine Hand offen mit der Innenfläche nach oben gewendet. Die andere Hand gibt nun Handgelenk-Impulse in diese empfangende Hand. Es darf dabei ein Klatschgeräusch entstehen. Nach dem Impuls (Anspannung) wird die Spannung gelöst und der Bewegungsfluss geht in die Handknochen – einmal links, einmal rechts, dann beidseitig (mit einer Hilfsperson). Nun drehen wir die empfangende Handfläche nach unten und geben von unten den Handgelenks-Bewegungsimpuls mit der Oberseite des Gelenks in die Handinnenfläche der anderen Hand. Einmal links, einmal rechts, dann beidseitig. Dies können wir mit oder ohne Musik machen.

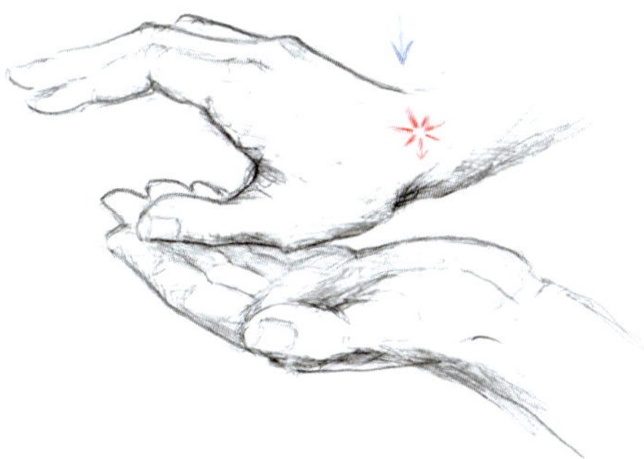

Impuls aus dem Handgelenk in die andere Hand geben

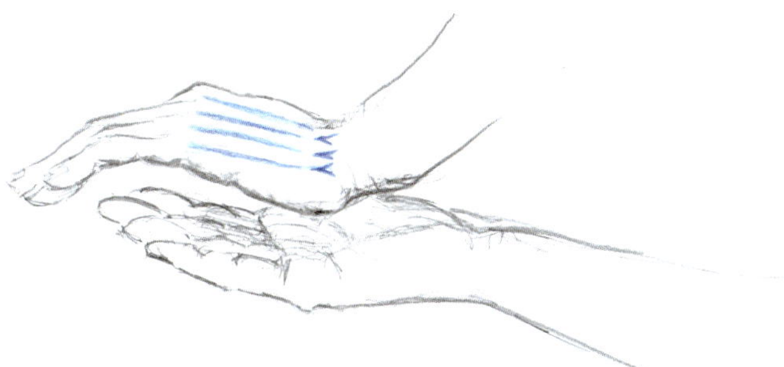

Strömenlassen nach dem Impuls

7. *Begleiten von oben und unten:* Beim nächsten Schritt hält eine helfende

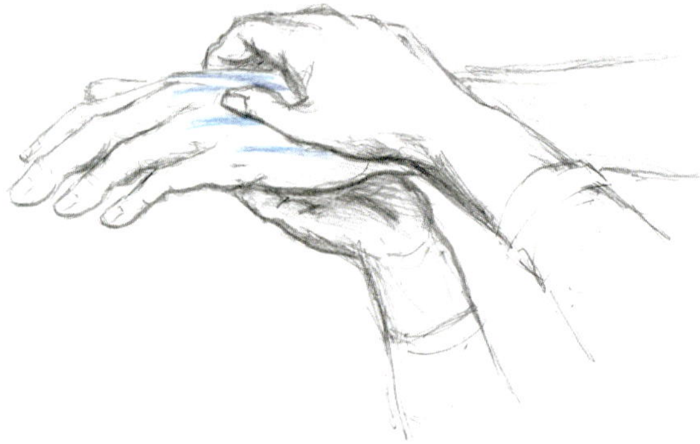

Begleiten des Handgelenks von oben und unten

Person die eine Hand von unten und die andere von oben ans Handgelenk der übenden Person und nimmt den Bewegungsimpuls entgegen. Ihre Hände streichen von beiden Seiten sanft in die Mittelhand, wenn die übende Person den Bewegungsstrom in die Mittelhand fließen lässt. Diese Bewegung kann wiederum optimiert werden, indem man sich darüber austauscht.

MUSIKBEISPIELE

peppig: *Coming home* (Sasha)
As times goes by (Henry Mancini)
klassisch: Nr. 8 (Schnell und spielend) aus der *Kreisleriana,* op. 16 (Robert Schumann)

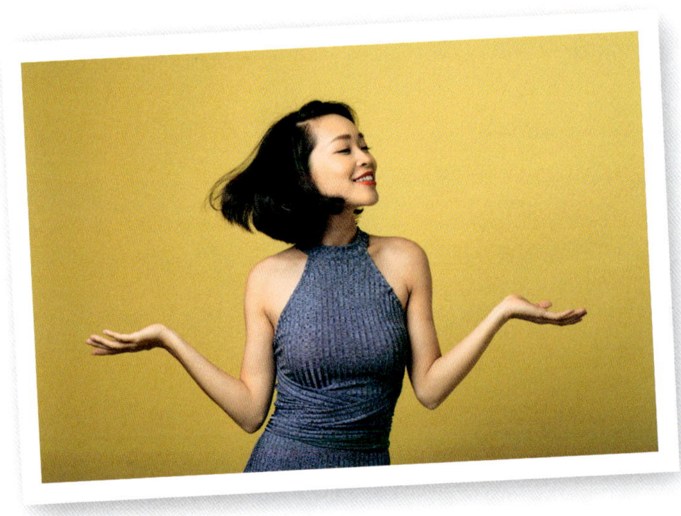

FÜNFTE VERBINDUNG

Fingergrundgelenke → erste Fingerknochen

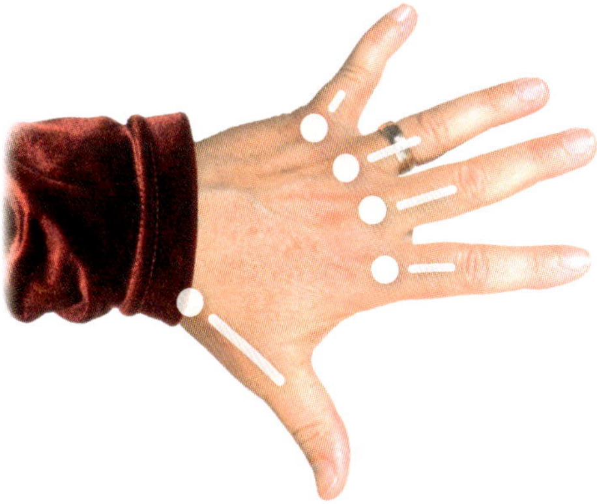

Im nächsten Schritt aktivieren wir die Fingergrundgelenke. Im Unterschied zu den bisherigen Gelenken können wir hier fünf Gelenke auf einer Stufe gleichzeitig oder einzeln bewegen. Dies erfordert und ermöglicht eine bewusste Differenzierung beim Bewegen. Wir beginnen mit den vier Fingergelenken und lassen den Daumen zunächst unberücksichtigt.

Wir halten die Hand gestreckt nach vorn mit der Handfläche nach unten, geben in allen Fingergrundgelenken gleichzeitig einen Bewegungsimpuls und beugen die Finger im rechten Winkel zur Handfläche. Jetzt strecken wir die Finger wieder, bis die Hand offen ist, und achten darauf, dass wir die Finger möglichst gestreckt halten, da sonst während der Beugung die nächsten Gelenke unbewusst mitaktiviert werden. Dasselbe können wir nun mit nach oben gedrehter Handfläche machen.

Daumen miteinbeziehen

Wenn dies gut gelingt, können wir den Daumen in die Bewegung mit einbeziehen. Dabei ist zu berücksichtigen, dass der Daumen ein Fingerglied weniger hat – der mittlere Fingerknochen fehlt. Der Mittelhandknochen des Daumens ist in seiner Bewegungsfunktion nicht mit dem der anderen Finger vergleichbar. Das Gelenk, das ihn mit der Handwurzel verbindet, entspricht von der Bewegung her den Grundgelenken der anderen Finger. Somit hat der Daumen eine Gelenk-Knochen-Beziehung weniger als die anderen Finger. Auch in seinem Bewegungsumfang kommt ihm eine Sonderrolle zu.

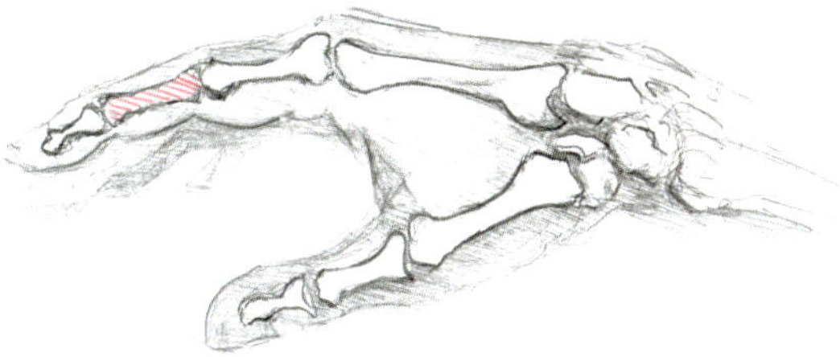

Mittlerer Fingerknochen (rot) im Zeigefinger. Der Daumen hat keinen mittleren Fingerknochen

Bewegungsstrom in die Fingerknochen fließen lassen

Nachdem wir nun den Impuls in die Fingergrundgelenke gegeben haben, lassen wir aus der Spannung des Impulses heraus den Bewegungsstrom in die ersten Fingerknochen fließen. Am nächsten Gelenk löst sich die Bewegung auf. Die bewusste Eigenaktivität beim Strömen bewirkt eine Belebung in den Fingern. Diese Übung können wir wieder auf vier Taktschläge zur Musik ausführen: 1 → Impuls im Fingergrundgelenk, 2 → lösen in die ersten Fingerknöchelchen, 3 – 4 → loslassen.

Inneren Bezug zu jedem Fingergelenk aufbauen

Je weiter wir in die Peripherie der Armorganisation kommen, desto schwieriger ist die innere Bewegungsführung. Zudem erfolgt hier ein großer Schritt von der Einheit der Handfläche in die Fünfgliederung der Finger. Deshalb lohnt es sich, einen inneren Bezug zu jedem Fingergelenk aufzubauen. Dabei wird man wiederum bemerken, dass man nicht mit derselben Wachheit und Intensität in den verschiedenen Gelenken anwesend ist. Die unterschiedliche Präsenz kann man in den meisten Fällen bis in die Anatomie der Hand und der Finger sehen.

ALS BEWEGUNGSMEDIKAMENT FÜR DEN ALLTAG

gegen Gichtfinger, durchblutungsfördernd bis in die Fingerspitzen, bei tauben Stellen an den Fingern; zur Steigerung der Beweglichkeit, Unabhängigkeit und Geschicklichkeit, mit der wir die Gegenstände (Welt) ergreifen.

SPIELERISCHE VARIATIONEN

1. *Finger einzeln bewegen:* Wir gehen Schritt für Schritt mit den Bewegungsimpulsen von Finger zu Finger. Wenn wir die Hand waagerecht halten, kann der einzelne Gelenkimpuls nach unten und wieder nach oben gehen. Wichtig ist, dass der Impuls aus dem Fingergrundgelenk kommt. Wir üben jeden Finger isoliert, bis wir alle Finger bewusst einzeln bewegen können. Dabei kann man feststellen, dass es «begabtere» oder «unbegabtere» Gelenke gibt. Der Erfahrung nach sind die Ringfingergelenke am unbegabtesten, aber die Handhabung und Geschicklichkeit ist sehr individuell geprägt.

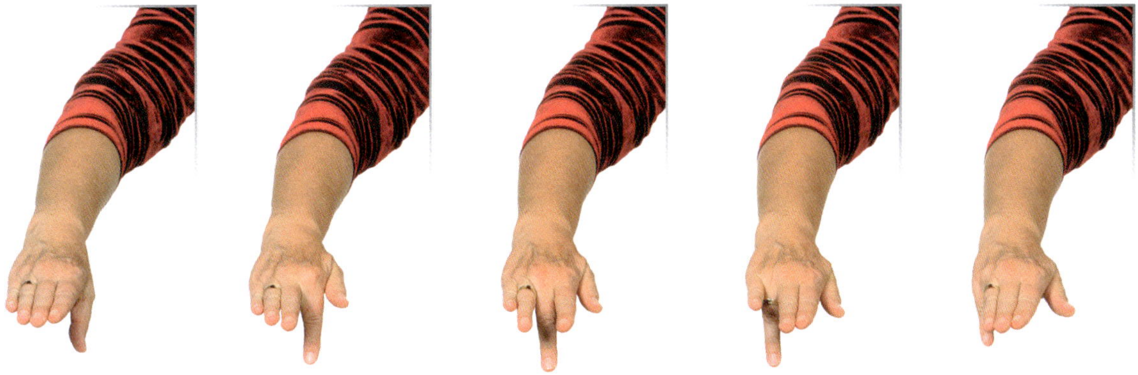

Bewegen der einzelnen Finger aus dem Fingergrundgelenk

Links und rechts

2. *Links und rechts:* Jeder Finger kann auch alleine nach links und rechts bewegt werden. Am besten geht dies, wenn wir erst alle Finger gleichzeitig spreizen und schließen und dann einen nach dem anderen abspreizen.

3. *Kreisen lassen:* Nun können wir jeden einzelnen Finger aus dem Grundgelenk kreisen lassen – in die eine und in die andere Richtung. Dies üben wir wieder mit beiden Händen. Es ist eine gute Übung, um Ablagerungen in den Gelenken und rheumatischen Beschwerden vorzubeugen.

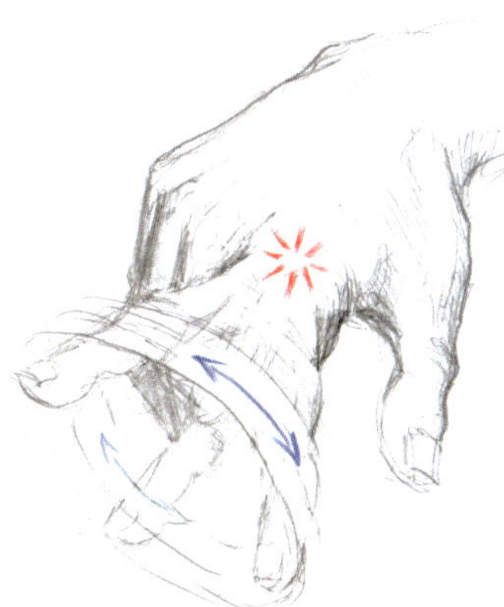

Finger kreisen aus dem Grundgelenk

4. *Impuls und Strömen wahrnehmen:* Diese Übung zur Geschicklichkeit und Unabhängigkeit in den Fingergrundgelenken kann auch von einer zweiten Person begleitet wer-

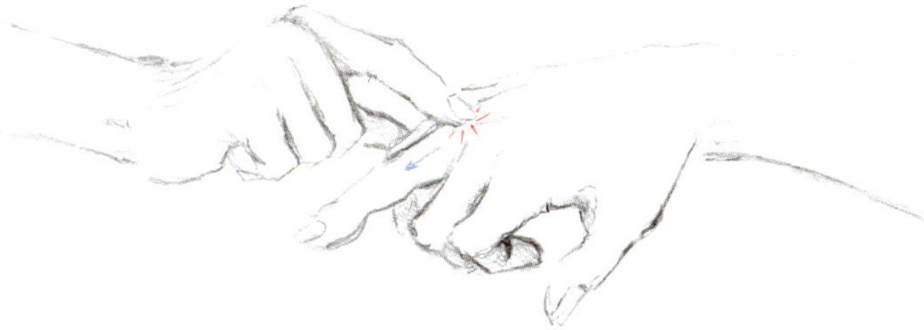

Wahrnehmen von Impuls und Strömenlassen durch eine zweite Person den. Sie hält jeweils ein Gelenk zwischen Finger und Daumen, ganz zart, und beobachtet, ob die Bewegungen im Gelenk geschmeidig und durchgehend sind. Als Zweites ertastet sie den Bewegungsimpuls im Gelenk, wie er in ein Strömen und Lösen in das erste Fingerknöchelchen übergeht, und streicht dabei zart und der inneren Bewegung folgend mit. Tauschen Sie die Erfahrungen aus!

MUSIKBEISPIELE

peppig: *In the mood* (Glenn Miller)
klassisch: *Türkischer Marsch* aus der *Klaviersonate in A-Dur,* KV 331 (Wolfgang Amadeus Mozart)
Preludium in C-Dur, BWV 924 (Johann Sebastian Bach)

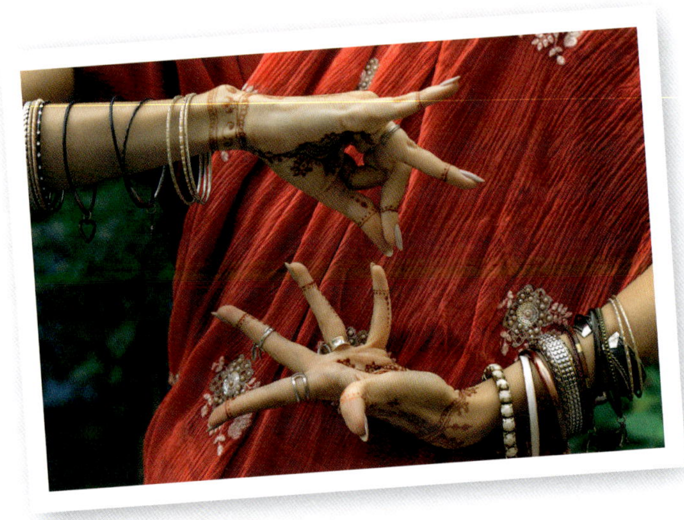

SECHSTE VERBINDUNG

Fingermittelgelenke → zweite Fingerknochen

Beim nächsten Schritt kommen wir zu den mittleren Fingergelenken. Wir strecken den Unterarm und die Hand gerade nach vorn mit der Handfläche nach unten und versuchen, alle fünf mittleren Fingergelenke im rechten Winkel zu beugen. Dabei geben wir einen deutlichen Bewegungsimpuls nach unten und einen weiteren wieder zurück, indem wir die Hand strecken. Wir achten darauf, dass der Unterarm über die Handfläche bis zu den mittleren Fingergelenken eine Fläche bildet (Hand nicht abknicken). Dann lösen wir die Spannung des gebeugten Gelenks und lassen sie in das mittlere Fingerknöchelchen strömen.

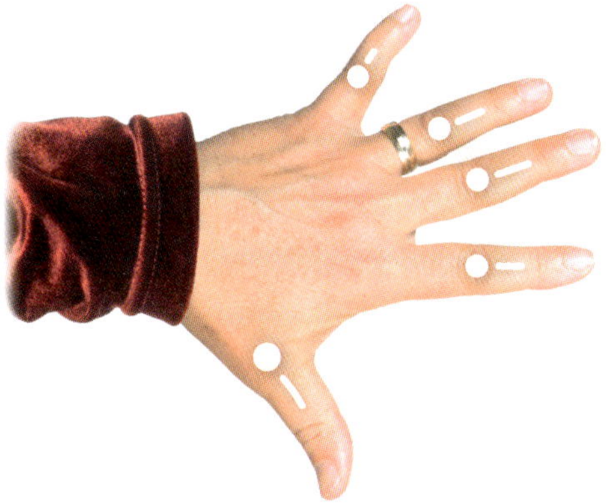

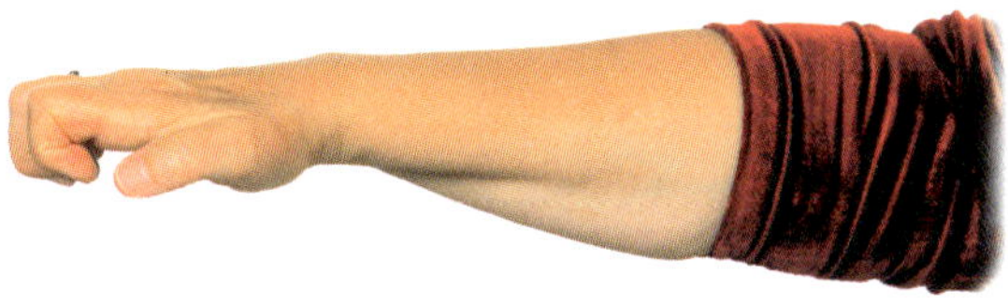

Impuls in die Fingermittelgelenke

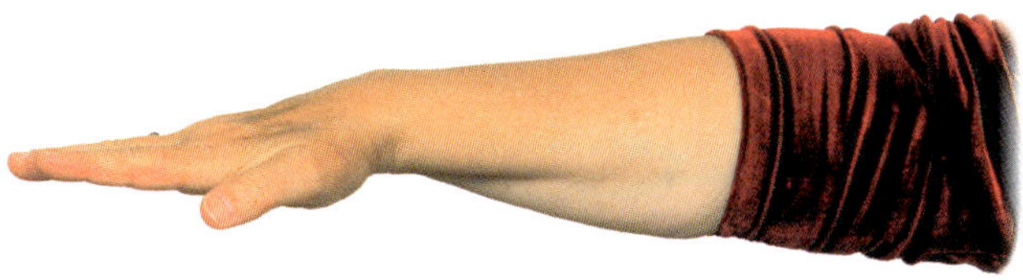

Bewegungsstrom in die zweiten Fingerknochen

Das Zusammenwirken des mittleren Fingergelenks mit dem mittleren Knöchelchen in diesem Teil des *Warming-out* ist mit Abstand die unbewussteste Funktion in der Armorganisation. Wenn wir mit dem Daumen derselben Hand sanft über die Innenseite dieser mittleren Fingerpartie hin und her streichen, können wir ein Gefühl für diesen Teil des Instrumentes wecken.

ALS BEWEGUNGSMEDIKAMENT FÜR DEN ALLTAG

steigert die Achtsamkeit für Eindrücke, die von außen kommen, und beeinflusst die Art, wie man etwas berührt (Eigenverantwortung im Wahrnehmen und im Handeln); stärkt die Empathie, das Bewusstsein für die Welt nimmt zu.

SPIELERISCHE VARIATIONEN

Finger einzeln bewegen

1. *Finger einzeln bewegen:* Obwohl es etwas mühsam und zunächst unbefriedigend zu üben ist, sollten wir uns Zeit nehmen, jeden einzelnen Finger langsam und bewusst unabhängig von den anderen im rechten Winkel zu beugen. Wir können darüber staunen, dass die Finger eine solche scheinbar einfache Aufgabe nicht spontan durchführen können. Und wir können beobachten, wie stark die bewusste, gedankliche Intention mithilft, diese Unabhängigkeit der Fingerbewegungen zu erreichen.
   Führen wir die Bewegung ohne die nötige Konzentration durch, beugt sich das vordere Fingergelenk in der Regel mit, ebenso die Gelenke der benachbarten Finger. Dieses interessante Phänomen zeigt uns, dass es einer großen inneren Aufmerksamkeit bedarf, um bewusst gestaltend in die Peripherie des eigenen Körpers vorzudringen, sprich den eigenen Leib,

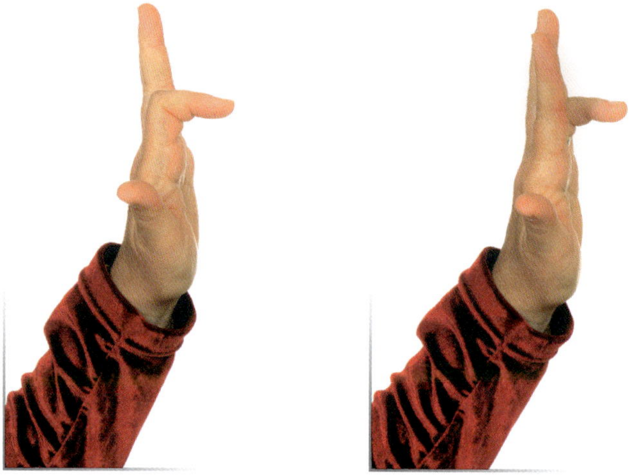

Finger einzeln bewegen

das Instrument zu ergreifen. Diese Aufmerksamkeit wird in der nächsten Übung (Fingerendgelenk) noch mehr benötigt, um noch weiter in der Peripherie der Armorganisation bewusst gestalten zu können.

2. *Beide Hände gespiegelt:* Wir versuchen, spielerisch zur Musik die einzelnen Finger der beiden Hände spiegelbildlich zu bewegen, zum Beispiel beide Mittelfinger.

Beide Hände gespiegelt

3. *Unabhängigkeit von rechter und linker Hand:* Dann bewegen wir unterschiedliche Finger der linken und rechten Hand, zum Beispiel linker Ringfinger – rechter Mittelfinger. Dies ist eine Geschicklichkeits- und gleichzeitig eine Unabhängigkeitsübung.

Unabhängigkeit von rechter und linker Hand

MUSIKBEISPIELE

peppig: *No, je ne regrette rien* (Édith Piaf)

klassisch: *Bourrée* aus der *Suite Nr. 3 in G-Dur* für Cello, BWV 1009 (auf der Gitarre gespielt von Sergio Bucheli)

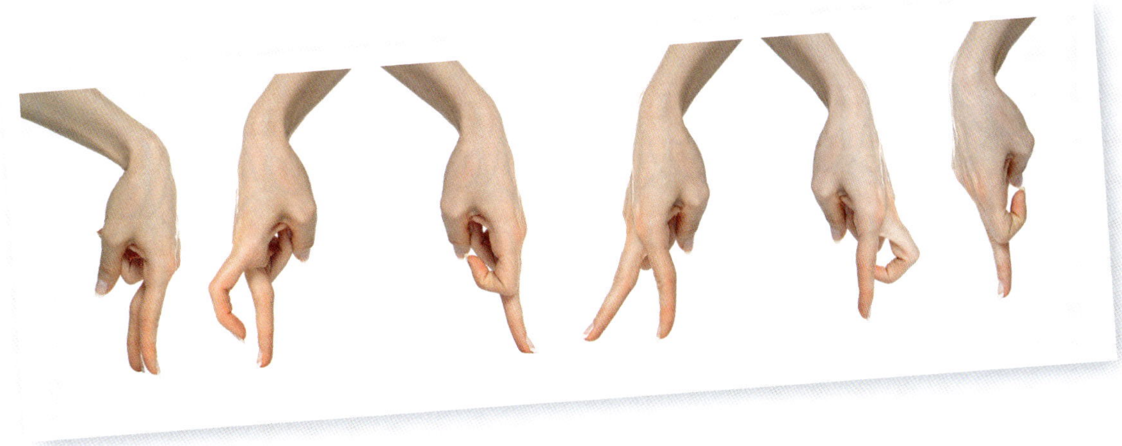

SIEBTE VERBINDUNG

Fingerendgelenke → dritte Fingerknochen

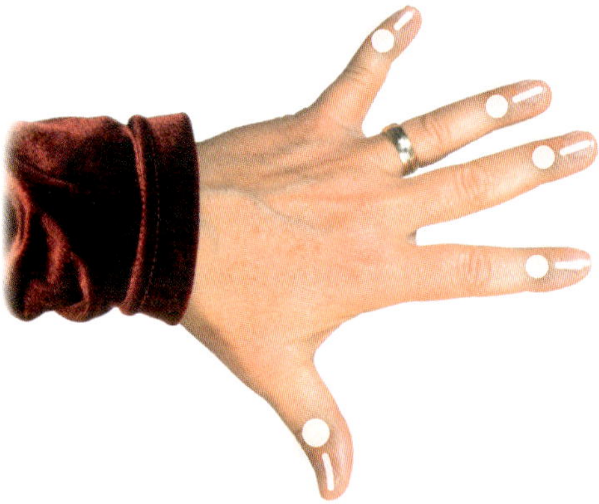

Die größte Anstrengung erfordert es, die äußersten Fingergelenke unabhängig von den anderen zu impulsieren und somit zu bewegen. Hier empfehle ich, das Phänomen zunächst an den beiden Zeigefingern zu beobachten. Interessanterweise gelingt es nur dann, das äußerste Fingerglied zu bewegen, wenn eine Spannung durch die ganze Hand und die beiden ersten Fingergelenke aufgebaut wird. Ist der Finger gelöst, ist ein Bewegungsimpuls im äußersten Fingergelenk nur dann möglich, wenn sich das mittlere Gelenk mitbeugt. Das können wir selbstverständlich so machen, nur sollte am Finger deutlich sichtbar werden, dass der Impuls im dritten Fingergelenk gesetzt wird.

Dasselbe Phänomen hatten wir schon bei anderen Gelenken wie zum Beispiel dem Ellenbogen, wo der Impuls deutlich im Ellenbogengelenk aktiviert wird, aber die Schulter oder das Handgelenk passiv mitschwingen. Was für alle Gelenke in dieser Übreihe zählt, ist das Sichtbarmachen des Bewegungsimpulses am physischen Leib. Es geht nicht darum, isolierte, physisch-gymnastische Übungen durchzuführen.

Fingerendgelenke einzeln bewegen

Nun versuchen wir, an den einzelnen Fingern jeweils das äußerste Fingergelenk zu bewegen – erst an der einen Hand, dann an der anderen. Wenn wir diese Bewegungsimpulse in den Gelenken beherrschen, gehen wir von der Gelenkspannung langsam über in das Lösen in das äußerste Fingerknöchelchen hinein. Damit beleben und aktivieren wir unser Fingerspitzengefühl.

Polarität von Außen- und Innenseite

Bereits am Oberarm gibt es einen Unterschied zwischen Außen- und Innenseite. Diese Polarität wird in die Peripherie gesteigert bis hin zu den Fingerspitzen. Diese Fingerspitzen selbst sind wiederum ein großartiges Phänomen. Auf der Außenseite haben sie einen Schutzschild, eine Verhornung: den Fingernagel. Auf der Innenseite ein sehr empfindliches Tastorgan mit stark ausgebildeten Nerven und starker Durchblutung: die Fingerbeere. Wenn bei alltäglichen Bewegungen die Spannung eines Bewegungsimpulses im letzten Fingergelenk nicht bis in das Fingerknöchelchen gelöst wird, kommt es zu einer Steifheit – bis hin zu einem Kratzen. Löst sich dagegen der Bewegungsimpuls im Knöchelchen – bis in die Fingerbeere –, kommt es zu einer besänftigenden, liebevollen Berührung, wenn wir über etwas streichen oder streicheln.

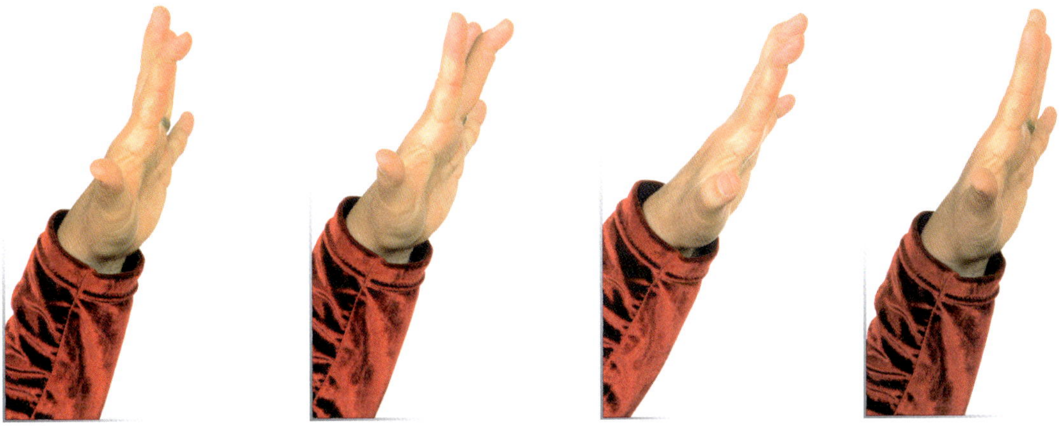

Impuls im Zeigefinger – im Mittelfinger – in allen Fingern – Bewegungsstrom in die Fingerspitzen

Verhärtende und weiche Geste

Die verhärtende Geste kann im Extremfall zu einem Festhalten, Festkrallen und Machtausüben führen. Die weiche Geste hat dagegen die Qualität des Stimulierens oder auch im Extremfall des Verführens. Auf dieser siebten Stufe haben wir eine große Verantwortung, bewusst zu entscheiden, wie wir von innen ich-geführt inmitten dieser Polarität in eine Beziehung zur Außenwelt treten.

Eins-Werden mit der Außenwelt

Das Eins-Werden des innersten Impulses mit der Außenwelt über diese siebte Stufe hinaus ist musikalisch in der Oktave wiederzufinden. Hier zeigt sich auch der Übergang zur ersten und siebten Schicht der *Warming-through*-Reihe. Diese Qualität der Fingerspitzenbelebung und -führung ist ein ganz wichtiges Werkzeug in der *Eurythmie Massage,* in der von innen gestaltete Bewegungsqualitäten sinnlich spürbar durch die Hände vermittelt werden.

Die Erfahrung des Impulses im letzten Fingergelenk und des daraus erfolgenden Strömens bis in die Fingerspitzen ist das Nadelöhr, um eine Beziehung vom inneren Bewegungs-Ätherstrom ausgehend über die eigene Peripherie gestaltend in den Umkreis-Ätherraum hinein aufzubauen.

ALS BEWEGUNGSMEDIKAMENT FÜR DEN ALLTAG

um verstehend und differenziert die Welt wahrzunehmen und Eigenimpulse über die Berührung zu vermitteln. Die Fingerspitzen sind das subtilste Instrumentarium, Innen und Außen in einen Dialog zu bringen. Interessanterweise ist aus altem Wissen überliefert, dass die Behandlung der Fingerspitzen (Akupressur, Akupunktur) die Atemwege plus Stirn und Nebenhöhlen aktiviert. Die Atmung ist die ausgeprägteste organische Tätigkeit, in der Innen und Außen in einem fortwährenden Austausch stehen.

SPIELERISCHE VARIATIONEN

Fingerbeere aktivieren

1. *Fingerbeere aktivieren:* Um die Innenseite der Fingerspitze, die Fingerbeere, zu aktivieren, streichen wir sanft mit dem Daumen der jeweiligen Hand kreisend in beide Richtungen mehrmals über jede einzelne Fingerbeere. Dies an beiden Händen.

Belebung bis in die Fingerspitzen

2. *Belebung bis in die Fingerspitzen:* Nun aktivieren wir das Strömen und Loslassen in den Fingerspitzen, indem sich die rechte und die linke Hand punktuell an den Fingerkuppen zart berühren. Dann die Finger in der Berührung hin und her bewegen oder in beide Richtungen kreisen lassen. Dieses Lösen im Bewegungsstrom in die Fingerspitzen hinein können wir fortführen in ein zartes Abtasten und Streichen über äußere Gegenstände oder über eigene Körperpartien.

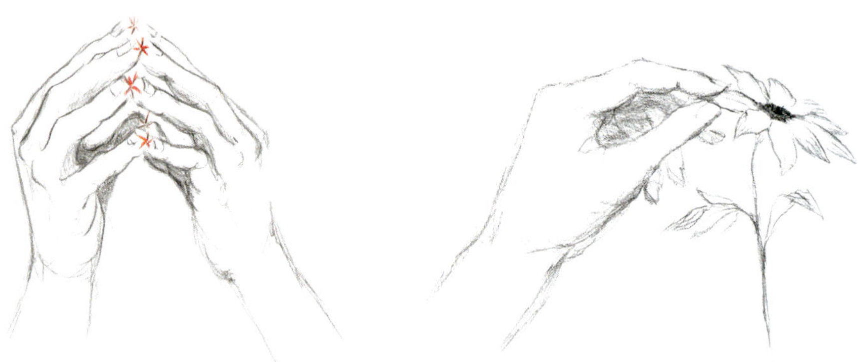

Sensibilisieren der Fingerspitzen (links) und Wahrnehmen mit den Fingerspitzen

3. *Wahrnehmung und Kontakt:* Eine Steigerung dessen kann man mit einem Partner durchführen. Man kommt sich dabei sehr nahe – nicht jeder kommt also dafür infrage. Wir legen gegenseitig die Fingerspitzen berührend aneinander, bleiben mit den Fingern immer in Kontakt mit der anderen Person und gleiten von den Fingerspitzen über die Hand langsam dem Arm entlang.

4. *Erfahrung durch die Fingernägel:* Ganz anders fühlen sich Bewegungsübungen an, in denen wir mit der Fingernagel-Oberfläche uns selbst oder andere Gegenstände berühren und ertasten. Man bleibt während dieser Erfahrung viel mehr bei sich selbst.

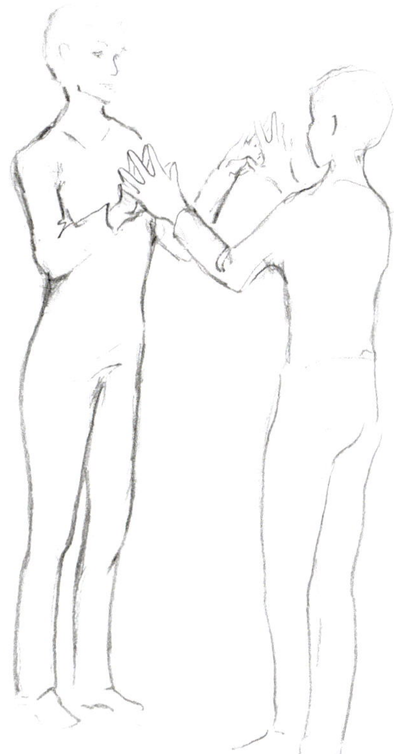

Fingerspitzen wahrnehmen mit zweiter Person

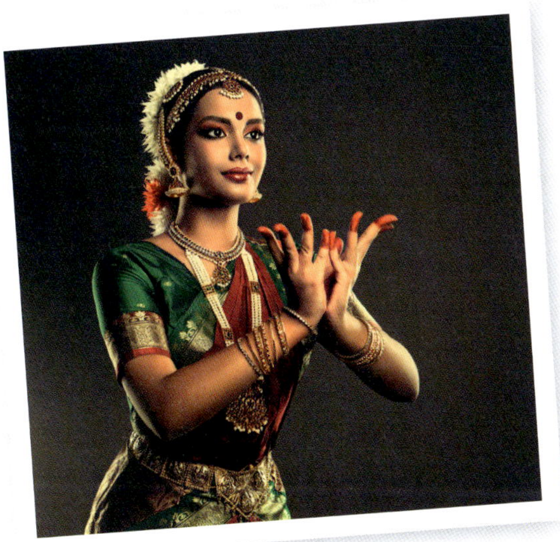

MUSIKBEISPIELE

peppig: *Spanish romance*

klassisch: *Air* aus der *Orchestersuite Nr. 3 in D-Dur,* BWV 1068 (Johann Sebastian Bach, gespielt von Mischa Maisky und Daria Hovora)

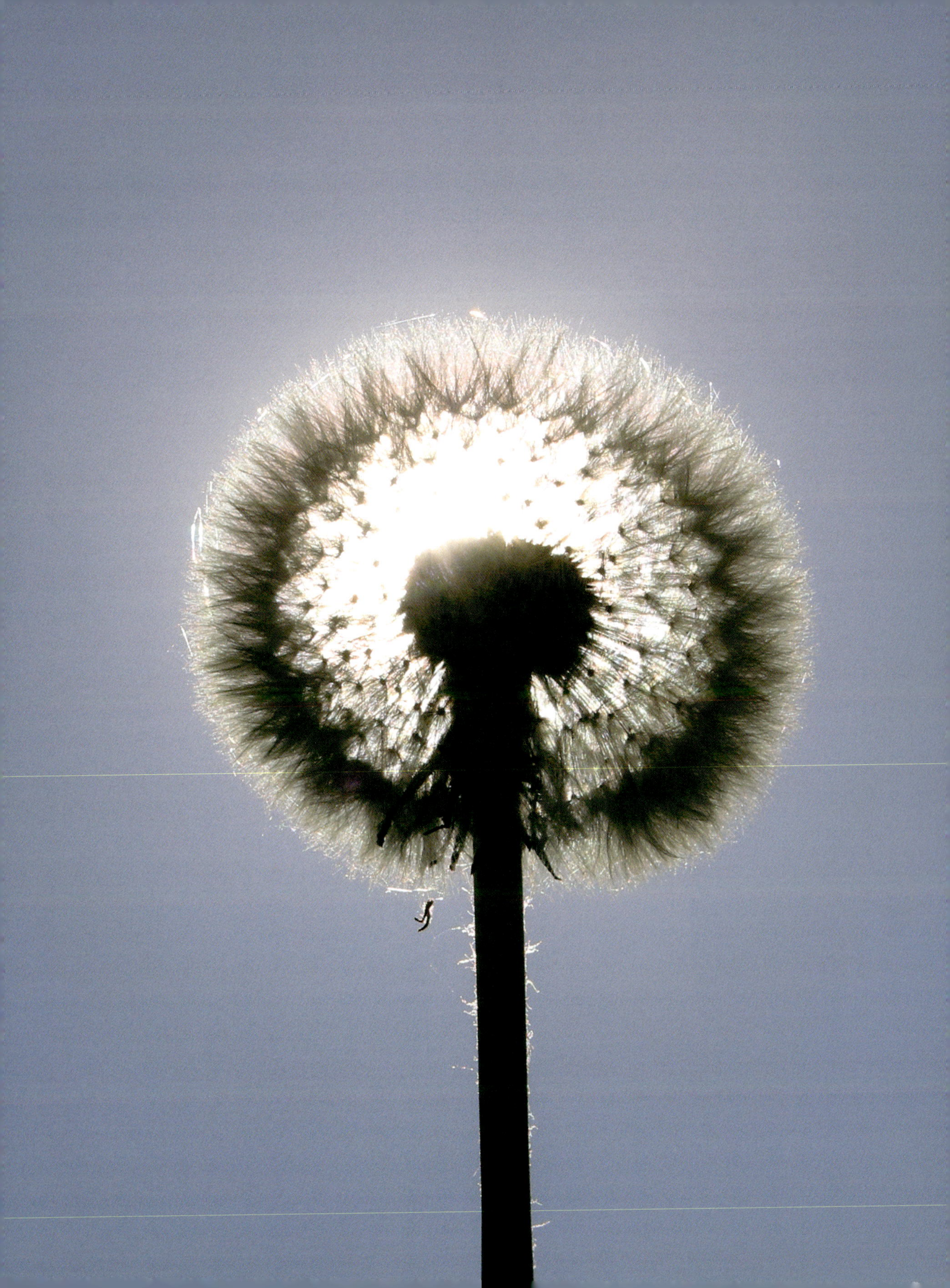

Warming-in – vom Umkreis zum Zentrum

Das *Warming-in* ist die umgekehrte Abfolge des *Warming-out*. Wir beginnen in der Peripherie, in den Fingerspitzen. Den Umkreis lassen wir über die Fingerspitzen in die äußersten Fingerknöchelchen in uns einströmen. Diesen Bewegungsstrom nehmen wir mit einem leisen Bewegungsimpuls des siebten Gelenks (Fingerendgelenk) aktiv und bewusst auf. Es ist wie ein Gewecktwerden von außen nach innen, beginnend in der Peripherie der Hände.

Umgekehrte Abfolge des Warming-out

Beim *Warming-out* hatten wir es bei jedem Schritt mit zwei Gestaltungselementen zu tun, die immer in derselben Abfolge vom Gelenk in den Röhrenknochen wiederkehrten. Beim *Warming-in* kehrt sich diese Abfolge um. Wir beginnen hier jeweils mit dem Röhrenknochen und enden im Gelenk.

Dann gehen wir weiter zu Schritt sechs und folgen demselben Prinzip: Mittleres Fingerknöchelchen → Fingermittelgelenk. Der aufnehmende Impuls im Gelenk lässt sich als eine Schluckbewegung beschreiben – als etwas, das von außen auf einen zukommt, das man in sich aufnimmt, mit dem man sich verbindet. Im Verlauf des *Warming-in* wird in jedem Gelenk ein Stück mehr in das eigene Innere hinein losgelassen.

Nach diesem Prinzip gehen wir weiter bis zum ersten Schritt dieser Übreihe: Schlüsselbein → Schlüsselbein-Gelenk. Danach fließt der Bewegungsstrom, der von außen nach innen geht, durch das Brustbein nach innen Richtung Herz bzw. Solarplexus. Im Brustkorb bildet sich eine Licht-Wärme-Kugel. Man lässt ganz nach innen los – zu sich selbst.

«Licht-Wärme-Kugel» im Brustkorb

Dies üben wir einige Male nacheinander mit Musik, erst auf vier Taktschläge, dann auf zwei Schläge und zum Schluss auf einen Schlag. Diese Richtung der Übung erfordert eine noch stärkere Anstrengung zur Wachheit als die Bewegung von innen nach außen, da sie ganz der Bereitschaft entspricht, eine Impression entgegenzunehmen. Wenn uns beide Richtungen im Bewegungsfluss gut gelingen, bewegen wir sie abwechselnd: hinaus und herein.

Dies ist eine sehr gute Möglichkeit, das Instrument zu stimmen und damit beweglich zu machen. Ich wünsche viel Freude dabei. Man kann für jede Übeinheit entsprechende Musik auswählen. Jede Verbindung von Gelenk zu Röhrenknochen löst eine eigene Stimmung aus.

Von der Perlenkette zum Äther-Ei im Warming-out

Aneinanderreihen der Übungen

Nachdem wir nun alle sieben Schritte durchgegangen sind, können wir sie – wie im *Warming-up* – aneinanderhängen. Aus den einzelnen Perlen (Gelenk-Knochen-Verbindungen) machen wir eine Perlenkette. Zur Musik beginnen wir auf vier Schläge beim Brustbein-Schlüsselbein-Gelenk und dem Schlüsselbeinknochen, gehen bei den nächsten vier Schlägen über zur zweiten Gelenk-Knochen-Verbindung (Schulter → Oberarm) und so weiter bis in die Fingerspitzen. Wenn wir dort angekommen sind, lassen wir auf vier Schläge in den Umkreis los.

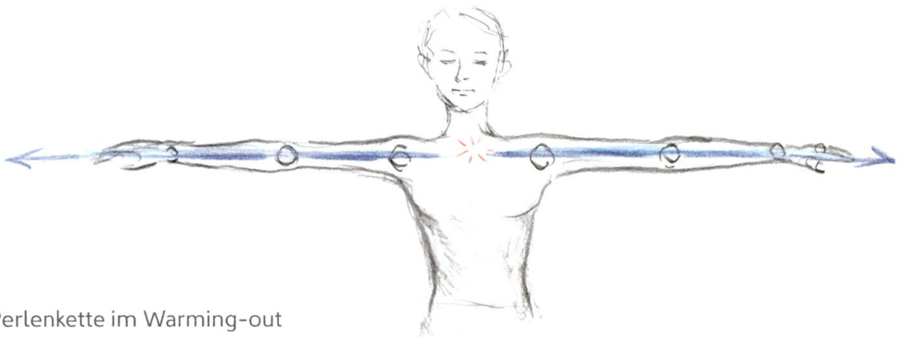

Perlenkette im Warming-out

Weg von innen nach außen

Wir üben zuerst den Weg von innen nach außen. Wie schon beschrieben zuerst auf vier Schläge, dann auf zwei und dann auf einen Schlag. Auf einen Schlag heißt Gelenk und Röhrenknochen zur Einheit verbinden. Durch diese zusammenhängende Übreihe bilden wir die Fähigkeit, uns bewusst in einem Fluss durch den Leib zu bewegen. Damit kann der Ätherstrom in und an der Armorganisation beobachtet und zur eigenen Erfahrung werden.

Ein innerer Ätherraum entsteht

Dieser innere Zusammenhang im Links-Rechts von der Mitte zur Peripherie – auf der einen Seite oder auf beiden Seiten – ist die Perlenkette des *Warming-out.* Übt man diesen Zusammenhang, entfaltet sich immer mehr nicht nur eine Aneinanderreihung von Perlen zu einer Kette (Linie), sondern es entsteht durch die Eigenaktivität ein innerer, bewusst durch Bewegung ergriffener Raum, der sich von innen über die physische Grenze hinaus ausdehnt. Diesen kann man auch als inneren Ätherraum bezeichnen. Dieser Raum gleicht einem langgestreckten Ei. Deshalb nenne ich dieses Ziel das Äther-Ei, in dieser Übreihe in der Dimension Rechts-Links. Dieses steht – geometrisch ausgedrückt – im rechten Winkel zum Äther-Ei des *Warming-up.* Zusammen bilden sie ein räumliches Kreuz, welches von innen entsteht.

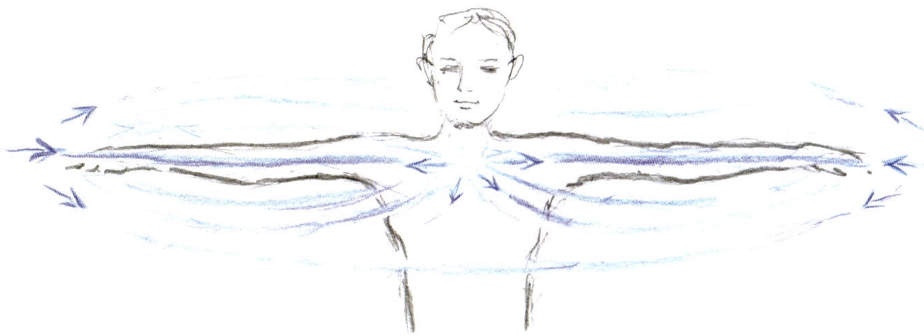

Äther-Ei im Warming-out und Warming-in

Das Äther-Ei des *Warming-out* bildet die Fähigkeit, aus dem eigenen Zentrum eine innere Weite entstehen zu lassen. Gelassenheit und Großzügigkeit sind die Stärken dieses Selbstbewusstseins in seiner eigenen Innenwelt. Aus dieser inneren Ruhe finden wir eine bewusst gestaltete und differenzierte Beziehung zur Umwelt.

Beziehung zur Umwelt bewusst gestalten

Der sensible Umgang des Adlers mit den Luftströmungen und das gekonnte Lenken der Flügel – verbunden mit der Zielsicherheit – sind wie ein Urbild dessen, was im *Warming-out* vom Menschen von innen ergriffen wird.

MUSIKBEISPIELE

peppig: *Do you know where you´re going to* (Jennifer Lopez)
klassisch: *Walzer* aus *Masquerade* (Aram Chatschaturjan)

Qualitäten der sieben Verbindungen von Impuls und Bewegungsstrom

Im Folgenden werden die sieben Verbindungen der Gelenke zu den Röhrenknochen beschrieben und charakterisiert. Dazu wird jedes Beziehungspaar von Gelenk und Röhrenknochen als eine eigene, zusammenklingende, wesenhafte Qualität in einen gemeinsamen Begriff gebracht, wie im Kapitel «Acht Bewusstseinsschritte» (S. 78) dargestellt.

Mir war es ein Bedürfnis, die drei Elemente *Gelenk, Übergang («wird zu»)* und *Röhrenknochen* in der Wahrnehmung so zu verdichten, dass ich die Erfahrung mit Begriffen charakterisieren konnte.

1. SCHLÜSSELBEINGELENK → SCHLÜSSELBEIN
Aufwachen *wird zum* Gewahrwerden seines Selbst
Gemeinsame Qualität: Studierender

2. SCHULTERGELENK → OBERARMKNOCHEN
Initiativlust *wird zu* Bereitschaft
Gemeinsame Qualität: Initiator

3. ELLENBOGENGELENK → ELLE UND SPEICHE
Herausforderung *wird zu* Begleitung
Gemeinsame Qualität: Begleiter

4. HANDGELENK → MITTELHANDKNOCHEN
Spielfreude *wird zu* Verbindlichkeit
Gemeinsame Qualität: Erzieher

5. FINGERGRUNDGELENKE → ERSTE FINGERKNOCHEN
Klarheitsvermittlung *wird zu* Formkraft
Gemeinsame Qualität: Organisator

6. FINGERMITTELGELENKE → ZWEITE FINGERKNOCHEN
Prüfen *wird zu* Qualität
Gemeinsame Qualität: Spezialist

7. FINGERENDGELENKE → DRITTE FINGERKNOCHEN
Zupacken *wird zu* Verantwortung
Gemeinsame Qualität: Handelnder

FAZIT ZUM WARMING-OUT

Durch das *Warming-up* ist die bewegte Verinnerlichung des Leibes als Grundlage für die darauf folgenden Schritte gebildet worden.

Das *Warming-out* beginnt ganz zentriert im Innern, im Herz-Solarplexus-Bereich mit einer Achtsamkeit für Impulse aus unserem Innern. Die Verantwortung für die Selbstgestaltung erwacht, wird in Beziehung zum Umfeld gebracht, um dann differenziert mit der Welt in einen Dialog zu treten.

Zusammengefasst: Es bildet sich die Fähigkeit zum Dialog.

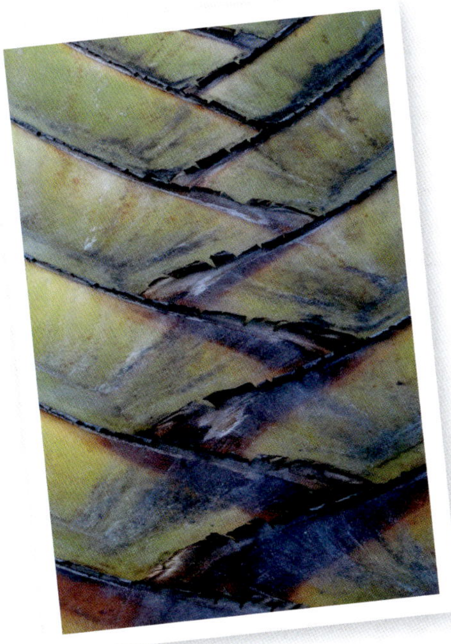

TANZ-VIDEOS ZUM WARMING-OUT

Über diesen Link finden Sie auf meiner Website Beispiele zu den verschiedenen Tanzstilen zum Warming-out: https://unternehmen-eurythmie.ch/warming-out-tanzvideos

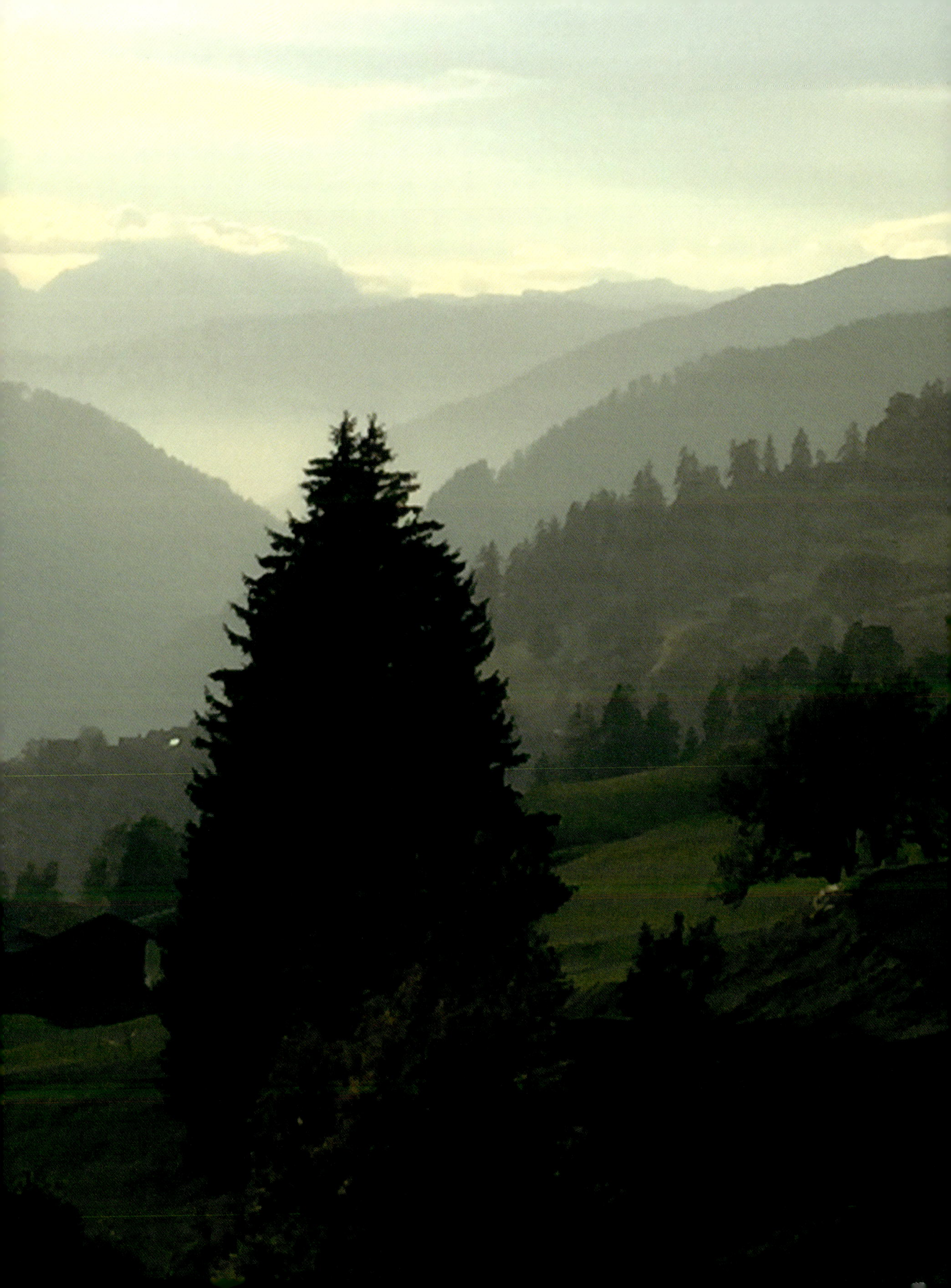

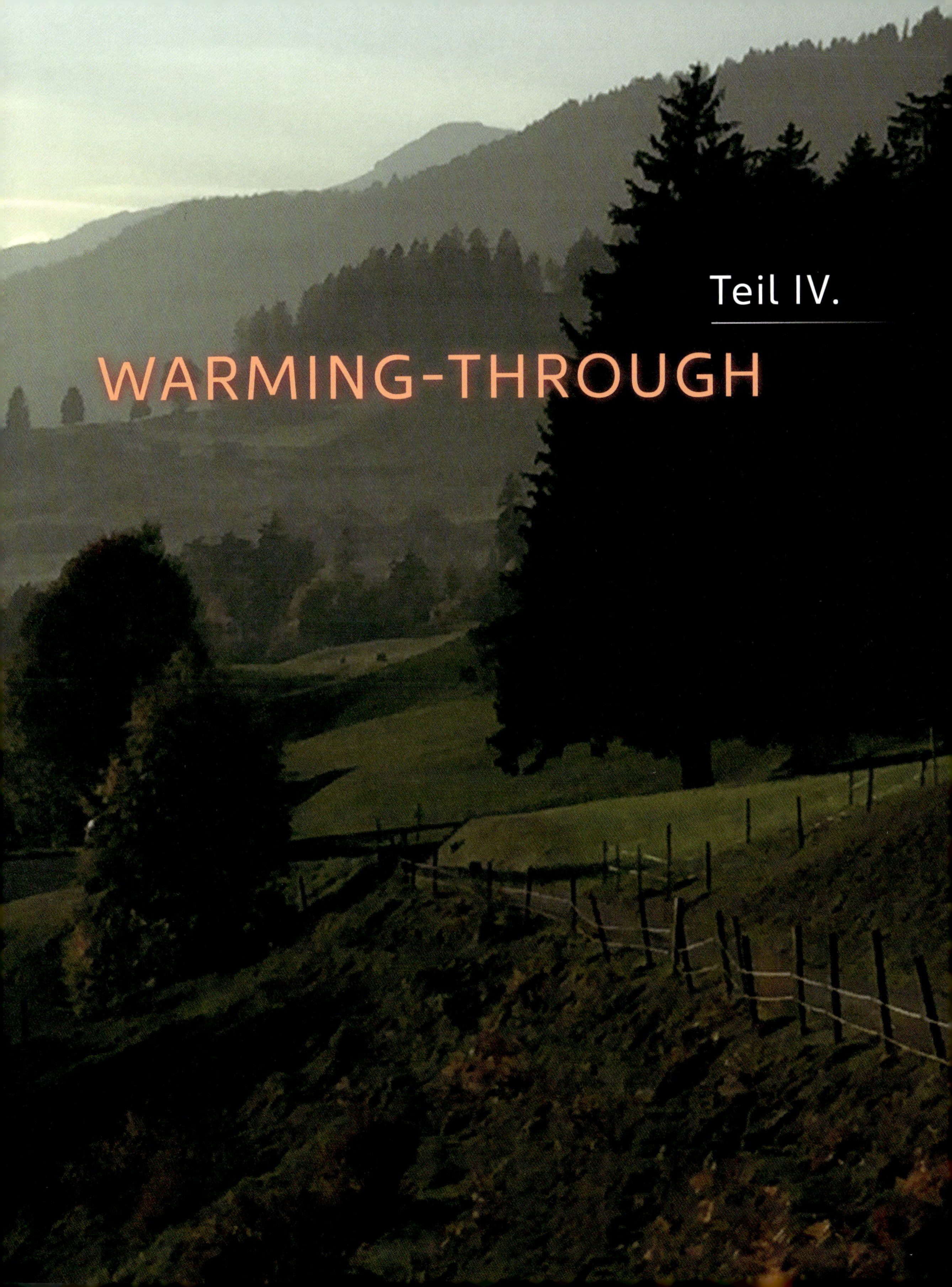

Teil IV.

WARMING-THROUGH

Die sieben Schichten

Einleitung

Das *Warming-through* besteht aus sieben Bewegungsübungen in der Dimension Hinten-Vorne. Diese sind mit Sicherheit die sieben anspruchsvollsten der 21 Instrument-Übungen. Sie erfordern das intensivste Bewusstsein, um den Leib in seinen verschiedenen Schichten zu ergreifen. Ich nenne sie zusammengefasst auch die sieben-Schichten-Übungen.

Ähnlich wie beim *Warming-up* sind hier die Bezeichnungen der Schichten nicht in einem anatomischen Sinne zu verstehen, sondern im Hinblick auf die Art der Bewegung. Die *erste Schicht* entspricht der Haut, die dem Luftigen zugewandt ist. Mit der *zweiten Schicht* ist anatomisch gesehen die Unterhaut gemeint, vor allem aber Blut, Lymphe, Gewebe, Muskeln und Sehnen. Man könnte sie zusammenfassend als Gewebeschicht bezeichnen. Diese ist dem Wässrigen zugeordnet. Die *dritte Schicht* oder Erscheinungsebene sind die Knochen – die hinteren Rippen, die Schulterblätter, der hintere Schädel, das hintere Becken und die hintere Knochenseite bei Armen und Beinen. Diese Schicht entspricht dem Mineralischen.

Bei den Armen zähle ich die Außenseite zur hinteren Schicht. Wenn man die Arme zur Seite ausstreckt und die Handflächen nach vorne richtet, kann man das Hinten und Vorne mit der Außen- und der Innenseite des Armes in Verbindung bringen. Dann wird das Prinzip deutlich.

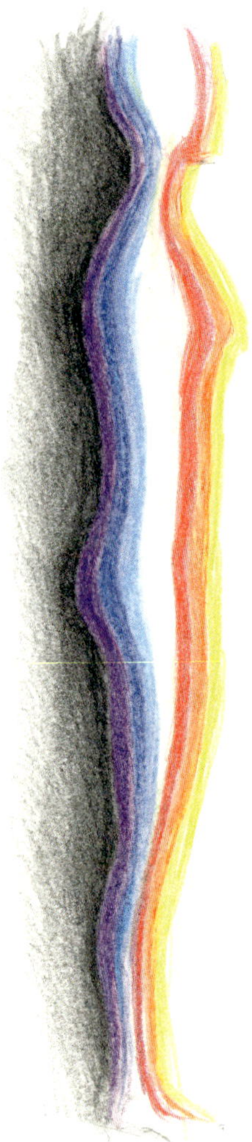

Sieben Schichten des Leibes

Die *vierte* der Schichten bildet eine Ausnahme. Wegen der Tiefe der Schicht beginnt hier die Raumbildung. Zusammenfassend sind die ersten drei Schichten Bewegungsansatzbereiche, die empfangend aus dem Umkreis impulsiert werden. Die Lunge ist der organische Repräsentant dieses Prinzips in der vierten Schicht. Die vierte Schicht ist die gedoppelte Mitte. Hier begegnet das empfangende, blütig impressive Prinzip der Lunge dem impulsierenden, knospig-expressiven Prinzip des Herzens. In dieser Schicht findet eine Umstülpung von Impression und Expression statt. Hier sitzt die Quelle des Schöpferischen. In dieser vierten Schicht lebt das Element der Wärme, das Feuer.

Mit dem Herzen beginnend, spiegelt sich der bisherige Prozess nun nach vorne und äußert sich in den nächsten Schichten als individueller Ausdruck. In der *fünften Schicht* dringt der Eigenimpuls wiederum durch die mineralische Knochenschicht, dieses Mal aber von innen geführt. In der *sechsten Schicht* dringt der Eigenimpuls durch die vordere, wässrige Gewebeschicht und in der *siebten* durch die Haut, die mit der Luft verbunden ist.

So lassen sich am Leib physische Strukturen, Stoffes-Qualitäten beobachten und unterscheiden, aus denen sieben unterschiedliche Bewegungsansätze bewusst impulsiert bzw. bewegt werden können.

AUFWÄRMMUSIK FÜR DAS WARMING-THROUGH

peppig: *Entre dos aguas* (Paco de Lucia)
klassisch: Nr. 2 aus *Vier deutsche Tänze,* KV 602 (Wolfgang Amadeus Mozart)

Eine Fläche als Bewegungsimpuls

Wie setze ich Impulse in einer Fläche?

Nun entsteht die große Frage: Wie setze ich Impulse in einer Fläche an meinem Leib und lasse diese in eine Bewegung übergehen? Das *Warming-through* baut auf den zwei vorangegangenen Übreihen auf. Beim *Warming-up* wird von unten nach oben durch sieben Gelenkestufen mit punktuellen Bewegungsansätzen am Leib gearbeitet. Beim *Warming-out* im Rechts-Links wird der Leib an den Übergängen vom Punkt zur Linie – vom Gelenk zu den Röhrenknochen – als Bewegungsansatz ergriffen.

Beispiel für einen flächigen Bewegungsansatz

Beim *Warming-through* soll am Beispiel der Hautfläche der Körperrückseite das Prinzip eines flächigen Bewegungsansatzes demonstriert und eingeführt werden. Man stelle sich zunächst einen Punkt am unteren linken Rücken auf der Hautoberfläche vor, beziehe dann diesen Punkt in einer Linie auf einen zweiten Punkt oben rechts in der Schultergegend und verbinde diesen wiederum in einem weiteren Schritt mit einem dritten Punkt, zum Beispiel unten rechts auf der Hautoberfläche, durch eine zweite Linie. Verbindet man diesen dritten Punkt mit dem ersten, entsteht eine Fläche, in diesem Fall ein Dreieck.

Flächenbewegung durch innere Aktivität

Nun geht es nicht darum, dass wir uns Dreiecke auf der Haut vorstellen, sondern uns bewusst werden, dass wir nur von einer Flächenbewegung sprechen können, wenn wir diese aktiv als eine innere Erfahrung hervorbringen. Dieses Phänomen ist ein ätherisch bewegendes in der Fläche am physischen Leib.

Hat man sich diese, zunächst einmal trockene, etwas theoretische Vorgehensweise verinnerlicht, kann man direkt aus diesem Prinzip heraus gestalten. Es ist vergleichbar mit dem Lernen von Musiknoten. Diese schwarzen Punkte auf Linien, die sogar Namen besitzen, haben erst einmal sehr wenig mit klangvollen, tragenden Melodien zu tun. Der Musiker denkt jedoch beim Musizieren nicht mehr an die Noten oder an die Fingersätze.

«Eurythmische Bewegungen»

Bewegungen, die mit Bewusstsein am physischen Leib gestaltet und später selbstverständlich mit Gefühlen und individuellem Ausdruck versehen werden können, bezeichne ich als eurythmische Bewegungen. Eine eurythmische Bewegung zeichnet sich nicht durch äußerlich wiedererkennbare Bewegungsschemata aus, sondern durch die Art und Weise, wie die Individualität mit ihrem seelischen Erleben eine ätherische Bewegung bewusst am und durch den Leib in die Sichtbarkeit bringt.

Grundlegendes zur ersten bis dritten Schicht

Impressive und expressive Bewegungsansätze

In der ersten, zweiten und dritten Schicht kann man zusammenfassend sagen, dass die Bewegungsansätze aus dem hinteren «Nachtraum» impressiv empfangend gebildet werden. Wir werden sie im Weiteren als Spiegelung in der fünften, sechsten und siebten Schicht wiederfinden. Dort aber expressiv nach außen gestaltend.

Erste Schicht – hintere Haut

Bewusstsein für die Hautoberfläche aufbauen

In der ersten Schichten-Übung geht es darum, ein Bewusstsein für die gesamte Hautoberfläche des hinteren Menschen aufzubauen. Wir stellen uns zuerst einmal vor, wir hätten ganz langes, offenes Haar, welches wir leise mit zarten Kopfbewegungen über die Hautoberfläche streichen lassen. Man muss innerlich komplett loslassen, um einen empfangenden, wahrnehmenden, aus dem hinteren «Nachtraum» kommenden Bezug zu seinem Leib herzustellen. Die Haut ist ein Atmungsorgan, sie ist die «Luft-Schicht».

Wir versuchen nun, den Luftstrom durch die immer belebtere Hautoberfläche herein- und hinausströmen zu lassen. Ein wohltuendes, «mich meinendes» Durchrieseln belebt uns vom Hinterkopf über den ganzen Rücken, das Gesäß und die Beine bis zu den Füßen. Man kommt in ein Geborgenheits-Erleben aus der frühen Kindheit, ist in einem unvoreingenommenen, offenen, aber sich in Sicherheit fühlenden Träumen. Man ist wie eine komplett impressive Blüte, ganz aufnehmend.

Mit der ersten Schicht meine ich – wie bereits angedeutet – die Hautoberfläche in ihrer Fähigkeit zur Abgrenzung und Durchlässigkeit. Die unteren Hautschichten zähle ich in diesem bewegungsorientierten Zusammenhang bereits zur zweiten Schicht, dem Gewebe.

Folgendes abschließende Bild kann man zu Hilfe nehmen: Wenn ein Stein auf eine ruhige Wasserfläche fällt, kann man wunderbar sehen, wie sich Wellen kreisförmig an der Oberfläche ausdehnen. Dieses Bild kann dabei helfen, die ganze Hautoberfläche wellenartig mit Bewusstsein zu beleben. Um diese Hautoberfläche jedoch als Ganzheit zu erleben, hilft das Bild eines gespannten Segels. Das Abwechseln von belebenden Wellenimpulsen mit der Spannung in der Fläche ist eine anspruchsvolle Tätigkeit, die in allen Schichten geübt werden kann.

Verglichen mit dem *Warming-out*, bei dem wir einen punktuellen Impuls und ein lineares Lösen haben, geht es beim *Warming-through* um eine lösende, sich ausdehnende Bewegung (wie beim Bild

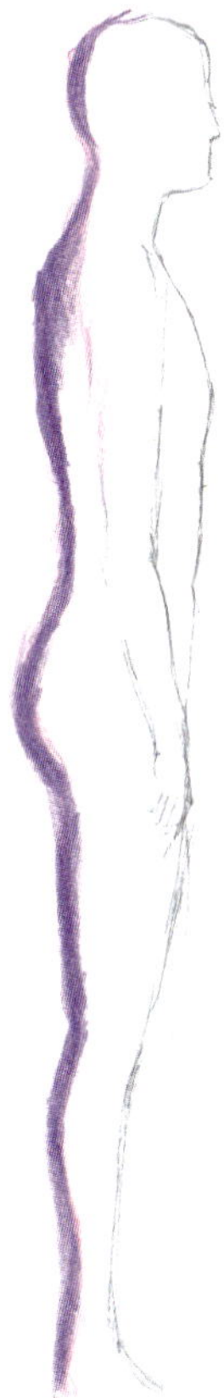

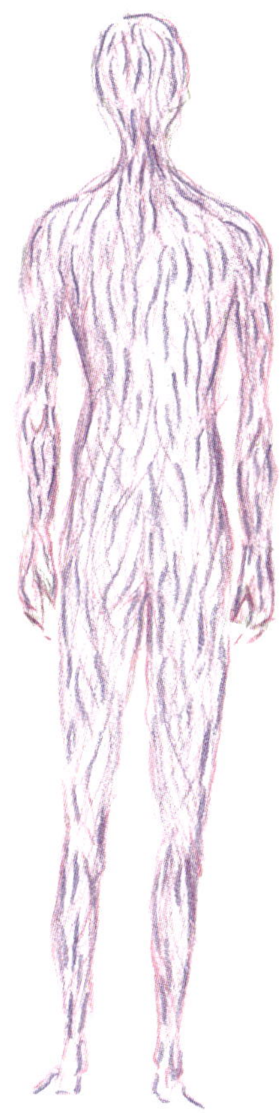

Erste Schicht: hintere Haut

der Wellenkreise im Wasser) und einen impulsartigen, flächigen Formgebungsprozess in der Spannung (entsprechend dem Bild des Segels).

ALS BEWEGUNGSMEDIKAMENT FÜR DEN ALLTAG

fördert Gelassenheit und Vertrauen, baut Vitalkräfte auf, gegen Müdigkeit, «Siesta-Ersatz».

SPIELERISCHE VARIATIONEN

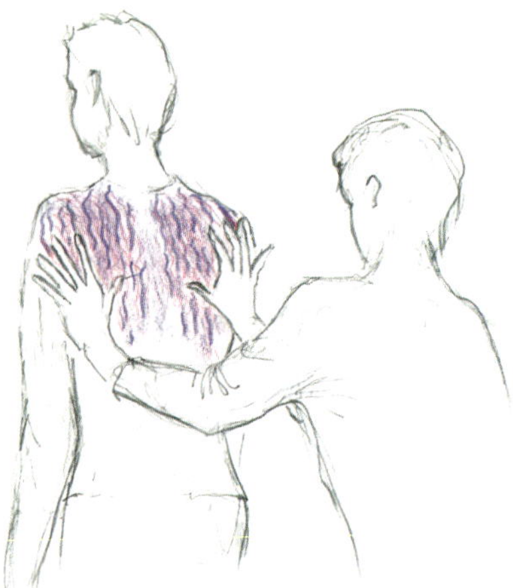

Eine zweite Person belebt mit punktuellen Impulsen die Haut der Körperrückseite.

1. *Nieselregen:* Es ist eine wunderbare Möglichkeit, diese hintere Schicht zu beleben und als Bewegungsansatz ins Bewusstsein zu heben, wenn uns eine zweite Person von hinten ganz leise und zart mit ihren Fingerspitzen über den Rücken streicht. Dabei ist ganz wichtig, diese Schicht nicht nervös zu bewegen, sondern langsam, belebend, weckend von Kopf bis Fuß über die ganze Haut zu gleiten. Es soll die Haut nicht wie bei einer Massage bewegt werden, sondern wie im Bild mit den langen Haaren oder wie wenn ein Schmetterling darüberstreift.
   Es können zusammenhängende Bewegungen sein oder ganz feine, punktuell belebende Impulse aus den Fingerspitzen wie ein Nieselregen. Dies fühlt sich an wie eine frische, belebende Brise und hat sich in vielen Fällen als erfrischende, vitalisierende, gegen Müdigkeit wirkende Übung erwiesen.

2. *Sich selbst beleben:* Ziel ist es, dass man bei sich selbst in gleichem Maße – ohne Fremdberührung – eine solche belebende Bewegungsqualität hervorrufen kann. Ausgehend von der sinnlichen Erfahrung des Berührtwerdens durch die helfende Person wird nun eine Bewegung entwickelt, die den gleichen Effekt auf der Haut hervorruft. Es ist ein andauerndes Bewegen und Beobachten der Wirkung. Die eigene Bewegungsführung setzt von außen an. Des Weiteren können in späteren Zusammenhängen Lautqualitäten in diese Bewegungen integriert werden.

3. *Seidentuch:* Ebenfalls sehr belebend wirkt eine Übung, bei der man ein dünnes Seidentuch oder eine Fahne aus Seide durch eine zweite Person vorsichtig über Rücken, Kopf und Arme des Übenden streichen lässt. Dies wird als belebende Hüllenbildung erlebt. Seidentuch

Am schönsten sind diese Übungen mit einer leichten, träumerischen Musik durchzuführen. Ohne Musik sind sie viel anstrengender und anspruchsvoller.

MUSIKBEISPIELE

peppig: *I´m your angel* (Céline Dion und Barnev Valsaint)
klassisch: *Träumerei* aus den *Kinderszenen*, op. 15 (Robert Schumann)

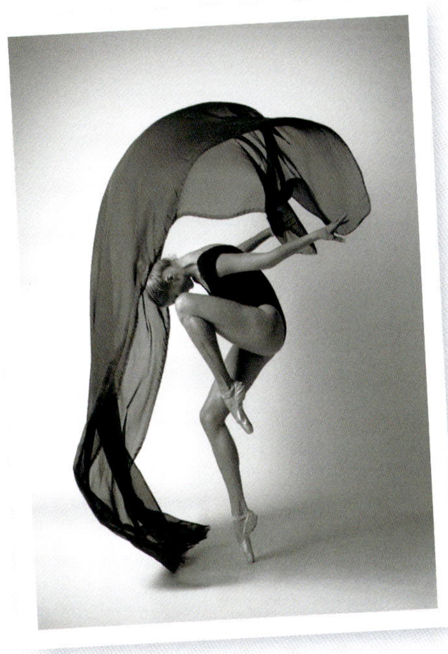

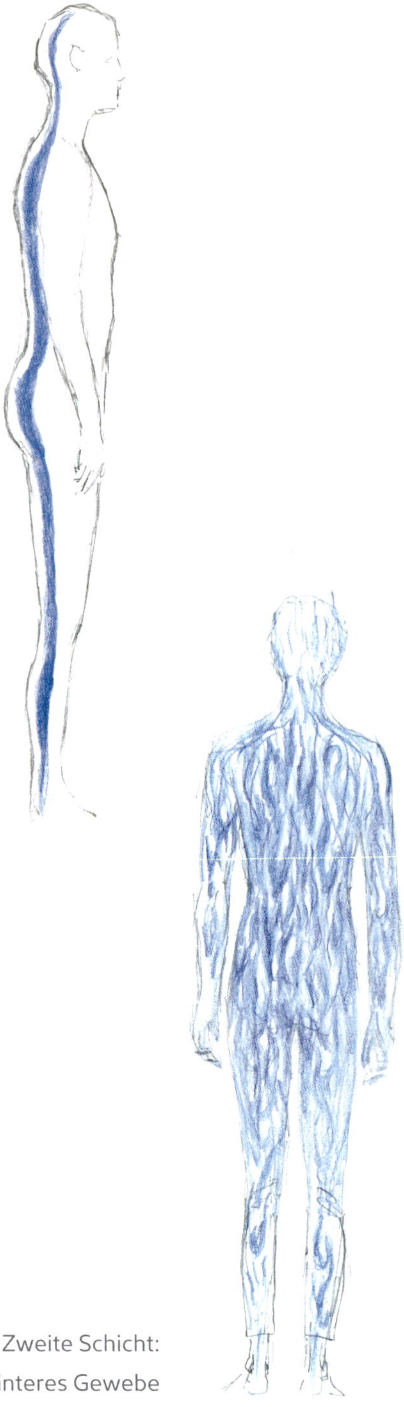

Zweite Schicht: hinteres Gewebe

Zweite Schicht – hinteres Gewebe

In der zweiten Schicht geht es unter die Haut, immer noch an der hinteren Seite der Gestalt in den Leib hinein. Es ist die wässrige Schicht. Damit meine ich Lymphe, Blut, Gewebe, Muskeln und Sehnen. Zunächst wird versucht, einen Bewegungsimpuls auf dem Rücken durchs Gewebe von einer Stelle zur anderen zu schicken. Wir gehen somit von der Oberfläche (erste Schicht) in die Tiefe.

Diese Übung nenne ich auch die «Goldfisch-Übung». Wir lassen in unserer Vorstellung einen «Goldfisch», den Bewusstseinsimpuls, durch unseren «Gartenteich», die Gewebeschicht, schwimmen und folgen diesem mit unseren Bewegungen. Das Ziel ist, fließende Bewegungszusammenhänge in der Muskel- und Gewebeschicht zu beobachten und geschehen zu lassen. Das heißt, man bewegt sich mit dem Goldfisch. Der Leib greift die Vorstellung des Goldfischs auf und setzt sie in reale Bewegungen um.

Nun geht es darum, vom punktuellen Goldfisch zum Ergreifen der Fläche zu kommen. Der Goldfisch merkt, wo belebte, sonnenbeschienene Teile des Teiches durchschwommen werden im Gegensatz zu von Bäumen beschatteten Teilen. Wir bewegen uns den Knochen entlang wie der Fisch entlang der Steine im Teich, schwimmen zwischen den Seerosen hindurch und bringen damit Belebung und Bewegung ins Gewässer. Dies machen wir vom Kopf bis zu den Füßen hinab, achten aber darauf, dass die Bewegung auf der Rückseite der Gestalt bleibt.

In einer letzten Steigerung belebt ein Schwarm von Goldfischen die ganze Fläche, die zweite

Schicht. So wird eine zunächst abstrakte Vorstellung zu einem tatsächlichen Bewegungsansatz oder -prinzip. Es ist ein empfangender, impressiver, blütiger Bewegungsansatz. Für Eurythmistinnen und Eurythmisten: Ihn brauchen wir zum Beispiel ganz konkret für den violetten Charakter im Rücken beim M.

Empfangender Bewegungsansatz

Diese Übung ist eine gute Möglichkeit, bei sich selbst Blockaden, Stauungen und unbewusste Körperzonen zu entdecken. Wichtig ist es, langsam und in Ruhe den Fluss im Leib physisch in Bewegung zu bringen.

ALS BEWEGUNGSMEDIKAMENT FÜR DEN ALLTAG
löst Verspannungen aller Art, wirkt stärkend, wird wie ein warmes «Wellness-Bad» empfunden; die eigene Körperwärme wird gesteigert.

SPIELERISCHE VARIATIONEN

Goldfisch-Übung zu zweit

1. *Goldfisch-Übung:* Wiederum stellt sich eine zweite Person hinter die übende. Wie bei der ersten Schicht streicht die hintere Person der vorderen erst einmal über den Rücken, aber dieses Mal mit der ganzen Handfläche und etwas mehr Gewicht oder Druck. Die Hände können parallel oder unabhängig voneinander schleifenförmig die Gewebeschicht bewegen. Dabei kommt es zu einer sanften Gewebemassage, die von der Kopfhaut über den Hals bis zu den Füßen hinab die ganze wässrige Schicht bewegt.
   Die helfende Person kann ebenfalls das Bild des Goldfischs nutzen. Dadurch ist sie viel aufmerksamer für das Wie und Wo, wenn sie durchs Gewebe der vorderen Person «schwimmt». Das sei «Wellness» pur, wird von den meisten Teilnehmern meiner Kurse berichtet. Es ist erstaunlich, wie die Teilnehmer durch diese Übung harmonisch und belebt zu sich kommen und eine lebensbejahende Leibpräsenz entwickeln. In der Wirkung ist diese Übung nicht nur erfrischend und weckend, sondern auch stärkend und wärmend. Sie regt die Durchblutung an. Man bekommt Lust, Dinge in Angriff zu nehmen. Aus dem Umkreis fließen einem Lebenskräfte zu. Man ist immer noch blütig empfangend gestimmt.

Rücken an Rücken

2. *Rücken an Rücken:* Eine Steigerung in der Zusammenarbeit bzw. bei der helfenden Haltung, um in das Erleben der zweiten Schicht zu kommen,

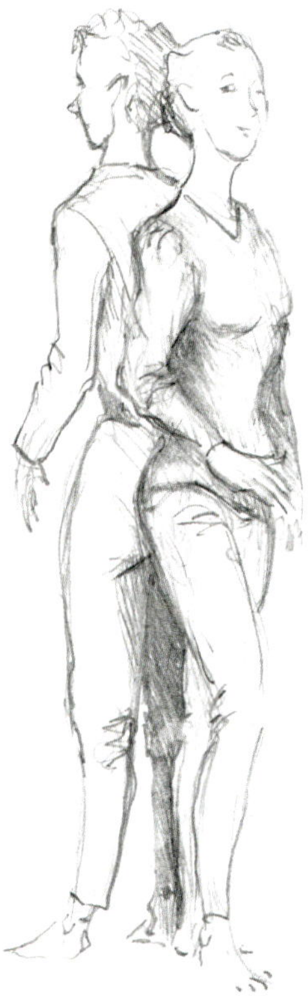

Rücken an Rücken

ist das Rücken-an-Rücken-Stehen. Dies ist aber nur dann möglich, wenn die Teilnehmer miteinander vertraut und etwa gleich groß sind. Anstelle der belebenden Hände wird nun der Rücken eingesetzt. Damit werden beide Personen zu Massierenden und Massierten zugleich. Die Kunst ist dabei, dass man nicht steif aneinandergelehnt bleibt, sondern beweglich und weich wie Fische in den Teich des anderen eintaucht. Es ist ein optimales Vorgehen, um bei sich selbst beobachten zu lernen, wo man im fließenden Bewegen bremst und staut – bis dahin zu bemerken, dass man «verklemmt» ist und Hemmungen einen im Griff haben. Diese Übung Rücken an Rücken ist eine große Herausforderung und nicht für jeden geeignet.

3. *Selbst in Fluss kommen:* Anschließend an die Übungen zu zweit, die eine deutlichere Erfahrung bzw. ein Erlebnis in der zweiten Schicht vermitteln sollten, ist es das eigentliche Ziel, das Leib-Ergreifen und -erleben aus sich selbst hervorbringen zu können.

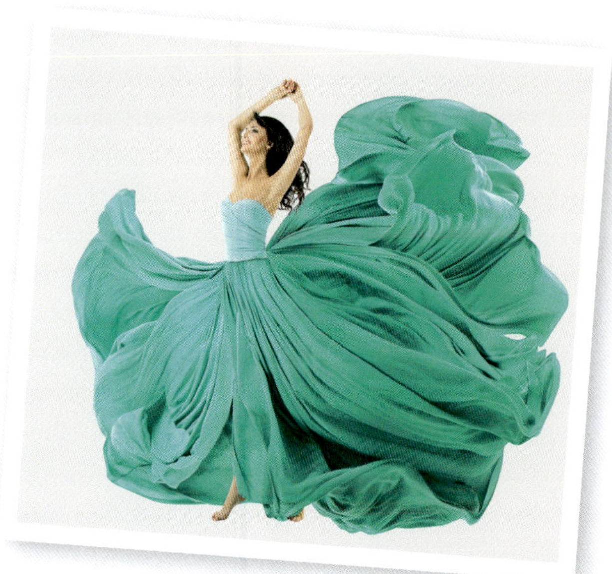

MUSIKBEISPIELE

peppig:	*Because you loved me* (Céline Dion)
klassisch:	*Ständchen,* D 957 (Franz Schubert)

Dritte Schicht – hintere Knochen

Bei der Knochenschicht handelt es sich um die mineralische Schicht. Sie ist im Verhältnis zur ersten und zweiten viel dichter, härter und in sich scheinbar unbeweglich. Es erscheint dadurch umso schwieriger, in ihr einen Bewegungsansatz zu finden. Selbstverständlich kann die Knochenschicht nur durch das Mitgestalten durch die Muskeln äußerlich sichtbar bewegt werden. Bei dieser Übung geht es aber darum, mit dem Bewusstsein in die Knochenschicht einzutauchen und aus diesem den Impuls hervorzubringen.

Versuchen wir dies am Beispiel des Schulterblatts. An ihm kann man am einfachsten erlebend und bewegend in die mineralische Fläche eintauchen. Dann wird es graduell immer schwieriger, angefangen bei den Beckenknochen über die Rippen, die Wirbelsäule und die Gliedmaßen-Knochen bis hin zum Schädelknochen, wo es am schwierigsten ist.

Wir stellen uns gleich zu Beginn zu zweit hintereinander auf. Die Hilfsperson, die hinten steht, tippt zunächst nur mit den Fingerspitzen einer Hand mit kurzen Stößen an das Schulterblatt der vorderen Person (siehe Abb. S. 133). Diese ist immer noch, wie auf Stufe eins und zwei, blütig empfangend, für Eindrücke offen, und lässt dieses Antippen oder Klopfen als Bewegungsimpuls in ihr Skelett einwirken.

Nach einer Weile, etwa zehn Klopfimpulsen, nimmt die übende Person diese knappen «Bewegungsangebote» auf und macht mit. Dabei ist die Hauptschwierigkeit, dass sie nicht etwa von sich aus einen Impuls dagegensetzt, sondern mit dem Klopfimpuls mitgeht. Lässt die Person diese Art von

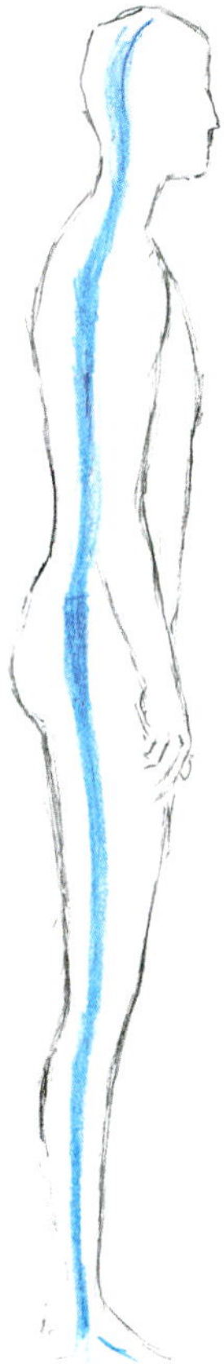

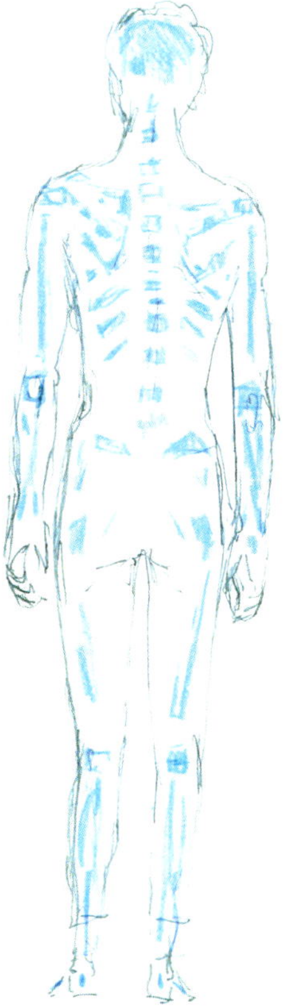

Dritte Schicht:
hintere Knochen

Bewegung durch ihr ganzes hinteres Knochenskelett zu, weckt dies eine aufmerksame Präsenz im Leib und regt damit die eigenen Bewegungsimpulse an. Bei dieser Art, den Bewegungsimpuls aus dem Mineralischen heraus zu empfangen, ist man noch ein Stück näher an der eigenen Quelle jener Fähigkeit, selbst etwas in Bewegung zu setzen (vierte Schicht).

Flächenerleben als kreativer Impuls

Es erfordert Einiges an Übung, um aus dem Erleben durch punktuelles Anklopfen in ein Flächenerleben zu kommen. Wie bei den anderen Schichten ist es das Ziel, diese Bewegungsqualität selbst bei sich hervorzubringen. Die Wirkung dieser Übung führt dahin, sich gerne von außen anregen zu lassen und sich dabei nicht nur Mut zu machen, sondern einen Tätigkeitsentschluss nach innen zu fassen. Ich gebe mir quasi einen empfangenden, blütigen Kreativitäts-Schubs.

Hinten und vorne an den Gliedmaßen

Wo aber ist hinten und vorne an den Gliedmaßen-Knochen? Wenn wir die Arme seitwärts ausbreiten und dabei die Handflächen nach vorne drehen, sind die Hand- und Armvorderseiten im Gegensatz zu Handrücken und Armaußenseiten von vorne deutlich zu erkennen. Bei den Beinen hat es in der Evolution eine Umkehrung gegeben. Während beim Arm die Beuge des Ellenbogens nach vorn zeigt, weist die Kniebeuge nach hinten. Damit führt das Aufnehmen des Impulses von hinten beim Ellenbogen zu einem Strecken des Armes, während es beim Knie zum Beugen des Beines führt.

Konfrontation mit unbewussten Gewohnheiten

Wir berühren in der dritten Schicht quasi unser verborgenstes Inneres (vierte Schicht) und müssen tiefe, unbewusste Gewohnheiten anschauen. Die Übung wird als unangenehm empfunden, solange man nicht mit dem äußeren Impuls mitschwingt. Und dies ist die Voraussetzung für den vierten Schritt.

ALS BEWEGUNGSMEDIKAMENT FÜR DEN ALLTAG

Bereitschaft für ein sympathisches, inneres Gewecktwerden; macht Lust, am Leben teilzuhaben, eigene Initiative zu entwickeln, weckt den Mut, den Weg in sein eigenstes Inneres zu gehen.

SPIELERISCHE VARIATIONEN

1. *Klangrohr antippen:* Eine spielerische Variation besteht darin, dass jeder einzelne hintere Knochen wie ein Klangrohr durch eine zweite Person von

hinten mit den Fingern angetippt wird. Dabei schwingt der Knochen mit. Wir üben es von den Schultergelenken über die Oberarme, Ellenbogen, Unterarme bis in die Finger. Das Skelett wird zum Tänzer, angetippt von außen.

2. *Unvoreingenommenheit bis ins Knochenhafte:* Sehr interessant ist es, behutsam und differenziert von den Halswirbeln über die Brustwirbel bis zu den Lendenwirbeln die Wirbelsäule in Bewegung zu bringen. Die Hauptgefahr bei dieser dritten Knochenschicht ist, dass man von innen widerspenstig den Impuls abwehrt und nicht aufnimmt. Unvoreingenommenheit bis ins Knochenhafte kann daran geübt werden. Man merkt oft gar nicht, wie undurchlässig und steif man in seiner Gestalt steckt.

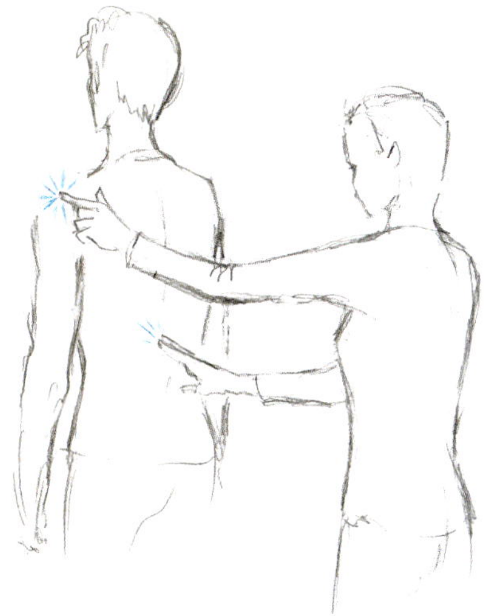
Zu zweit

MUSIKBEISPIELE

peppig: *Back for good* (Take That)
klassisch: *Chinesischer Tanz* aus der *Nussknacker-Suite,* op. 71a (Peter Tschaikowski)

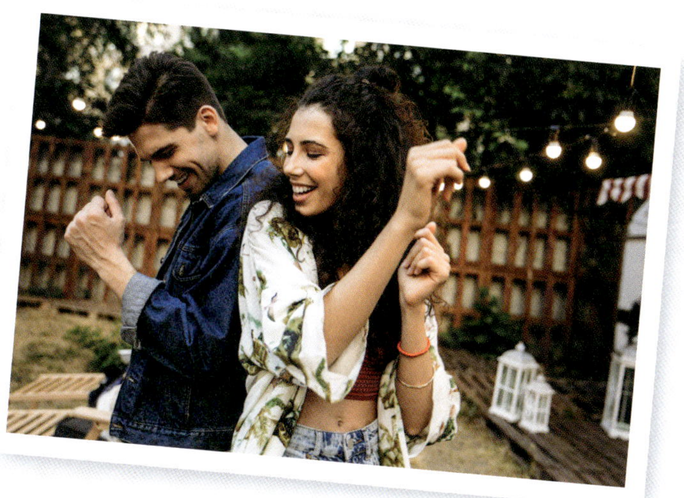

Vierte Schicht – Brustraum

Wärmeschicht

Die vierte Schicht des *Warming-through* ist die komplexeste und die wichtigste aller 21 Übungen. Sie ist die Wärmeschicht. Diese Schicht ist eine doppelte Mitte. Hier trifft der empfangende, hintere auf den vorderen, impulsierenden Prozess, und es entsteht in der Durchdringung der beiden der Brustinnenraum als vierte Schicht des *Warming-through*. Es mag etwas seltsam erscheinen, dass diese vierte Schicht eine räumliche Ausdehnung hat. Rein anatomisch wird dieser Innenraum von der hinteren und vorderen mineralischen Schicht umgeben, den Rippen. Man kann auch sagen: Hier treffen Vergangenheit und Zukunft in der Gegenwart aufeinander.

In diesem Innenraum wirken Lunge und Herz in einem Austausch aufeinander ein. Die Lunge kann als Bild für die ersten drei Bewegungsprozesse des blütigen, hinteren Raumes angesehen werden. Der Sauerstoff dringt aus dem Umkreis ins Menscheninnere ein und wird ans Blut weitergegeben. Das Herz empfängt diese Einatmung und entwickelt dadurch Herz-Impulsivität, die sich im ganzen Organismus und bis in die Taten hinein in die Umwelt fortsetzt. Dies ist dann der knospige Zukunftsraum.

An dieser Schnittstelle von empfangender Lungen-Qualität und impulsierender Herz-Tätigkeit kann das Ich bewusst auftreten. Diese Schnittstelle kann auch als Nadelöhr oder als Nullpunkt bezeichnet werden, an dem eine Umstülpung von den impressiven hin zu expressiven Aktivitäten stattfindet. Das Ich ist der Empfänger des Vergangenen und bildet in der Gegenwart einen Impuls für die Zukunft. Es ist der Ursprung des Schöpferischen, der mit dieser Leibesregion korrespondiert. Das Ich findet somit seinen geistesgegenwärtigsten Tätigkeitsraum im Leib, der mit dem «ausgedehnteren» Teil des Ich in Korrespondenz steht. Aus Altem kann hier Neues entstehen. Das ist gerade bei jedem künstlerischen Akt, in dem Neues geschaffen wird, die innere freie Tat.

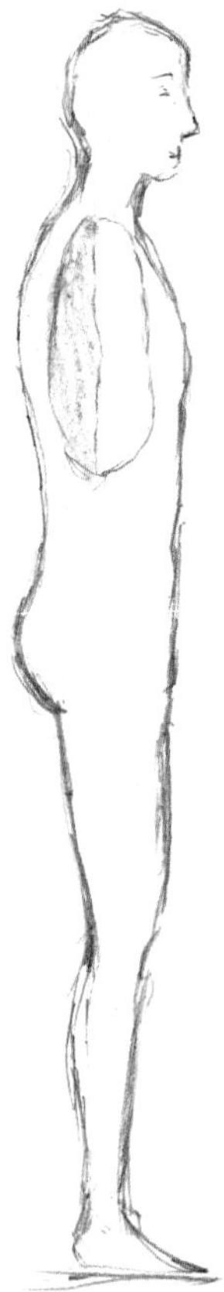

Vierte Schicht: Brustraum

Was hat dies nun mit dem Bewegungsansatz der vierten Schicht zu tun? Gefordert ist eine dynamische Wendung von außen nach innen und dann von innen nach außen aus eigener Tätigkeit heraus. Wir lassen einen Wahrnehmungsprozess in unser Inneres einfließen und gestalten diese Wahrnehmung um zu einer eigenen Äußerung. Wir geben unsere individuelle Gestaltungsnote in das Wahrgenommene hinein. Die Hauptaktivität in dieser vierten Schicht ist ein andauernder Wechsel von Empfangen und Gestalten. Wir verbinden fortwährend einwirkende Prozesse mit individuellen Impulsen. Kommt man in diesen Gestaltungsbereich hinein, findet man hier das Nadelöhr zu bewegten inneren Räumen. Dies ist nicht bloß ein Vorstellungsvorgang, sondern real am Leib nachzuvollziehen.

Wechsel von Empfangen und Gestalten

Hier ist die Quelle der Verantwortung für die leibliche Selbstgestaltung. Wie man gleich sehen wird, wirken diese Impulse in der fünften Schicht in den vorderen Knochenmenschen hinein. Mir ist an meinem eigenen Leib im unendlichen Üben dieser Bewegungsprozesse und -ströme klar geworden, dass dieser Akt bei jeder Form künstlerischer Gestaltung notwendig ist. Jeder Kunstschaffende in allen Künsten holt sein schöpferisches Potenzial aus diesem Prozess.

Quelle des schöpferischen Potenzials

Diesen Prozess in Worte zu fassen ist mit Abstand die anspruchsvollste Herausforderung bei der Darstellung der *Warming*-Reihen und zugleich ein Wagnis. Deshalb bitte ich darum, den Versuch, diesen Prozess zu beschreiben, nicht mit dem Intellekt auseinandernehmen zu wollen. Ich bin jederzeit dazu bereit, in praktischen Übungen mit interessierten und offenherzigen Menschen daran zu arbeiten. Es ist mir wichtig, nicht nur über diese Schichten zu schreiben oder zu sprechen, sondern sie intensiv mit Menschen zu üben.

In meinen Ausbildungskursen lasse ich viel Zeit, um der eigenen Erfahrung und dem Erleben genügend Raum zu geben. Es ist sehr individuell, wie die Menschen mit diesem Prozess umgehen. Es versetzt in Staunen, wenn jemand gestalterisch in dieser Schicht tätig wird und es unmittelbar für alle Zuschauenden mitvollziehbar und erlebbar wird. Dadurch wird eine unbeschreibliche Schönheit am Leib sichtbar. Es ist eine Offenbarung des innersten «Edelsteins» jeder Person.

Dem eigenen Erleben Raum geben

Eine konkrete Übung kann man mit einem einfachen Musikstück durchführen. Beobachten Sie, wann Sie in einer Melodie mitgetragen werden in Ihren Bewegungen, etwas geschenkt bekommen, entgegennehmen, und wann von Ihnen der Impuls kommt, sich selbst in der Melodie zu bewegen und auszudrücken. Versuchen Sie, dieses Erlebnis bis in die Schichten Ihres physischen Leibes nachzuvollziehen, damit Sie nicht in einem Gefühl oder in einem äußerlichen Bewegungsfluss verbleiben. Unser Ziel ist es, den individuellen Ausdruck und das seelische Miterleben dabei in Einklang zu bringen und ein Ineinanderwirken von Leib, Seele und Geist zu erreichen. Jeder künstlerische

Ziel ist das Ineinanderwirken von Leib, Seele und Geist

Akt kann aus der bewussten Handhabung dieser vierten Schicht beobachtet und aktiv gestaltet werden.

ALS BEWEGUNGSMEDIKAMENT FÜR DEN ALLTAG
fördert Kreativität, aktiviert die Bereitschaft, seinen innersten Raum zu weiten und das Potenzial seiner individuellen Kräftequelle ins Fließen zu bringen.

SPIELERISCHE VARIATIONEN

Inneres Haus

1. *Inneres Haus:* Ich versuche hier, anhand eines Bildes die zwei Bewegungsrichtungen darzustellen. Wir gehen in unserer Vorstellung in ein Haus, in dem wir uns sicher und wohl fühlen. Das Wohnzimmer liegt im Zentrum des Hauses und hat nach mehreren Seiten Fenster und Türen. Wir haben die Möglichkeit, die Fenster zu öffnen, damit die ersten Sonnenstrahlen und die frische Luft belebend zu uns hereinströmen. Licht und Luft wecken unsere Lebensgeister. Es ist eine Qualität in der Bewegung, die uns anregt und trägt. Dieser Vorgang weckt unsere Kreativität und unsere Eigeninitiative und setzt unser Bewegungspotenzial frei, um den Tag aus dem eigenen Zentrum heraus zu ergreifen und zu gestalten. Entweder sind wir im Haus aktiv tätig, schauen beobachtend aus dem Fenster oder gehen zur Tür hinaus, um außerhalb unseres Hauses aktiv zu werden.

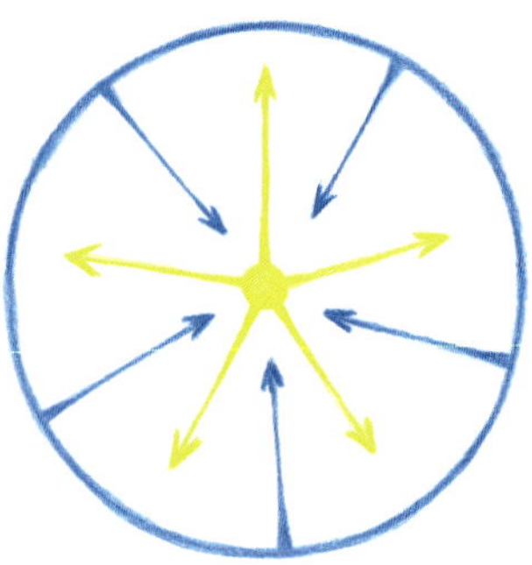

Punkt – Umkreis

Die Bewegung des Zu-sich-Nehmens, Verinnerlichens (blaue Pfeile) und daraus gestaltend nach außen Wirkens (gelbe Pfeile) ist die Doppeldynamik dieser vierten Schicht. Ich empfehle, diese vierte Übung auf möglichst viele unterschiedliche Melodien anzuwenden. Dabei versuchen wir, durch ein hörendes Aufnehmen die Melodie in unseren Mitte-Raum einströmen zu lassen, um dann in einem zweiten Schritt unser eigenes Erlebnis aus dem Herzraum in einer Bewegung von innen nach außen zu gestalten. Man kann es als gestaltete Blüten- und Knospenbewegung im Musikalischen bezeichnen, die so zu unserem eigensten individuellen Ausdruck wird.

Mit meinen Jugendensembles habe ich viele Musikstücke auf dieser Grundlage innerlich bewegt aufgebaut und gestaltet. Es ist zauberhaft, wenn eine Seele diese Urbewegungen durchlebt und sie an ihrem physischen Instrument zur Sichtbarkeit bringt.

2. *Kombiniert mit eurythmischen Lauten:* Man kann genauso gut lauteurythmische Elemente nehmen, um einerseits das eigene Instrument zu wecken und andererseits der Lautgeste einen lebendigen Bewegungsansatz in unserer Mitte zu geben. Man kann auf diesem Weg zum Beispiel ein eurythmisches B ergreifen: Zuerst kommt von hinten ein Blau, umhüllt die Gestalt und wirkt bis in die vierte Schicht hinein. Dann wird das Rot im Brustraum wach und wärmend ergriffen, um dann im Gelb nach vorne und in den Umkreis zu strahlen.

Kombiniert mit eurythmischen Lauten

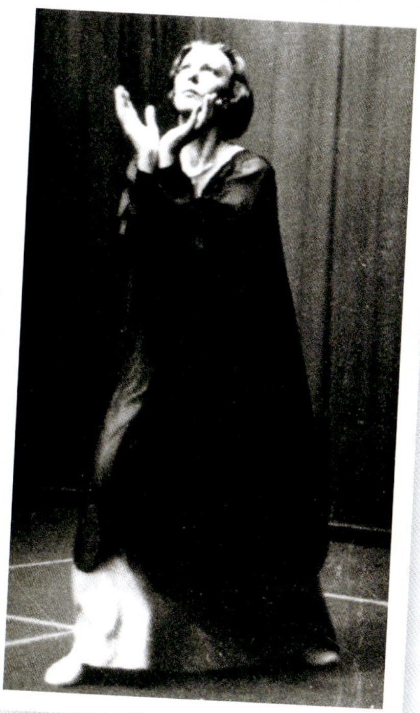

Elena Zuccoli

MUSIKBEISPIELE

peppig: *I will follow you* (Judith Lefeber)

klassisch: *Prélude in h-moll,* op. 28, Nr. 6 (Frédéric Chopin)

Grundlegendes zur fünften bis siebten Schicht

Spiegelung der ersten drei Schichten

In der fünften, sechsten und siebten Schicht finden wir eine Spiegelung der ersten, zweiten und dritten. Eins und sieben sind die Haut-Luft-Schichten, zwei und sechs die Gewebe-Flüssigkeit-Wasser-Schichten, drei und fünf die Knochen-Mineral-Schichten. Und mittendrin liegt als vierte Schicht der Ich-Wärme-Prozess (Feuer). Wenn das Ich ins Innerste eindringt, erfordert dies eine große Anstrengung. Diese «Reibung» im Durchdringen führt zur Entstehung der Wärme.

Wenn wir nun nach dem Durchgang durch die vierte Schicht in die fünfte kommen, ist das Charakteristische in den drei vorderen Schichten, dass wir durch einen individuellen Impuls aus dem Herzbereich der vierten Schicht heraus knospig-expressiv eine Spur in der Welt hinterlassen.

Fünfte Schicht – vordere Knochen

Belebung der Knochenschicht von innen

Wir versuchen nun, mit unserer Herzkraft die Knochenschicht von innen zu beleben. Diese nimmt den Impuls auf und wird selbst zum Ausdrucksmittel.

Machen wir es uns am Beispiel des vorderen Beckenknochens deutlich. Wir ruhen im Stehen locker in uns. Nun wird nicht auf einen Impuls von irgendwoher gewartet, sondern wir bauen ein Kraft- und Spannungsfeld hinter dem Beckenknochen auf. Dies geht nur, indem wir zuerst im Beckenraum ganz locker lassen, so wie es bei der fünften Stufe des *Warming-up,* beim Beckengelenk, beschrieben wurde. Aus dieser Lockerheit heraus bauen wir eine Spannung auf. Man könnte es dadurch beschreiben, dass wir einen Pfeilbogen innerlich spannen, um den Pfeil von innen an den gewünschten Punkt am Beckenknochen vorschnellen zu lassen.

Das Anspruchsvolle bei diesem nach außen wirkenden Bewegungsimpuls ist, immer wieder von neuem innerlich loszulassen, Kraft zu sammeln und die Bewegung losschnellen zu lassen. Diese Impulse wiederholt man so oft, bis man bemerkt, dass man den Leib im Knochigen weckt.

Weckt Initiativgeist

Diese Übung veranlagt eine Tätigkeitslust, den Antrieb, in der Welt etwas anzuschieben, ein «Mach doch!»-Prinzip aus uns selbst heraus. Sowohl als hervorbringender Impulsgeber als auch als Ausführender des Impulses sind wir selbst gefordert. So können wir am eigenen Leib ein Hindernis, mag es noch so undurchdringbar sein, mit der eigenen Willensbewegung durchstoßen.

Diese Impulse können wir entweder nach oben über Brustbein, Rippen und Schlüsselbein, Schultergelenke und Arme ausdehnen oder nach unten über die Vorderseite der Oberschenkelknochen, die Kniescheibe bis in den Rist und die Zehen. Am schwierigsten sind die Beine präzise zu führen.

ALS BEWEGUNGSMEDIKAMENT FÜR DEN ALLTAG

aus eigener Kraft Hindernisse überwinden und Tätigkeitslust entwickeln; mit dem eigenen Kraftpotenzial in der Welt wirksam werden; wachsen am Widerstand.

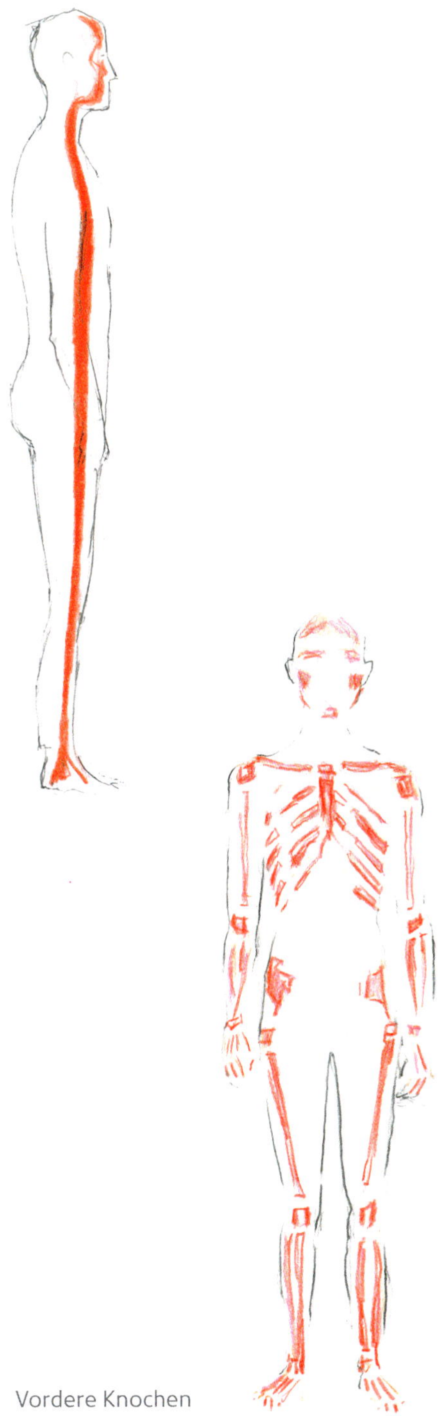

Vordere Knochen

SPIELERISCHE VARIATION

1. *Skelett impulsieren:* Zu dieser Übung kann man wieder eine Hilfsperson hinzuziehen. Diese ist bei den Übungen zu dieser und den folgenden Schichten nicht mehr als impulsierende, sondern als wahrnehmende, zuhörende Person beteiligt. Bei der fünften Schicht kann die wahrnehmende Person ihre Hand von vorne an eines der Schultergelenke der übenden Person legen. Diese gibt kurze, klopfende Impulse aus dem Knochen, die die helfende Person entgegennimmt. Wichtig ist dabei, dass es nicht nur ein zufälliges Zucken ist, sondern einen ganzen Prozess vom Willensentschluss

über den Impuls aus dem Knochen bis in die Bewegung beinhaltet. Mit etwas Geduld können wir mehrere Knochenpunkte in dieser Art wecken, bis zuletzt eine zusammenhängende Fläche von Knochenpunkten entsteht.

MUSIKBEISPIELE

peppig: *Truly, madly, deeply* (Cascada), langsame Version
klassisch: *Carillon* aus *L'Arlésienne-Suite Nr. 1* (Georges Bizet)

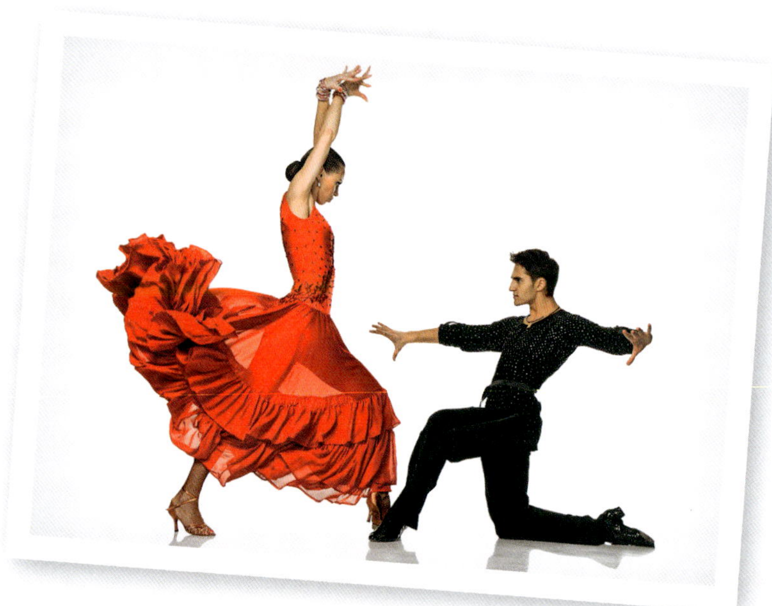

Sechste Schicht – vorderes Gewebe

In der sechsten Schicht wird der Impuls aus dem Inneren des Brustkorbs, das Gefühl des Herzschlags, bewusst in die Gewebe-Flüssigkeits-Schicht nach vorne geschickt. Der Impuls löst wellenartige Bewegungsströme aus.

Am besten beginnen wir im Brustraum, wo die Gewebeschicht und die Flüssigkeitsprozesse stark vertreten sind, vor allem bei der Frau. Zunächst sollten wir mit lemniskatischen Bewegungen in der Horizontalen (rechts-links) und Vertikalen (oben-unten) diese Schicht entdecken und beleben. Im Unterschied zur zweiten Schicht lassen wir nicht den Goldfisch in unserem Teich herumschwimmen, um ihn zu beobachten, sondern unser Impuls und die Ausführung der Bewegung ist der Goldfisch selbst. Entdeckungsfreudig durchschwimmt man seine ganze vordere Gewebeschicht.

Ist uns die Hilfsperson vertraut genug, können wir diese fließenden Bewegungen, am einfachsten zunächst mit der Vorder- bzw. Innenseite des Armes, in ihre berührenden Hände hineinmodellieren. Interessanterweise nimmt man hier, genauso wie in der zweiten Schicht, eine Intimsphäre wahr, da sich im Flüssigen die energetischen Ströme stark vermischen und man sich nicht mehr klar abgrenzen kann. Deswegen kann jeder selbst entscheiden, ob er eine Berührung in dieser Schicht zulassen möchte oder nicht.

Selbstverständlich ist diese Gewebeschicht vor allem in der Brust bei der Frau sehr intim. Umso wichtiger, dass sich da jede Frau selbst berührend und von innen belebend dieser Flüssigkeitsschicht bewusst wird. Dies kann eine Prophylaxe gegen Verhärtung und Knotenbildung im Gewebe sein.

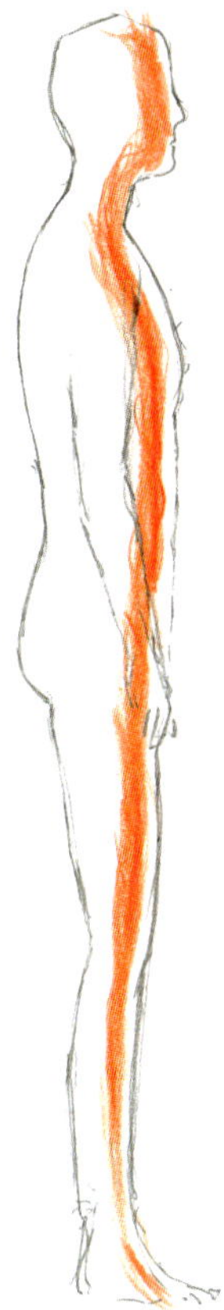

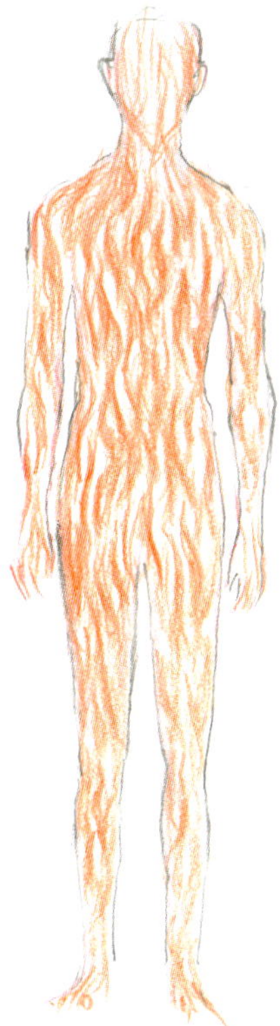

Vordere Gewebeschicht von vorn

ALS BEWEGUNGSMEDIKAMENT FÜR DEN ALLTAG

um aus eigener Kraft Empathie zu entfalten, harmonisierend in eine Beziehung zu treten, stockende Prozesse – bei sich selbst oder in der Welt – wahrzunehmen und dann durch eigene Impulse das Geschehen ins Fließen zu bringen.

SPIELERISCHE VARIATIONEN

Hände auflegen

1. *Hände auflegen:* Wir legen uns selbst die Hand zum Beispiel auf den Oberschenkel, auf den Bauch oder auf den Hals (sehr gut bei Halsschmerzen) und schicken in kleinen Kreisen oder linear auf und ab einen Bewegungsimpuls aus dem Gewebe in unsere eigene Hand hinein. Die Hand ist dabei nur lauschend, und nicht selbst aktiv.

Von innen impulsieren

2. *Von innen impulsieren:* Wenn wir dabei sicher geworden sind, können wir unsere Hände auch weglassen. Wir folgen nun den eigenen Impulsen im Gewebe mit unserem wahrnehmenden Bewusstsein. Damit beleben wir unsere Gewebeschicht und beobachten dabei den ganzen Prozess.

Ganzheitlich bewegen

3. *Ganzheitlich bewegen*: Wenn diese Schicht genügend belebt und durchströmt ist, kann man sie immer besser als eine Ebene ganzheitlich bewegen, sodass man den Zusammenhang von den Zehen bis ins Gesicht als Einheit fließend ergreifen kann.

MUSIKBEISPIELE

peppig: *Rêves d´enfants* (Shy'm)
klassisch: *Ungarischer Tanz Nr. 5* (Johannes Brahms)

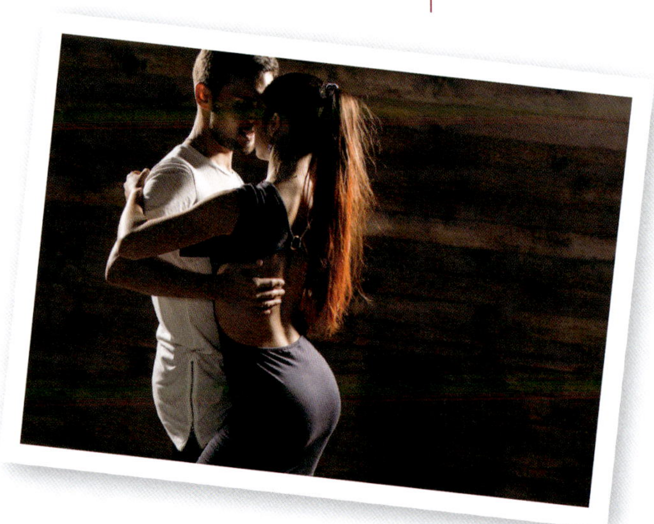

Siebte Schicht – vordere Haut

In der siebten Schicht kommen wir zur Spiegelung der ersten Schicht. Hier empfangen wir keine Bewegungsimpulse, sondern wir geben den Bewegungsimpuls aus der Mitte kommend durch die Haut in den Umkreis. Rein anatomisch gesehen ist eine ganz leise Unterstützung durch die Muskeln nötig, damit überhaupt Bewegung möglich wird. Das impulsierende Bewusstsein ist aber hauptsächlich auf der Hautoberfläche. Durch einen aktiven Impuls, mit einer freudigen, nach außen gerichteten, strahligen Qualität, sprüht eine begeisternde Bewegung über die eigene Hautabgrenzung hinaus in den Umkreis. Lebensfreude fliegt begeistert durch Eigenaktivität den anderen Menschen zu.

Wir beginnen mit den Handinnenflächen (siehe Zeichnung S. 144 rechts). Zuerst halten wir die Hände ganz locker. Dann schicken wir eine Bewegung strahlend, streckend in und durch die Haut der Handinnenfläche. Dadurch werden die Handinnenflächen durch viele Impulse immer wieder gestreckt und gelöst. Sie werden belebt bis zum Kribbeln, und man erzielt damit eine wache, lebensfreudige, sich mit der Welt verbinden wollende Stimmung. Alles Bedrückte, Pessimistische und bis ins Depressive Gehende kann man so von innen aufhellen und durchlichten. Wichtig dabei ist, dass es kein gymnastisches Stretchen wird. Die Wirkung ist nur gewährleistet, wenn die Herzregion die Quelle der Bewegung ist und mit der Peripherie in Verbindung steht, was generell für die drei vorderen Schichten gilt.

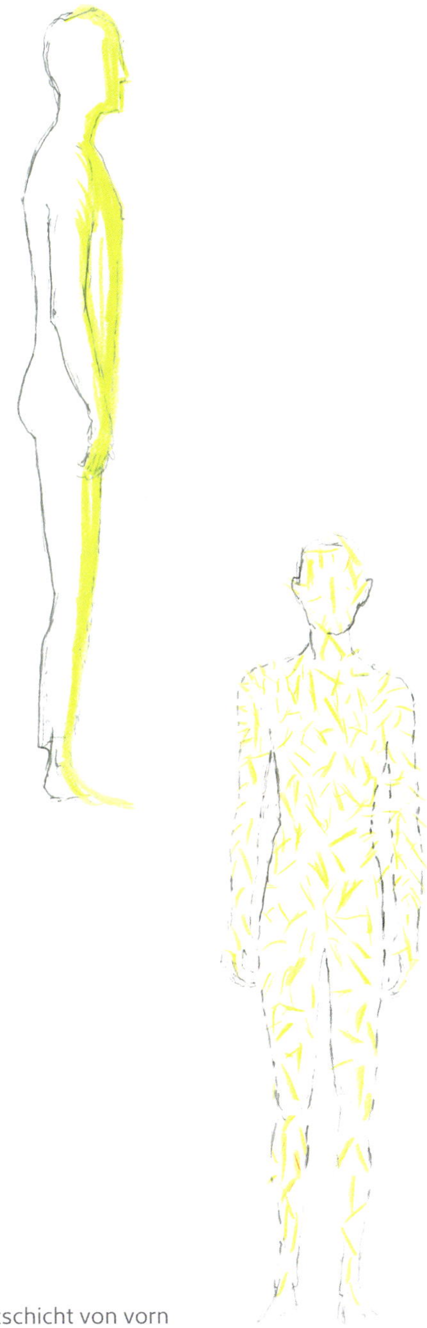

Hautschicht von vorn

ALS BEWEGUNGSMEDIKAMENT FÜR DEN ALLTAG

um sich aus eigener Kraft für die Welt zu begeistern, der Welt und den Menschen konstruktive, freudige und hoffnungsvolle Impulse mitzugeben, selbst zum Inspirator oder Motivator zu werden.

SPIELERISCHE VARIATIONEN

Gegenstände antippen

1. *Gegenstände antippen:* Mit einem Impuls von innen tippen wir durch die Haut interessiert Gegenstände oder eine Person an und nehmen wahr, ob die «Stimulierung» oder äußere Veränderung angekommen ist.

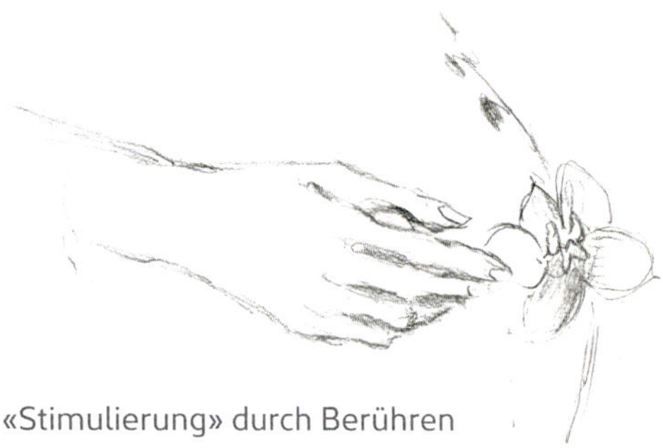

«Stimulierung» durch Berühren

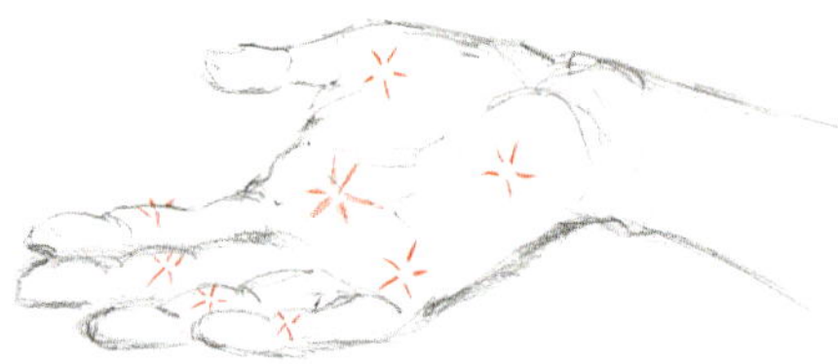

Handinnenfläche impulsieren

Lebensfreude-Impulse

2. *Lebensfreude-Impulse:* Die übende Person gibt die Lebensfreude-Impulse einer anderen Person durch leichte Berührungen ab. Man regt den anderen an, ohne ihn physisch zu bewegen. Diese Übung eignet sich, um mit ansteckender Lebensfreude die Umwelt, das heißt andere Menschen zu motivieren. Daraus wird ersichtlich, dass Empfangendes und Gebendes sich gegenseitig bedingen und einen Kreislauf bilden. Die wichtigste Aufgabe dabei ist, bewusst den Übergang vom Empfangen zum selbst Hervorbringen zu realisieren, wie es bei der vierten Schicht geschildert wurde. Es entsteht ein Bild von Punkt (Herz) und Umkreis (Haut, erste und siebte Schicht).

MUSIKBEISPIELE

peppig: *Heartbeats* (José González)
klassisch: *Allegro* aus der *Sonata Nr. 4 in C-Dur* für Flöte, BWV 1033 (Johann Sebastian Bach)

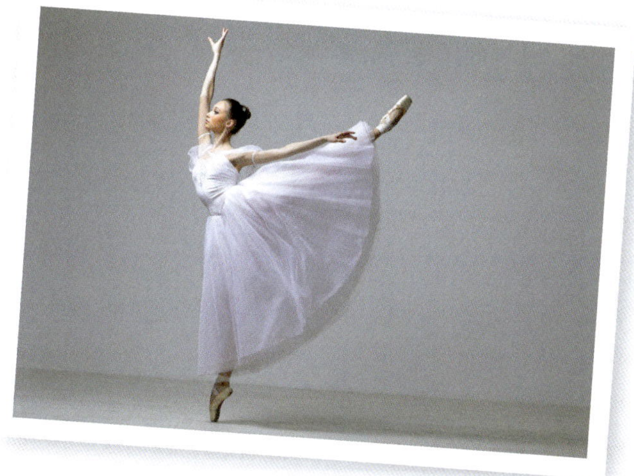

Vom Warming-through über das Warming-back zum Äther-Ei

Das *Warming-through* ist die anspruchsvollste der drei Übreihen und erfordert deshalb eine vielmalige Wiederholung. Ziel ist ein bewusstes Ergreifen der Schichten mit den Bewegungsimpulsen in ihren jeweils charakteristischen Besonderheiten.

Die sieben Schichten zu einer Ganzheit verbinden

Wie beim *Warming-up* und beim *Warming-out* können nun die sieben einzelnen Schichten zu einer Ganzheit verbunden werden. Mithilfe passender Musik ist es einfacher, in den Fluss durch alle sieben Schichten zu kommen. Zu Beginn wird der Übergang von einer Schicht zur nächsten eher sprungartig sein. Ziel ist es, fließende Übergänge zu gestalten. Der Weg beginnt mit der ersten Schicht und geht bis zur siebten. Dann wird der Bewegungsimpuls in den Umkreis abgegeben, um ihn in einem neuen Durchgang von hinten in der ersten Schicht wieder aufzunehmen.

Umgekehrte Abfolge als «Warming-back»

In einer weiteren Steigerung kann nun die Richtung gewechselt werden. Nachdem alle sieben Schichten von hinten nach vorn durchbewegt wurden, lassen wir nach vorne los, um einen neuen Impuls zu geben und die Schichten rückwärts bis zur ersten Schicht durchzugehen, quasi als *Warming-back*. Eine gesteigerte Virtuosität erreicht man, indem die Richtung innerhalb eines Durchgangs gewechselt wird. Man geht zum Beispiel von der ersten bis zur fünften Schicht, dann zurück zur dritten, um dann wieder die Richtung zu wechseln und zur siebten Schicht zu gehen.

Dimension Hinten-Vorne

Der dabei entstehende Bewegungsraum liegt in der Dimension Hinten-Vorne und entwickelt sich zu einem fließenden Raum, dem Äther-Ei dieser Dimension (siehe Zeichnung S. 161). Dieses Äther-Ei ist eine uns durchdringende und umgebende Realität.

Geistesgegenwart erüben

In diesem Äther-Ei wird der hintere Raum mit dem Vergangenheitsstrom über die Mitte der Geistesgegenwart nach vorne in den Zukunftsstrom geführt. Es kommt sehr oft vor, dass man mit einer speziellen Konstitution bei der Gestaltergreifung eher im hinteren Raum stehen bleibt. Ein anderer Konstitutionstyp eilt mit einer großen Dynamik immer in die Zukunft, wodurch er tendenziell mehr in der vorderen Hälfte seiner Gestalt lebt. Ziel ist es, dass wir alle zentriert Geistesgegenwart erüben, um Ideen selbstsicher und individuell in ein Hier und Jetzt zu führen. Selbstsicherheit, Geistesgegenwart und zur Quelle seiner eigenen Schöpferkräfte vorzudringen sind die Früchte dieser Übreihe.

MUSIKBEISPIELE

peppig: *Hallelujah (Pentatonix)*
klassisch: Erster Satz (Adagio sostenuto) aus der *Mondschein-Sonate*, op. 27, Nr. 2 (Ludwig van Beethoven)

Stimmung der einzelnen Schichten

In diesem Kapitel wird der Versuch gemacht, seelische Stimmungen am physischen Leib durch die vorangegangenen Bewegungsübungen zu beobachten und zu beschreiben. Dieses Beobachten bildet den Übergang vom Ätherischen zum Astralischen in der Bewegungserfahrung.

Es ist bestimmt jedem bekannt, dass das seelische Befinden unterschiedlich ist bei Magenschmerzen, Darm- oder Blasenbeschwerden etc. Der seelische Ausdruck jedes Organs, jeder Körperstelle und jeder Körperschicht hat eine eigene Qualität. Dies wird im Folgenden nur in ersten Hinweisen angedeutet. Daraus kann noch viel mehr entwickelt werden. Es sind Beobachtungen, die ich an meinem eigenen Leib gemacht habe. Hierbei handelt es sich um individuelle Erfahrungen, die auch einen allgemeingültigen Charakter aufzeigen können.

Vergleichen Sie die zum *Warming-through* beschriebenen Stimmungen auch mit denen beim *Warming-up* und *Warming-out*. Der Grundansatz der individuellen Erfahrung ist bei jeder der Übreihen derselbe, jedoch sind die Perspektiven unterschiedlich.

1. Schicht	Geborgenheitsstimmung, Vertrauen in eine Welt, die hinter mir steht, Bezug zum Schutzengel, durchrieselt werden mit Lebendigkeit.
2. Schicht	In Fluss kommen, Kräfte tanken, gepflegt werden, pflegende Zuwendung annehmen, achtsame Selbst-Zuwendung.
3. Schicht	Geweckt werden wollen, Widerstände in sich überwinden, angestoßen werden wollen zu eigener Entschlussfähigkeit, aktiv werden wollen.
4. Schicht	Selbstergreifung, Selbstführung, künstlerische Quelle, Verantwortung gegenüber dem Geschenkten; Selbstgestaltung und Selbstverwandlung, sich in die Zukunft führen.
5. Schicht	Tätigkeits-Lust, in der Welt mitzugestalten; «Mach doch!»-Prinzip, lustvoll Prozesse anstoßen und gestalten.
6. Schicht	Tiefe Verbindlichkeit, empathisches In-Fluss-Bringen und Eins-Werden mit der Welt, in Beziehung treten.
7. Schicht	Seelisches von innen durchlichten, eigene Grenze durchstoßen und kreativ im Umfeld mitgestalten, begeisternde Belebung im Umkreis.

Kokon

Qualitäten der Schichten werden um den ganzen Leib bewegt

Im Vorangegangenen wurden die Stimmungen der Schichten an der menschlichen Gestalt beobachtet und beschrieben. Es gibt nun eine weitere Möglichkeit, in einem bewegten Gestaltungsprozess mit diesen Leibqualitäten umzugehen. Die Qualitäten der einzelnen Schichten können wie eine Hülle, ein Kokon, die ganze Gestalt umgreifen. Das heißt, der Bewegungsansatz einer einzelnen Schicht wird nicht zweidimensional an der Gestalt festgehalten, hinten oder vorne, sondern legt sich um die ganze Gestalt herum. Wenn wir zum Beispiel die erste Schicht in dieser Art um die ganze Gestalt legen, bewegen wir unser Instrument auch vorne und an den Seiten nach dem Prinzip der ersten Schicht. Die ganze Vorderseite, Gesicht, Handinnenflächen – alles wird violett vom Umkreis getragen, träumerisch, Kräfte empfangend, wie von einem Traum umwoben. Die Qualitäten der Schichten werden dann nicht schematisch in der Fläche, sondern den Leib ganzheitlich rundum ergreifend bewegt.

Der Bewegungsansatz – beispielsweise der ersten Schicht – bleibt erhalten (blütig empfangend), ist aber nicht länger auf den hinteren Leib beschränkt, sondern kann überall auf der Hautoberfläche zur Erscheinung kommen.

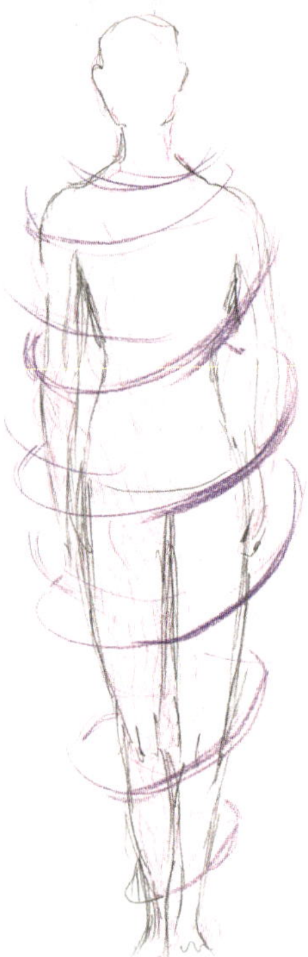

Kokon der ersten Schicht

Genauso kann die zweite Schicht, die hintere Gewebeschicht, sich ausdehnen und ausstrecken bis in die vordere Gewebeschicht und den ganzen Leib wie einen Kokon umspülen. Dies gilt auch für die dritte Schicht, sodass die Qualität des Angeklopft-Werdens der hinteren mineralischen Schicht sich ausdehnen kann in die vordere mineralische Schicht. Die vierte Schicht hat schon eine zweifache Qualität; Empfangendes und aus ihr entspringende Bewegungen durchmengen sich. Genauso kann die fünfte Schicht ausgedehnt werden auf die dritte, die sechste auf die zweite und die siebte auf die erste.

Die Qualitäten der sieben Schichten bleiben erhalten, aber der Ort des Auftretens am Leib ist flexibel. Jede Schicht-Qualität kann zu einer ganzheitlichen Leibeshülle werden.

Diese bewusst ergriffenen Leibeshüllen bilden somit im Sinnlichen die Ausdrucksebene für verschiedene Bewegungsstile, die wir ganzheitlich ergreifen können. Dieses Ergreifen des ganzen Leibes ist die Grundlage für die praktische Anwendung der Schichten-Qualitäten, zum Beispiel auf der Bühne, im Unterricht oder in therapeutischen Zusammenhängen. Jeder Schicht entsprechen eine eigene Bewegungsqualität und ein eigener Bewegungsansatz. Dieser beschränkt sich nun aber nicht mehr auf die jeweilige Schicht, sondern der ganze Körper wird davon ergriffen.

Praktische Anwendung in unterschiedlichen Zusammenhängen

Von der Fläche zum Raum – Ausblick auf die nächste Warming-Reihe

Durch das Bewegen der sieben Schichten konnten wir zur inneren Erfahrung gelangen, dass die mittlere Schicht zu einem Raumerlebnis führt. Mit ihm entsteht eine neue Qualität, die über das *Warming-through* hinausweist. Neben dem Brustraum können wir noch weitere Räume in unserem Leib in Bewegung bringen, sodass sich hier der Ansatzpunkt für eine weitere *Warming*-Reihe ergibt. Beim menschlichen Leib zeigen sich die Räume vor allem im Rumpf- und Kopfbereich. Sie liegen hier in großer Übereinstimmung mit den sieben Chakren.

Raumerlebnis auf den ganzen Leib erweitern

Somit stellt sich die bewegende Erarbeitung der Räume im menschlichen Leib durch eine entsprechend aufgebaute *Warming*-Reihe als eine zukünftige Aufgabe. Auf diesem Weg können in der praktischen Bewegung individuell Erfahrungen der sieben Chakren gemacht werden.

Übereinstimmung mit den sieben Chakren

Ätherarten im Warming-through

Wie wir gesehen haben, stehen die Schichten in einer engen Beziehung zu den Elementen Erde, Wasser, Luft und Wärme (siehe S. 122). Da wir mit den 21 Instrumentübungen über die Bewegungsansätze zu einer inneren Erfahrung der Wirksamkeit des Ätherleibes im Physischen kommen wollen, ist es naheliegend, die Qualitäten der Bewegungen in den verschiedenen Elementen (Luft, Wasser, Erde und Wärme/Feuer) in Beziehung zu den vier Ätherarten zu bringen.

Beziehung der Bewegungsqualitäten zu den vier Elementen

Um eine Verbindung zu dem bisher Beschriebenen herzustellen, folgt hier eine kurze Übersicht der Verknüpfung der Ätherarten mit den Schichten.

LICHTÄTHER – LUFT IN DER ERSTEN UND SIEBTEN SCHICHT

Unterschiedliche Hauttypen

Bei der ersten und siebten Schicht sind wir bei den Bewegungsansätzen der hinteren und der vorderen Haut. Schaut man die Haut des Handrückens oder der Armaußenseite an, so bemerkt man, dass sie von anderer Beschaffenheit ist als diejenige der Handinnenfläche oder der Innenseite des Arms. In einem Gespräch über diese Unterschiede mit einem anthroposophischen Arzt wurde mir das Phänomen greifbar, weshalb zwei verschiedene Hauterkrankungen wie Psoriasis und Neurodermitis typischerweise an unterschiedlichen Hautbereichen auftreten.

Beiden Hauttypen ist aber gemeinsam, dass sie durchlässig sind für Luft und Feuchtigkeit. Besondere sensibel reagiert die Haut aber auf Lichteinwirkung. Die formende und aufhellende Wirkung des Lichtäthers spiegelt sich an diesen beiden Schichten wider.

KLANGÄTHER – WASSER IN DER ZWEITEN UND SECHSTEN SCHICHT

Bei der zweiten und sechsten Schicht bewegen wir uns in der Gewebeschicht. Diese Fleischschicht ist durchdrungen von Blut und Lymphe. Zu ihr gehören auch alle inneren Organe – außer Lunge und Herz, da diese einen eigenen Raum gestalten.

Verschmelzen und weitervermitteln

Im Klang- oder chemischen Äther lebt die Bewegung in der Stoffesverbindung. Chemisch betrachtet verschmelzen die Substanzen ineinander, und der Klangaspekt dieser Ätherart liegt im Übertragen und Weitervermitteln einer Schwingung. Das Verschmelzen verschiedener Aspekte und das Weitervermitteln finden wir auch in den physiologischen Vorgängen der Gewebeschichten (zum Beispiel beim Verteilen der Nahrung oder einer Spritzeninfusion im ganzen Körper).

LEBENSÄTHER – ERDE IN DER DRITTEN UND FÜNFTEN SCHICHT

Regeneration, Eigendynamik und Aufbau der Lebenskräfte

In der dritten und fünften Schicht, der hinteren und vorderen Seite des Skeletts, wirkt in stärkster Form der Lebensäther. Im Knocheninneren entsteht neues Leben, im Knochenmark werden die neuen Blutzellen gebildet. In der am stärksten verfestigten Materie am Leib wird fortwährend neues Leben entfacht. Der Lebensäther macht sich am stärksten da bemerkbar, wo Regeneration, Eigendynamik und Lebenskräfte-Aufbau beobachtet werden können.

WÄRMEÄTHER – FEUER IN DER VIERTEN SCHICHT

Das Besondere der vierten Schicht besteht darin, in ein Volumen überzugehen. Sie wird zum Raum. Diese mittlere Schicht ist eine doppelte Mitte. Diese Doppelnatur ergibt sich daraus, dass die unterschiedlichen Prozesse von Lunge und Herz aufeinandertreffen und sich gegenseitig verstärken.

Lunge und Herz bilden eine «doppelte Mitte»

Beide Organe haben wiederum eine eigene innere Polarität. Die Lunge steht in einem ausdauernden Austausch mit der umgebenden Luft und vermittelt diese nach innen. Auch in ihrer Bewegung verbindet sie die Pole extremer Ausdehnung und des Zusammenziehens. Das Herz und der Kreislauf verbinden Punkt und Umkreis in einer fortwährenden, fließenden Durchdringung. Die doppelte Mitte vereint also in zweifacher Weise Polaritäten.

Stoff-Ergreifen, -Verwandeln und -Ausdehnen als Charakteristikum

Beim Wärmeäther ist die Bewegung des Stoff-Ergreifens, -Verwandelns und -Ausdehnens das charakterisierende Merkmal, wie es im Bild des Feuers zum Ausdruck kommt. Stoff wird vernichtet und verwandelt, in den am wenigsten stofflichen Zustand der Elemente, den der Wärme, geführt. Und diese hat die stärkste Polarität im Ausdehnen und Zusammenziehen, die Fähigkeit, alles zu durchdringen und zu umhüllen.

Farbqualitäten in den sieben Schichten

Farbe als Ausdruck einer Bewegung

Die Bewegungsqualitäten der Schichten können auch durch Farben ausgedrückt werden. Grundsätzlich ist es für mich ein Unterschied, ob ich die Farbe seelisch erlebe oder ob sie Ausdruck einer Bewegung ist. Der Unterschied liegt also zwischen der Eigenbewegungsdynamik der Farbe und der Wirkung, die sie in der menschlichen Seele hat.

Ur-Stofflichkeit der Finsternis als Ausgangspunkt

In diesem Sinne hat zum Beispiel die Finsternis, die Dunkelheit, keine Bewegungsqualität, die dem seelischen Erlebnis der Angst oder Unsicherheit entspricht. Vielmehr es ist eine umhüllende, allumspannende Bewegung wie die des dunklen kosmischen Raums, der alles umhüllt und umgibt. Deshalb nenne ich die Finsternis vom Gesichtspunkt des Bewegenden oder Ätherischen die mütterliche Ur-Stofflichkeit, die allumfassende, alles aufnehmende, bedingungslose Liebe zu jeder Kreatur. Aus diesem aus der Unendlichkeit kommenden Umkreis nähern wir uns gelöst von hinten dem Leib, tauchen in die erste Schicht, ins Violett.

Erfahrungen mit «bewegten Farben»

Die Bewegungsqualitäten der Farben sind zu unterscheiden von der Vorstellung, die wir mit einer Farbe verbinden. Wir können lernen, den Farbcharakter einer Bewegung nicht dadurch hervorzurufen, dass wir von der Vorstellung ausgehen, die wir mit einer Farbe verbinden und dann in eine Bewegung übersetzen, sondern indem wir versuchen, die Bewegung aus der inneren Begegnung mit der Farbe bewusst und immer wieder neu hervorzubringen. Dieser Prozess wird in meinem Buch *Verwandlungskräfte der Eurythmie* im Kapitel «Farbig bewegen» ausführlich beschrieben.[7] Im Folgenden schildere ich zusammengefasst Erfahrungen, die man in diesem Sinne mit «bewegten Farben» machen kann.

Im *Violett* sind wir erlebend der Ursubstanz ganz nahe. In der zweiten Schicht kann das *Indigo* erlebt werden. Hier erfolgt auch farblich schon eine Orientierung zur Mitte hin. In der dritten Schicht birgt ein lichteres *Hellblau* schon viel mehr Trübe in sich – die diese Helligkeit erst zur Erscheinung bringt, wenn sie vom Licht durchleuchtet wird. Zum Blau sagt Rudolf Steiner, dass es «nach innen einstrahlt».[8]

Bei der vierten Schicht steigert sich das Hellblau zum *Weiß*, zur vollkommenen und durchlichteten Trübe. Nun erscheint der Ich-Impuls in Form des *inneren* Lichts. Es ist wie ein sonnenbeschienener Nebel; es ist hell, aber man sieht nichts.

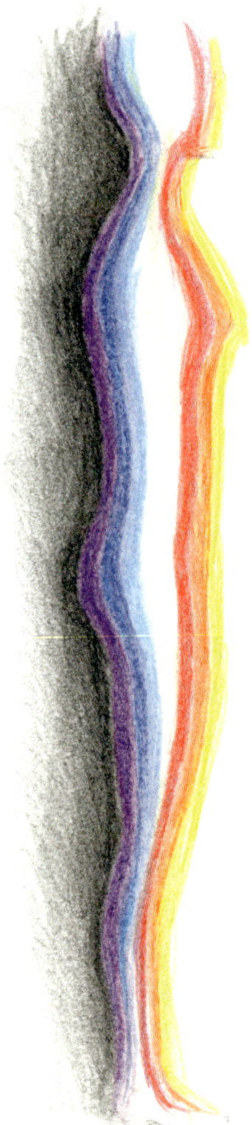

Sieben Schichten des Leibes

In der Mitte dieser vierten Schicht vollzieht sich eine komplette Verwandlung der Lichtqualität. Die hinteren Schichten werden nach innen zu immer stärker vom Licht beschienen, während die drei vorderen Schichten vom eigenen Licht durchleuchtet werden. Der ganze «Blau-Prozess», das Strahlen nach innen, mündet im Weiß, und die Lunge als Organ in dieser mittleren Schicht bzw. dieses Raums repräsentiert dieses Weiß, das von außen kommt. Das Herz, auch der vierten Schicht zugehörig, ist die Quelle für die Impulsierung des eigenen Lichts, das die vorderen drei Schichten durchscheint. Dieses Durchscheinen der «Trübe» (Stofflichkeit) äußert sich in einem «Rot-Prozess».

In der fünften Schicht durchscheint das innere Licht eine immer noch sehr starke Trübe. Im Prozess des Durchdringens erscheint das *Rot*. In der sechsten und siebten Schicht nimmt die Trübe weiter ab und es erscheinen *Orange* und *Gelb*. Beim Übergang in den Umkreis wird die Trübe quasi vollständig wie ein Mantel abgeworfen und der Prozess ist reines, inneres Licht, das sich mit der Welt verbindet.

Somit haben wir in der vierten Schicht zwei Lichtqualitäten. Einmal das Licht, welches vom Umkreis kommt, ein Beschienen-Werden bis in die dichteste Trübe. Zum anderen ist es wie durch ein Wunder möglich, in dieser größten Verdichtung selbst einen Lichtimpuls zu geben, der mit der Qualität des Herzschlags in Beziehung gebracht werden kann. Physiologisch kommt es auch einem Wunder gleich, wie der Sauerstoff in den feinsten Lungenbläschen ins Blut übergeht. Es geht durch einen «Nullpunkt» hindurch, den man mit einer vollkommenen Trübe vergleichen könnte, und wird zu etwas ganz Neuem. In diesem Übergang liegt das große Potenzial, vom Geschenkten zum individuell selbst Hervorgebrachten zu kommen.

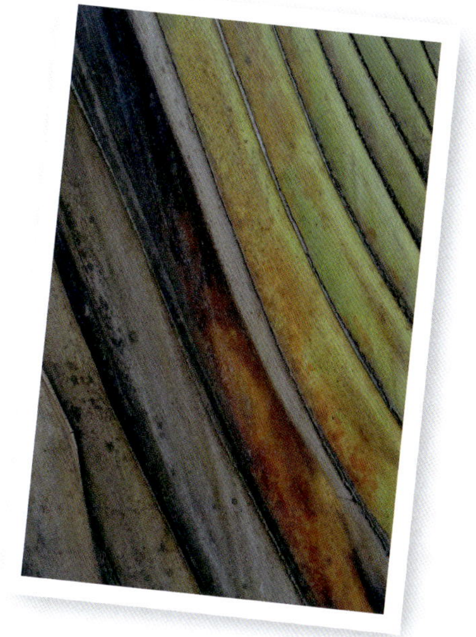

FAZIT ZUM WARMING-THROUGH

Durch das *Warming-out* ist die Fähigkeit gebildet worden, trotz Aktivität im Umkreis in Ruhe zentriert zu bleiben, um sich auf die Welt des *Warming-through* einlassen zu können. Inkarniert im Leib können wir eine Erfahrung des göttlichen Eingebettet-Seins machen, um an die schöpferische Quelle in uns selbst geführt zu werden (vierte Schicht), dort den eigenen Gestaltungsimpuls zu entdecken und durch denselben bewusst tätig zu werden und die Welt zu ergreifen.

Durch die beim *Warming-through* gebildete Fähigkeit nähert man sich immer mehr der durch das Ich gestalteten inneren Ätherkonfiguration.

Zusammengefasst: Wir sind eingebettet im Weltganzen und gestalten aus Eigeninitiative die Welt mit.

TANZ-VIDEOS ZUM WARMING-THROUGH

Über diesen Link finden Sie auf meiner Website Beispiele zu den verschiedenen Tanzstilen zum Warming-through: https://unternehmen-eurythmie.ch/warming-through-tanzvideos

Teil V.

VON DEN DREI DIMENSIONEN ZUM INNEREN RAUM

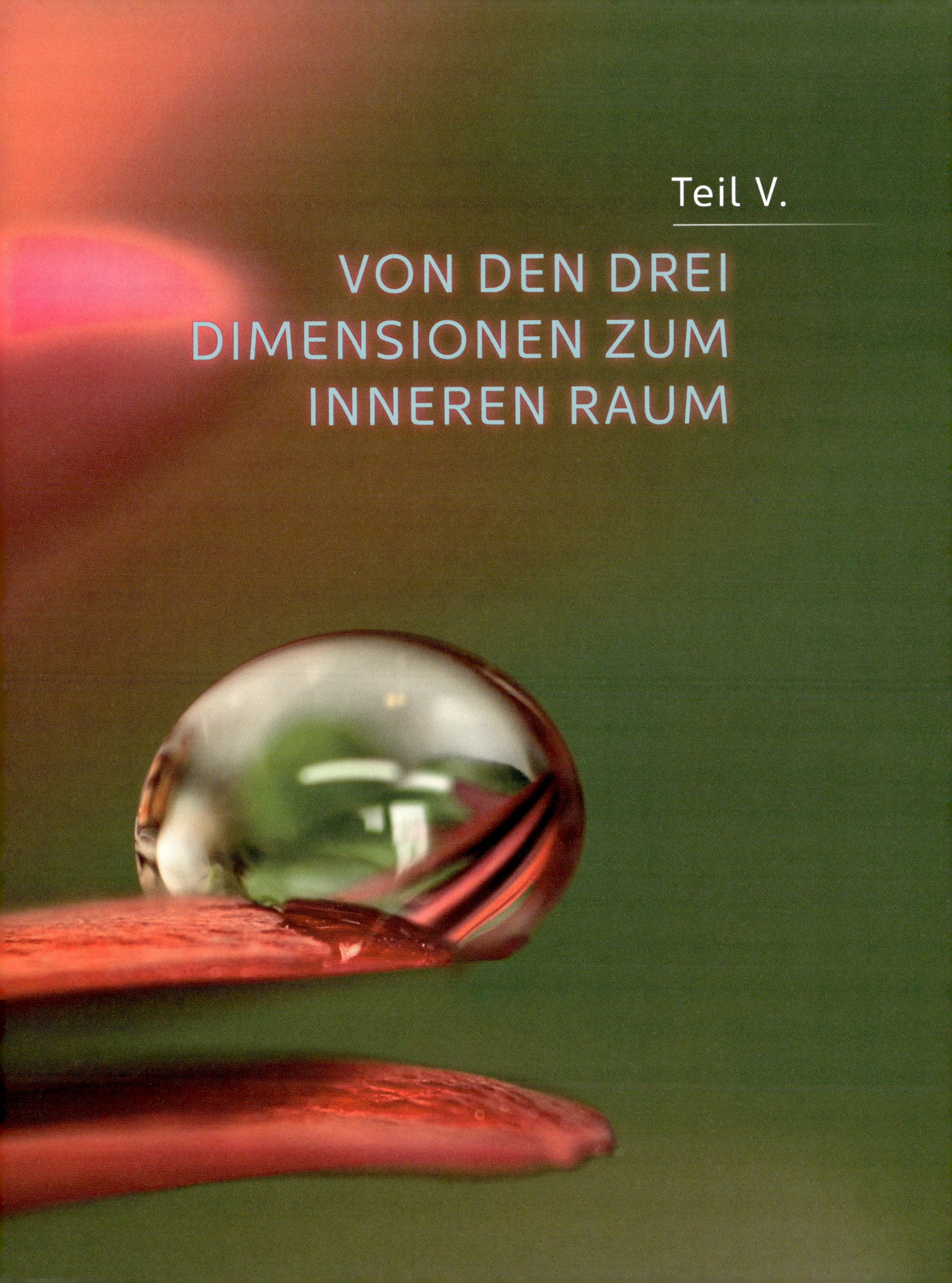

Das Verhältnis der drei Übreihen zueinander

Die Übreihen *Warming-out* und *Warming-through* bauen auf der Reihe *Warming-up* auf. Wie schon beschrieben geht beim *Warming-up* das Bewusstsein des Bewegungsimpulses punktuell in die Gelenke. In der Geometrie hat der Punkt keine Ausdehnung, er ist sozusagen *null*dimensional, bezeichnet aber klar und deutlich einen konkreten Ort.

Die «Geometrie» der Übreihen

Der punktuelle Impuls in den Gelenken ist die Voraussetzung, um den Bewegungsimpuls im *Warming-out* linear in die Röhrenknochen strömen zu lassen. Mit der Linie – als Verbindung zweier Punkte – können wir in der Geometrie *eine* Dimension beschreiben. Im *Warming-through* wird dann aus drei Impuls-Punkten und den verbindenden Linien, die eine Fläche definieren, das Bewusstsein für die Schichten aufgebaut. Die Fläche bzw. Ebene entspricht der *Zwei*dimensionalität.

Des Weiteren «kreuzen» sich die Übreihen an verschiedenen Punkten. Vom Brustgelenk im *Warming-up* erfolgt der Übergang sowohl in die erste Übung des *Warming-out* (Brustbein → Schlüsselbein) als auch in die vierte Schicht des *Warming-through* (Brustraum). Ein weiterer Übergang liegt in den Fingerspitzen. Hier verbindet sich das *Warming-out* mit der ersten und siebten Schicht des *Warming-through*.

Ganzheit des Ätherischen im Leib erfahren

Beim bewegenden Durcharbeiten in den einzelnen Dimensionen sollten die Übreihen zunächst unabhängig voneinander geübt werden. Dabei wird als Ganzheit das Erleben des Äther-Eies in jeder Raumesrichtung angestrebt. Ziel der *Warming*-Reihen ist es, am Schluss die Ganzheit des Ätherischen im Leib zu erfahren, das heißt, es entsteht das dreidimensionale Äther-Ei. Somit haben wir vom Punkt ausgehend über Linie und Fläche einen inneren Raum gebildet.

Die drei in den *Warming*-Reihen entwickelten Ganzheiten wirken ineinander. Dies ist die Voraussetzung, um den Leib bewusst innerlich zu führen und zu beleben.

Indem wir das Ineinanderwirken der drei im Inneren entstehenden Raumdimensionen nicht nur geschehen lassen, sondern diese schrittweise bewusst wahrnehmen und führen lernen, wird dieser innere, selbst in Bewegung gebrachte Raum zum Wahrnehmungsorgan im Lebendigen. Durch die innere Bewegungsaktivität kann das Lebendige oder Ätherische in anderen Organismen an der eigenen Organisation nachvollzogen werden. Mit der konkreten Wahrnehmung an der eigenen inneren Bewegung bilden wir ein resonierendes Organ in uns, mit dem wir in lebendige Zusammenhänge hineinschauen. Damit können wir nicht nur äußerlich, sondern innerlich nachvollziehend das Gegenüber besser verstehen. Alles was lebt, Menschen, Tiere, Pflanzen oder soziale Verhältnisse, sehen wir dadurch aus einer ganz neuen Perspektive. Jede Anstrengung in diese Richtung führt zu einer Bereicherung in der Wahrnehmung und der Urteilsbildung.

Wahrnehmen des Lebendigen

Kombinationsübungen

Es ist sehr spannend, nach der Erarbeitung aller drei Reihen eine Kombination von je einem beliebigen Bewegungsansatz aus jeder Reihe zu üben.

Zum Beispiel:

Zehen (Warming-up) – Ellenbogen (Warming-out) – hintere Gewebeschicht (Warming-through)

Wir richten unsere Aufmerksamkeit auf diese drei Bewegungsansätze und versuchen immer der Reihe nach, alle drei lebendig aufrechtzuerhalten. Daraus ergibt sich ein ganz spezieller Bewegungsstil. Die Qualitäten dieser drei Bewegungsansätze verbinden sich zu einem Dreiklang, der eine Stimmung bildet. Möchte man musikalisch, sprachlich oder stumm einen Erlebnisraum sichtbar machen, in dem waches, spritziges Interessiertsein (Zehen) mit einem inneren Drang, etwas ergreifen zu wollen (Ellenbogen), und einem Durchdrungensein von einer fast schon sicheren Ahnung (hintere Gewebeschicht) kombiniert sein soll, eignen sich diese drei Ausdrucksmittel.

Drei Bewegungsansätze aus unterschiedlichen Reihen verbinden

Prinzipiell muss die gestaltende Person sich klar darüber sein, was für eine Stimmung oder Haltung sie im Alltag oder in einer künstlerischen Darstellung zum Ausdruck bringen möchte. Daraufhin kann man die Erfahrungen und Fähigkeiten, die man am Leib entdeckt und entwickelt hat, wählen und anwenden. Der erste Schritt ist immer die Fähigkeitsbildung, dann folgt die konkrete selbstgeführte Anwendung.

Ein zweites Beispiel:

Knie (Warming-up) – Fingergrundgelenke (Warming-out) – vordere Gewebeschicht (Warming-through)

Die Stimmung, die mit diesen drei Bewegungsansätzen verbunden ist, könnte man folgendermaßen beschreiben: Unerschrocken, tatkräftig (Knie) in eine konkrete Handlung gehen (Fingergrundgelenke) und dabei mit jedem Schritt eine zuverlässige, wache und verbindliche Haltung an den Tag legen (vordere Gewebeschicht).

In dieser Art gibt es viele Möglichkeiten der Kombination. In einem Bewegungsstil können auch, zum Beispiel beim *Warming-out*, betont Schulter – Ellenbogen – Handgelenk – Finger betätigt werden (wie zum Beispiel beim indischen Tausend-Hände-Tanz). Dabei schwingen die Fußgelenke und die hintere Gewebeschicht nur zart mit. Es sind immer mehrere Bewegungsimpulse am Instrument in einen Bewegungsstil involviert.

Seelische Stimmungen bewusst hervorbringen und gestalten

Die Bewegungen aus diesen Ansätzen führen zu einem räumlichen Erleben des Ätherleibes und zur Fähigkeit, sich in diesem Raum frei zu bewegen und damit lebendig und bewusst seelische Stimmungen hervorzubringen oder mitzugestalten. An diesem Punkt liegt der Übergang vom lebendig Bewegten in das lebendig Seelische. Man lernt immer mehr, sich so zu verhalten, wie man es aus seiner eigenen Entscheidung heraus will, ohne dass man unbewusst von der seelischen Organisation oder der Gesamtkonstitution – der eigenen Person oder anderer Personen – bestimmt wird.

Bewegungsstile beobachten und selbst umsetzen

Eine sehr interessante Erfahrung besteht darin, bei Tanzveranstaltungen oder Eurythmiedarbietungen zu beobachten und zu untersuchen, wo die verschiedenen Bewegungsansätze einer Person liegen. Daraus ergibt sich dann der individuell geprägte Bewegungsstil. Ein Bewegungskünstler kann ja zum Ziel haben, seinen unbewussten Bewegungsstil zu erweitern und ihn dann willentlich zu steuern oder zu verändern. Dabei kann es ihm eine Hilfe sein, die Bewegungsansätze der verschiedenen Körperteile frei kombinieren zu lernen. Im Modern Dance wird – wie ein Tänzer mir einmal beschrieben hat – dieser an sich interessante Ansatz ins Extrem geführt, indem auf der rein physischen Ebene durch sogenannte «hyper isolation» Gliedmaßen und Körperteile unabhängig voneinander bewegt und nicht in eine harmonische Ganzheit geführt werden.

Den eigenen Bewegungsstil verändern und erweitern

Beim Musikhören lässt sich die Kenntnis der unterschiedlichen Bewegungsansätze gezielt anwenden, indem man darauf achtet, welche Körperregion mit der jeweiligen Musik adäquat resoniert. In der Eurythmie kann man sich beim Erarbeiten eines Stückes dadurch sehr schnell Gewissheit verschaffen, welche Körperregionen entscheidend sind für das Sichtbarmachen am Leib.

Bewegungsansätze zu einem Bewegungsstil kombinieren

Je nach Kombination der verschiedenen Bewegungsansätze aus diesen drei *Warming*-Reihen ergibt sich ein Bewegungsstil. Möchte man ein Gedicht in Bewegung umsetzen, das konkret und authentisch innere, geistige Erlebnisse wiedergibt, kann man das zum Beispiel mit der Betonung der Fußgelenke, Handgelenke und der vierten Schicht zum Ausdruck bringen. Die bewusste Handhabung des eigenen Instrumentes wird im Sinnlichen zur Leinwand, auf der sich seelisch-geistige Prozesse sichtbar machen lassen. Am physischen Leib gelangen seelisch-geistige Prozesse in die Sichtbarkeit.

21 Bewegungsstile in verschiedenen Tanzarten

Tanzarten als Kombination unterschiedlicher Bewegungsansätze

So wie aus verschiedenen Kombinationen von Bewegungsansätzen Bewegungsstile entstehen, sind auch die verschiedenen Tanzarten, die es auf der Welt gibt, daraus hervorgegangen. Meist sind es nicht einzelne Bewegungsansätze, sondern mehrere Ansätze, die eine Einheit bilden, oft jedoch mit Betonung eines einzelnen. Die Zusammenstellung von Tanzvideos auf meiner Website (siehe den Link auf S. 160) soll eine Anregung sein, bewusster und differenzierter Bewegungsstile zu studieren. Ich habe keineswegs die Absicht, eine Tanzkunst dadurch in eine «Schublade» zu stecken. Vielmehr können die 21 Bewegungsansätze zu Wahrnehmungsbrillen werden, mit denen man Bewegungsabläufe differenzierter beobachten kann.

Mit welchen Bewegungsmitteln kommt ein Tanzstil zustande?

Meine Zuteilung der Tänze zu den verschiedenen Körperregionen ist nur eine von mehreren Möglichkeiten. Sie könnte auch anders erfolgen. Entscheidend ist, wo ich als Betrachter oder Miterlebender stärker mitschwinge. Es ist auf jeden Fall ein sehr interessanter Prozess, in den vielen Hunderten von Tanzstilen, die es gibt, beobachtend zu üben, mit welchen Bewegungsmitteln ein Tanzstil zustande kommt. Ich empfehle jedem, die großen Unterschiede der Tänze unterschiedlicher Herkunft zu studieren. Heute haben wir die wunderbare Möglichkeit, uns im Internet einen Überblick über die Tänze der Urvölker, historische Tänze, Gesellschaftstänze, die vielen zeitgenössischen Tanzstile bis hin zu meditativen und sakralen Tänzen zu verschaffen. Alle sind aus der menschlichen Organisation heraus erklärbar. Es ist aber auch deutlich zu beobachten, dass sie aus verschiedenen inneren Quellen und Bewegungsambitionen entstanden sind.

TANZ-VIDEOS

Über diesen Link finden Sie auf meiner Website zu allen drei Warming-Reihen Beispiele zu den verschiedenen Tanzstilen.
https://unternehmen-eurythmie.ch/warming-reihen-tanzvideos

Das dreidimensionale Äther-Ei

Zusammenfassende achte Übung

Die *Warming*-Reihen wurden als Übreihen mit je sieben Übungen in den drei Dimensionen Unten-Oben, Rechts-Links und Hinten-Vorne dargestellt. Als Krönung konnte man die sieben Übungen mit einer achten zusammenfassenden Übung abrunden, die jeweils zum sogenannten Äther-Ei führte. Diese drei Äther-Eier liegen in den drei Dimensionen. Es ist das Erscheinen des inneren Äthers, welcher aber in seiner Wirksamkeit über die Leibesgrenze hinaus den Leib umgeben kann. Deshalb unterscheide ich zwischen dem inneren und dem äußeren Äther.

Konkrete Erfahrung des inneren Äthers

Die 21 Übungen sind Bewegungsansätze am physischen Leib und führen zu einer konkreten Erfahrung des inneren Äthers, der dann schrittweise über die Leibesgrenze hinaus in den Umkreis ausgedehnt werden kann, aber immer mit der Entstehungsquelle im Inneren verbunden bleibt. Ohne diese Verbindung ziehen die Bewegungen die Lebenskräfte aus dem Leib heraus und man exkarniert und kommt dadurch in einen «schwebenden» Zustand.

DIE QUALITÄTEN DER DREI ÄTHER-EIER

Zusammenfassend werden hier die drei Äther-Eier einzeln dargestellt.

Innere Aufrichtekraft und Selbstsicherheit

Der innerlich beim *Warming-up* hervorgebrachte Ätherraum im Unten-Oben bildet eine innere Aufrichtekraft, eingebettet und angeschlossen an Erde und Himmel – die Voraussetzung, um die lebensnotwendige Selbstsicherheit zu bilden. Das ist der Gewinn, eine neue Fähigkeit durch das *Warming-up.*

Der innere Raum des *Warming-out* bildet eine innere Ruhe und Weite und befähigt, auf Selbstvertrauen aufbauend die eigene Innenwelt mit der Außenwelt in Beziehung zu bringen. Diese Fähigkeit ist eine komplexe Leistung, da nicht die einzelnen physischen Punkte in eine Beziehung treten, sondern die selbst hervorgebrachten Beziehungen wiederum miteinander in Beziehung treten.

Beim *Warming-through* schließen wir uns mit Urvertrauen am Umkreis als einem himmlischen Prinzip an, finden uns in der individuellen, schöpferischen Quelle im Inneren, um immer sicherer ein eigenes Urteil bei der sinnlichen Wahrnehmung zu bilden. Die Vergangenheit (erste Schicht) wird durch die Gegenwart (vierte Schicht) mit der Zukunft (siebte Schicht) in Beziehung gebracht. Dies ermöglicht, ganz in der Quelle des Hervorbringens zu sein und sich gleichzeitig wie von außen zu betrachten. Aus der Beziehung des Ich zum Innen und zum Außen entsteht etwas Wesenhaftes.

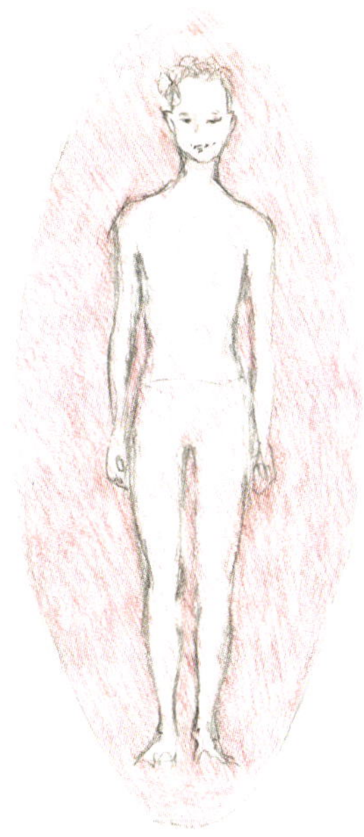

Äther-Ei im Warming-up

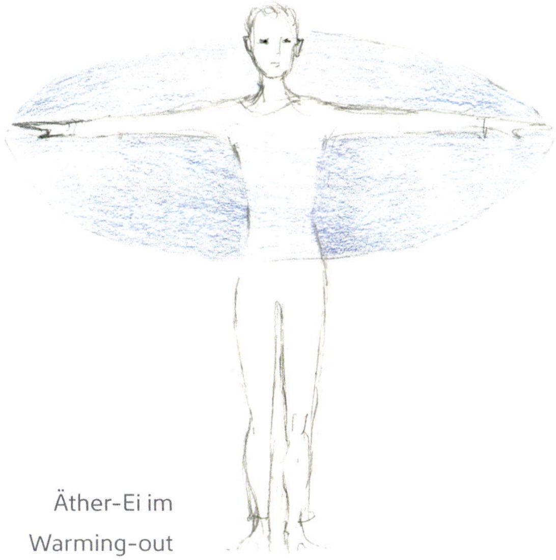

Äther-Ei im Warming-out

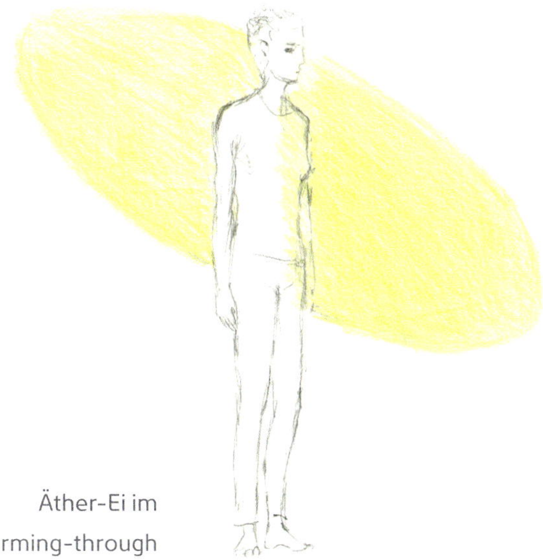

Äther-Ei im Warming-through

Ätherraum existiert für die Dauer des Hervorbringens

Wie schon die einzelnen Äther-Eier in den *Warming*-Reihen ist auch der dreidimensionale Äther-Ei-Raum kein Zustand, sondern besteht nur für die Dauer des Hervorbringens. Er ist ein lebendiger Ausdruck des Bewegens auf allen vier Wesensglieder-Ebenen.

Die drei inneren Räume der Äther-Eier werden nicht additiv zusammengebracht, man ist nicht statisch in sie eingespannt, sondern sie sind in einem fortwährenden Entstehen und Vergehen.[9] Im Ineinandergreifen der drei Bewegungsprozesse erscheint das dreidimensionale Äther-Ei. Dieses ist einerseits der Raum, in dem die einzelnen Äther-Eier gestaltet werden können, hat aber andererseits auch eine eigene Wesenhaftigkeit.

Aufwachen des Ich im ätherischen Raum

Was hier stattfindet, ist ein Aufwachen des Ich im ätherischen Raum. Dieses Aufwachen ist – in Verbindung mit der physischen Grundlage im Leib – die Voraussetzung für das Bewegen der Charakterstellen an den Eurythmiefiguren von Rudolf Steiner (siehe S. 172 ff.) – nicht rein physisch, sondern vollbewusst ätherisch. Die Fähigkeit, sich ich-bewusst, das heißt im Moment frei gestaltend in den Übergang von Vorhandenem und noch nicht Vorhandenem in den Raum zu stellen, entsteht in dieser inneren Dreidimensionalität. Das ist der Raum, in dem wir Eurythmie machen. Rudolf Steiner nennt dies die «Freiheit des Selbstschaffens», die «Schöpfung aus dem Nichts».[10]

VOM PHYSISCHEN RAUM ZUM ÄTHER-RAUM

Erfahrungsbericht

Wenn ich bei den Äther-Eiern von Räumen gesprochen habe, sind diese anders zu verstehen als der physische Raum. Am Beispiel des *Warming-up* versuche ich im Folgenden, Sie als Leser an meiner inneren Erfahrung teilnehmen zu lassen.

Der erste Schritt besteht darin, mit einer klaren, inneren Orientierung und mit sicherem Griff von Gelenk zu Gelenk zu gehen, um diese gezielt zu impulsieren. Sie werden punktuell ergriffen und müssen im Übergang zum jeweils nächsten Gelenk wieder losgelassen werden, um dieses zu impulsieren: Ergreifen – Lösen – Ergreifen – Lösen usw. Wenn dies gelingt, ohne angestrengt nachdenken zu müssen, geht es weiter mit dem zweiten Schritt.

Dabei wird die Aufmerksamkeit auf den Übergang vom Impuls eines Gelenks zu dem des folgenden Gelenks gerichtet. Es ist ein inneres Bewegen, Fließenlassen von der einen Körperstelle (Gelenk) zur nächsten. Das ist bereits ein anderer Vorgang als das physische Impulsieren eines einzelnen Gelenks.

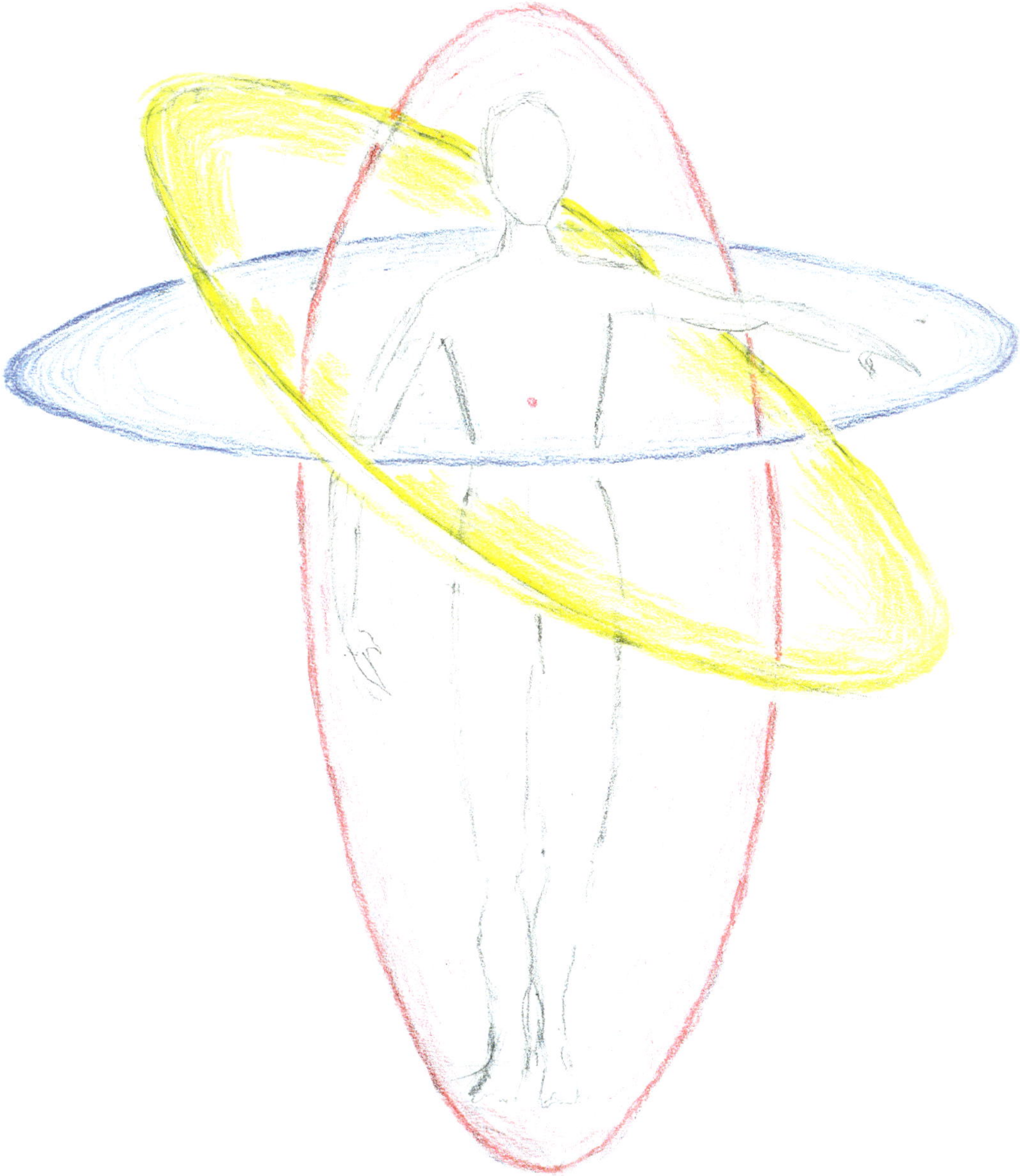

Das dreidimensionale Äther-Ei

Physiologisch ausgedrückt geht man von einer Spannung beim Impuls über in ein Lösen und dann zur Anspannung (Impuls) im nächsten Gelenk.

Dies ist bereits eine erste Erfahrung innerer Ätherbewegung. Das Ätherische schafft immer bewegend Bezüge, einen Lebenszusammenhang. Dieser zweite Schritt kann nun so lange geübt werden, bis sich die Übergangsbewegungen zu einem Fluss von den Zehen bis zum Halsgelenk ausdehnen. Das ist das Ziel der «Perlenkette»: Ein fließendes Verbinden von unten nach oben und von oben nach unten.

Von der Linie zum ätherischen Raum im Warming-up

Lässt man sich ganz auf diese zunächst lineare Bewegung ein und lässt man sich immer selbstverständlicher ohne Anstrengung von dieser Bewegung tragen, gewinnt diese Linie immer mehr an Volumen. Wie ein Bächlein, das anschwillt zu einem Fluss bis hin zu einem voluminösen Strom. Bereits bei der «Perlenkette» des *Warming-up* in ihrer eindimensionalen Ausrichtung im physischen Raum ist ein Volumen zu beobachten. Diese Erfahrung hat mich dahin geführt, diesem länglich gezogenen Volumen die Bezeichnung «Äther-Ei» zu geben. Es verjüngt sich an beiden Enden und dehnt sich in der Mitte aus. Dieses Erleben des selbst hervorgebrachten inneren Volumens erzeugt bereits einen Raum im Ätherischen.

Wir müssen hier also genau unterscheiden zwischen der Eindimensionalität im physischen Raum – also der «Perlenkette» als Verbindung von Punkten wie auch des «Unten-Oben» beim *Warming-up* – und dem Ätherraum, der sich aus dieser ersten Dimension bewegend aufbauen lässt.

Aufbau von Beziehungen als Voraussetzung des Warming-out

Was beim *Warming-up* das Ergebnis der «Perlenkette» ist, das Aufbauen von Beziehungen, ist beim *Warming-out* Voraussetzung. Hier müssen bei jedem Bewegungsansatz Gelenk und Knochen als Verbindung bewegt werden. In der «Perlenkette» werden also Beziehungen aufeinander bezogen, entweder nacheinander in einem Arm oder spiegelbildlich in beiden Armen. In Anlehnung an Rudolf Steiners Ausführungen zu «Goethes Raumbegriff» (siehe S. 165 ff.) können wir diese Qualität zweidimensional nennen. Der Unterschied besteht hier in der Eindimensionalität im Links-Rechts, der Zweidimensionalität der Beziehung von Beziehungen – von einer Gelenk-Knochen-Verbindung zur anderen – und der spezifischen Qualität des Ätherraumes, der aus dem Bewegen beim *Warming-out* gebildet wird.

Am anspruchsvollsten wird es beim *Warming-through*. Die Qualität von Beziehungen untereinander ist die Voraussetzung für das *Warming-through*. Als Beispiel, wie man eine Schicht bewegend ergreift, nehme ich hier die hintere Hautschicht. Wir beginnen am linken unteren Rücken, setzen dort im Bewusstsein einen Punkt und ziehen eine Linie über die Oberfläche zur rechten unteren Seite, wo wir einen zweiten Punkt setzen (Verbindung 1). Nun gehen wir auf die Höhe des linken Schulterblatts und setzen dort einen dritten Punkt. Von da gehen wir über die Hautoberfläche zum rechten Schulterblatt zu einem vierten Punkt (Verbindung 2) und dann wieder zurück an den Ausgangspunkt am linken unteren Rücken.

Diese Beziehung der unteren Verbindung (1) zur oberen Verbindung (2) bildet durch die Bewegung eine Ebene, eine Schicht. Das Ergebnis des *Warming-out* – die Beziehungen von Beziehungen – ist also hier wiederum die Grundlage. Im Durchgang durch die Schichten (dies entspricht der «Perlenkette» in den beiden anderen Reihen) erscheint das Wesen bzw. der Begriff von Beziehungen, womit laut Steiner die dritte Dimension erreicht ist. Und aus dieser Bewegung entsteht der Äther-Raum des *Warming-through*.

Beziehungen untereinander in Beziehung bringen im Waming-through

Zusammenfassend haben wir also

1. die drei Dimensionen Unten-Oben, Rechts-Links, Hinten-Vorne;
2. die Ein-, Zwei- und Dreidimensionalität in den «Perlenketten» von *Warming-up* und *Warming-out* bzw. im Durchgang des *Warming-through*;
3. die drei spezifischen Äther-Eier (ätherischen Räume).

Daraus wird ersichtlich, dass sich – in dieser Erfahrung der Bewegung – die Dimensionen im Physischen und im Ätherischen nicht entsprechen. Im Ätherischen gibt es Räume, die aus einer physischen Eindimensionalität heraus entstehen.

Rudolf Steiner über die Dimensionen des Raumes

Der Frage, wie Räume entstehen, kann man sich über eine gedankliche Auseinandersetzung mit einem Text von Rudolf Steiner über «Goethes Raumbegriff» nähern.[11] Es ist ein sehr anspruchsvoller, komplizierter Text. Er bewegt sich in einem rein gedanklichen Feld. Ausgehend von der Wahrnehmung konkreter Dinge, die sich nebeneinander im Raum befinden, zeigt Steiner einen dreistufigen Weg von diesen konkreten Dingen über konkrete räumliche Beziehungen bis hin zum reinen Begriff der Beziehung. Diese Stufen setzt er in einen direkten Bezug zu den drei Dimensionen des Raumes:

«Der Raum ist also die Ansicht von Dingen, eine Art, wie unser Geist sie in eine Einheit zusammenfasst. Die drei Dimensionen verhalten sich dabei

WARMING-REIHEN	RUDOLF STEINER ÜBER DIE DIMENSIONEN	SCHEMA
Im *Warming-up* bewegen wir einzelne Gelenke, die in der «Perlenkette» in eine Beziehung gebracht werden.	In der Wahrnehmung finden wir in der ersten Dimension einzelne konkrete Dinge (A, B), die wir gedanklich in eine Beziehung setzen: A ist neben B.	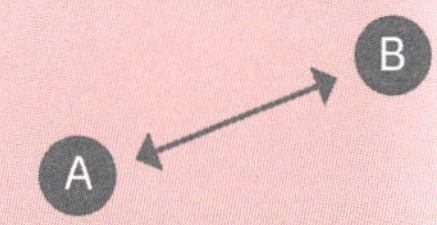 Erste Dimension
Die Grundelemente im *Warming-out* sind die Verbindungen vom Gelenk zum Röhrenknochen. Es sind also schon Beziehungen, die in der «Perlenkette» wiederum untereinander in eine Beziehung gebracht werden.	In der zweiten Dimension beziehen wir Beziehungen aufeinander: a: A neben B b: C neben D Es kommt hier auf das Nebeneinander der Beziehungen an; die Dinge selbst treten in den Hintergrund.	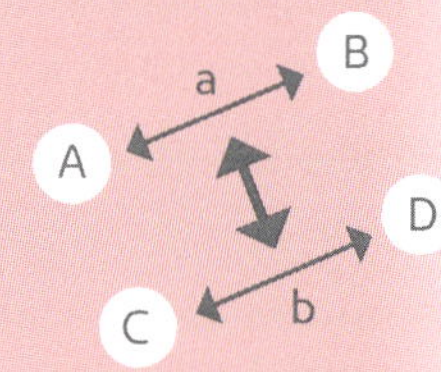 Zweite Dimension
Die Schichten im *Warming-through* wurden mithilfe der Vorstellung von Dreiecken aufgebaut. In der Ebene (Schicht) werden Linien (Beziehungen) miteinander verbunden. Im Durchgang durch die sieben Schichten entsteht der Raum.	In der dritten Dimension treten auch die konkreten Beziehungen a und b in den Hintergrund. Stehen bleibt die Idee oder das Wesen der Beziehung an sich. Es ist einfach die Tatsache, dass etwas in Beziehung steht.	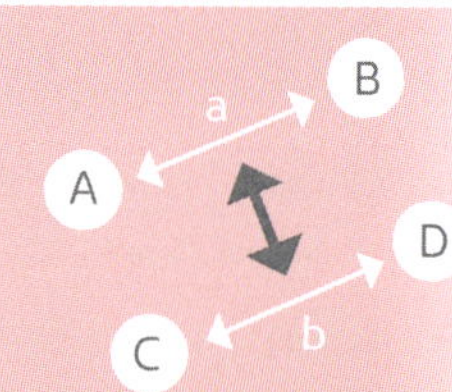 Dritte Dimension

in folgender Weise. Die erste Dimension stellt einen Bezug zwischen zwei Sinneswahrnehmungen her. Sie ist also eine konkrete Vorstellung. Die zweite Dimension bezieht zwei konkrete Vorstellungen aufeinander und geht dadurch in das Gebiet der Abstraktion über. Die dritte Dimension endlich stellt nur noch die ideelle Einheit zwischen den Abstraktionen her. Es ist also ganz unrichtig, die drei Dimensionen des Raumes als völlig gleichbedeutend zu nehmen.»[12]

Äther-Eier sind Beobachtungen am Leib

Die Erfahrung der Äther-Eier ist nicht rein gedanklich, es sind Beobachtungen am Leib. Grundlage sind die Bewegung des physischen Leibes und die daraus entstehenden Erfahrungen innerer Räume. Diese Beobachtungen werden natürlich vom Denken begleitet, sonst könnten wir sie nicht erfassen, einordnen und benennen.

Es zeigen sich hier also verschiedene Zugänge zur Raumerfahrung, einmal auf der physischen Ebene, einmal auf der ätherischen und einmal auf der gedanklichen, die dann auch zu unterschiedlichen Raum-Realitäten führen.

Das Wesen der Künste und die Raumesrichtungen

Imagination der Entstehung der Tanzkunst

Eine weitere Brücke zum Aspekt der Dimensionen des Raumes findet sich bei Rudolf Steiner im Vortrag «Das Wesen der Künste».[13] Er schildert darin einen imaginativen Erkenntnisvorgang, bei dem die Seele einer Frau einer Geistgestalt begegnete. Diese erschien ihr wie «drei Kreise, die aufeinander senkrecht standen, wie wenn ein Kreis horizontal, der andere vertikal und der dritte von rechts nach links stünde» und die eine große Trauer ausstrahlte.

Die Gestalt beschreibt dann, dass ein Teil von ihr in der physischen Welt als Gleichgewichtssinn in drei «nicht ganz vollendeten» Kreisen zu finden sei, «angeschmiedet» im Ohr. Dort seien die Kreise aber nicht in sich geschlossen, sondern «zerrissen» und fest an einen Grund angeheftet. Darin liege der Ursprung ihrer Trauer.

Eine spirituelle Betrachtungsweise des Gleichgewichtsorgans

Die Gestalt bat die Frau, ihr zu helfen, indem sie sie an den Gleichgewichtserfahrungen der Menschen teilhaben lässt. Daraufhin setzte die Frau «den einen Fuß vor den andern, verwandelte die Ruhe in die Bewegung, und verwandelte die Bewegung in den Reigen [...].» Nun sagte die Geistgestalt: «Jetzt hast du mich verwandelt! [...] Jetzt bin ich zur Tanzkunst geworden.»

«‹Drüben, in der physischen Welt, bezeichnen mich die Menschen als einen Sinn, als einen ganz kleinen Sinn. Sie bezeichnen mich durch einen Sinn, den sie den Gleichgewichtssinn nennen, und der klein geworden ist, drei nicht ganz vollendete Kreise umfasst, die angeschmiedet sind im Ohr. Das ist mein letzter Sprößling. Ihn haben sie entrissen in die andere Welt hinüber und haben ihm das genommen, was er hier hatte, um nach allen Seiten frei sein zu können. Jeglichen der Kreise haben sie zerrissen und ihn auf jeder Seite fest angeheftet an einen Grund. Hier – wie du mich hier siehst – bin ich nicht angeheftet; hier zeige ich nach allen Seiten in mir vollendete Kreise. Hier bin ich nach allen Seiten abgeschlossen. Da siehst du meine wirkliche Gestalt erst!›

Da schwang sich die Seele dieser Frau dazu auf zu fragen: ‹Wodurch kann ich dir helfen?›

Befreiung des Gleichgewichtssinns in der Tanzkunst

Da sagte die geisterhafte Gestalt: ‹Nur dadurch kannst du mir helfen, dass du deine Seele mit der meinigen vereinst, dass du alles, was die Menschen drüben im Leben erfahren durch den Gleichgewichtssinn, hier in mich überträgst. Dann wächst du in mich selber hinein; dann wirst du so groß wie ich selber. Dann befreist du deinen Gleichgewichtssinn, und du erhebst dich – geistig befreit – über die Fesselung an die Erde!›

Und die Seele der Frau tat dieses. Sie wurde eins mit der geisterhaften Gestalt da drüben. Und indem sie eins wurde mit ihr, spürte sie, dass sie etwas ausführen müsse. Und sie setzte den einen Fuß vor den andern, verwandelte die Ruhe in die Bewegung, und verwandelte die Bewegung in den Reigen, und schloß den Reigen in der Form ab.

‹Jetzt hast du mich verwandelt!› – so sagte die geisterhafte Gestalt. ‹Jetzt bin ich zu dem geworden, was ich nur durch dich werden kann, wenn du dich so verhältst, wie du dich eben verhalten hast. Jetzt bin ich ein Teil von dir geworden; so geworden bin ich, dass mich in dieser Art die Menschen nur ahnen können. Jetzt bin ich zur Tanzkunst geworden. Weil du hast Seele bleiben wollen und dich nicht vereinigt hast mit der physischen Materie, hast du mich befreien können.›»

Die Bildsprache, die in diesem Vortrag verwendet wird, ist zunächst sehr schwer zu verstehen. Es hat lange gedauert, bis ich selbst einen inneren Bezug zu dieser Imagination herstellen konnte. In einfachen Worten würde ich

Das Gleichgewichtsorgan im menschlichen Ohr

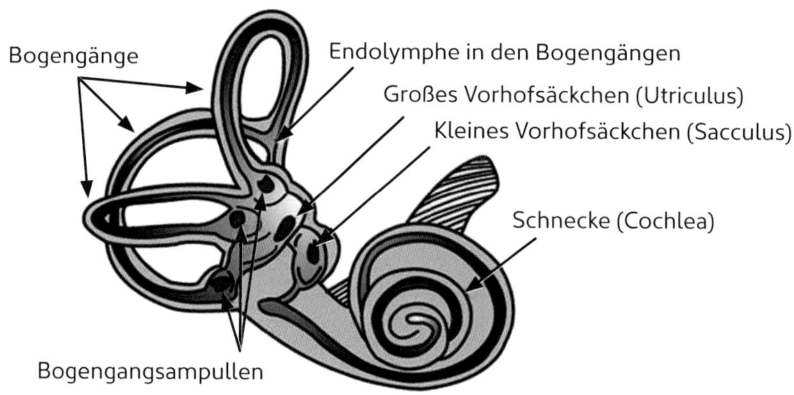

den Bezug dieser Schilderung zu den 21 Instrumentübungen folgendermaßen ausdrücken:

Bezug zu den 21 Übungen der Warming-Reihen

Wenn die Seele (der Frau) sich mit den physischen Bedingungen (Gleichgewichtssinn) erlebend auseinandersetzt, kann die freie innere Bewegungsfähigkeit (Ätherleib der Frau) das Prinzip oder das Wesen der Tanzkunst in sich erwecken und in eine vollkommene Form (drei Kreise, drei Dimensionen) führen. Diese erlebende Seele schlummert in jedem von uns. Der Weg durch die 21 Instrumentübungen kann ein Prozess sein, der uns in ein bewegtes, inneres harmonisierendes Gleichgewicht bringt.

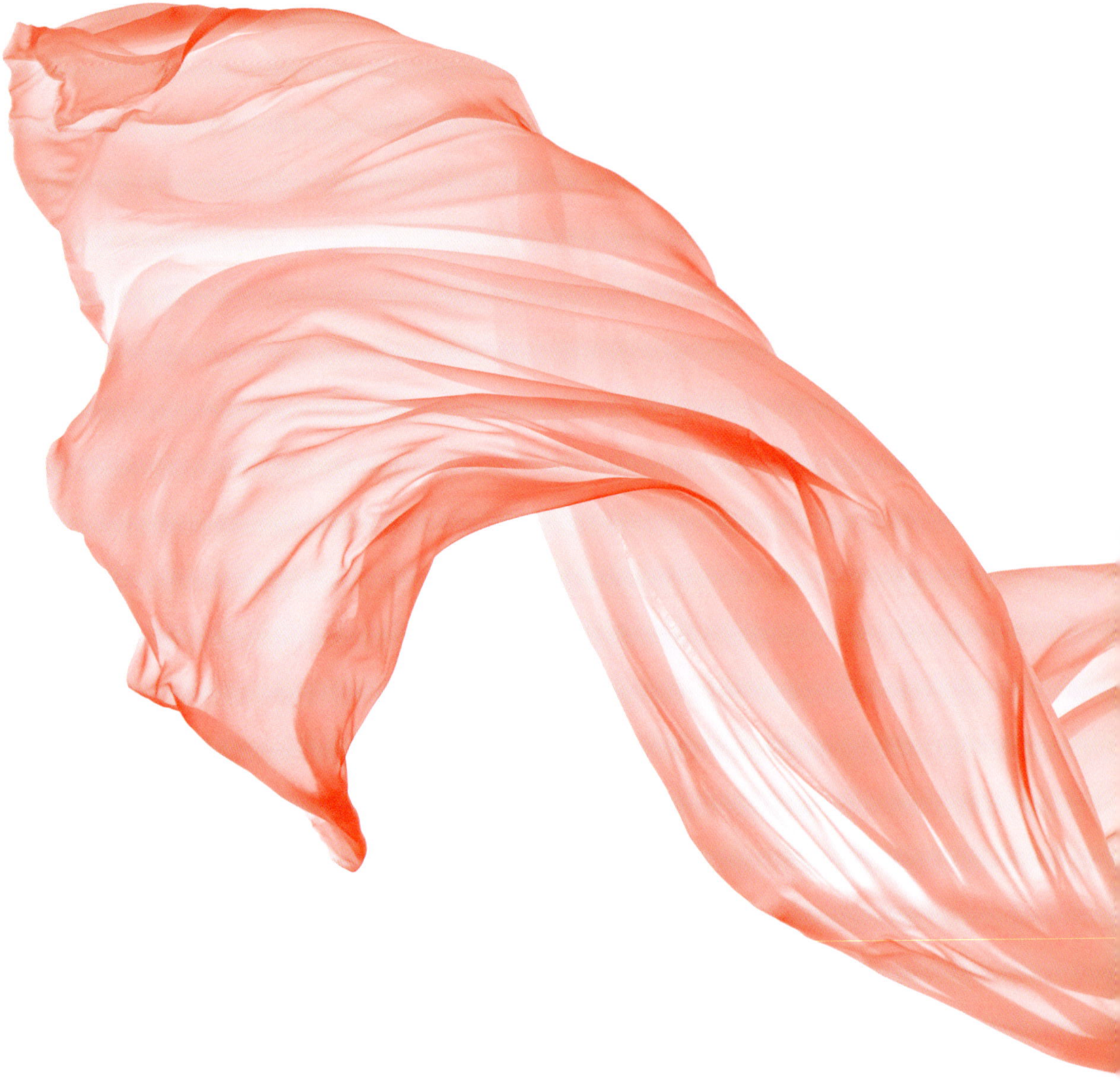

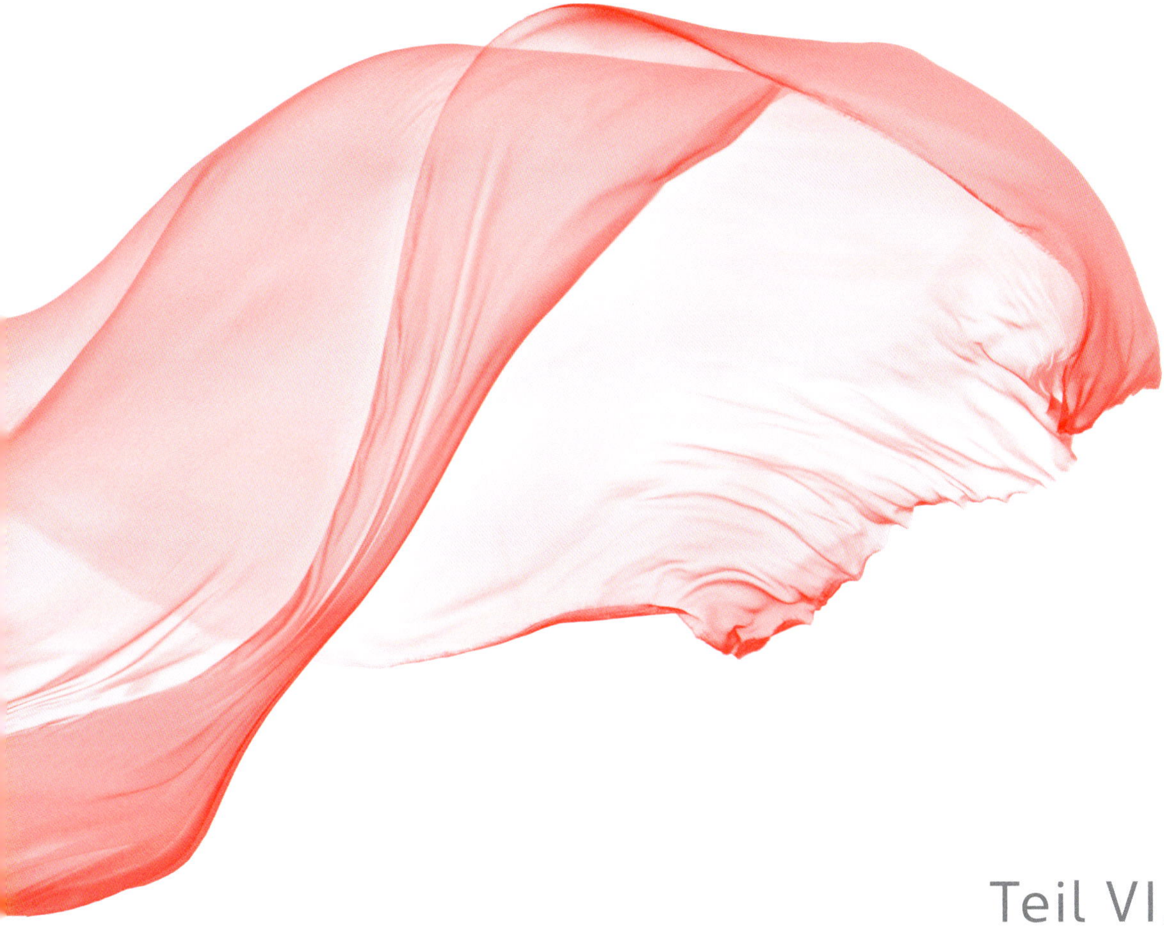

Teil VI.

DIE BEDEUTUNG DER WARMING-REIHEN FÜR DIE EURYTHMIE

Mit Eurythmie den Leib ergreifen

In der Eurythmie haben wir eine Kunstform, mit der wir den ganzen Menschen ergreifen. Vom Fuß bis zum Kopf, aber auch vom physischen Leib bis zum Ich ist der Mensch als Ganzheit beteiligt.

Drei große Herausforderungen der Eurythmie

Die Beschäftigung mit dem Thema «Leib ergreifen» begann für mich während meiner Ausbildung. Ich bin gerne in die Bewegungen eingetaucht und habe mit diesen viele innere Erlebnisse gehabt. Dabei war es immer eine große Herausforderung, mir erst einmal bewusst zu machen, dass und wie Bewegungen selbstständig ich-haft ausgeführt werden können. Damit wurde mir klar, dass die Lebendigkeit in der Bewegung (der ätherische Aspekt), eine Beseelung, ein seelisches Eins-Sein mit der Bewegung (der astrale Aspekt) und der Mut zum Ergreifen und Verbinden der eigenen Individualität mit der Bewegung (der Ich-Aspekt) drei große Herausforderungen in der Eurythmie sind. Rudolf Steiner zeigte diese drei Qualitäten beziehungsweise Perspektiven hervorragend an den Eurythmiefiguren in Bewegung, Gefühl und Charakter.

> «[...] so muss mit Bewegung, Gefühl und Charakter der Eurythmiker alles dasjenige erreichen, was zu erreichen ist. Das andere darf alles nicht in Betracht kommen. Das ist der Bereich der Mittel für die eurythmische Kunst. Mit diesen Mitteln muss alles erreicht werden.»[14]

Den wichtigsten Impuls, mich intensiv mit den Eurythmiefiguren auseinanderzusetzen, bekam ich während der Ausbildung von meiner sehr geschätzten Lehrerin Elena Zuccoli, eine der ersten Eurythmistinnen. Sie sagte: «Die Eurythmiefiguren sind die Rettung der Eurythmie!»

Damit begann für mich eine Beschäftigung mit den Eurythmiefiguren – besonders bezüglich ihres Verhältnisses zum physischen Leib – die bis heute andauert. Im Prozess, dieses Thema bewusst und

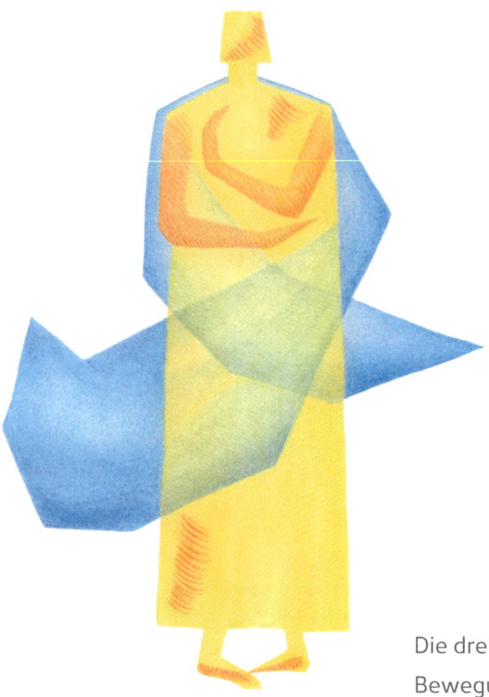

Die drei «Mittel» an der Eurythmiefigur B: Bewegung (gelb), Gefühl (blau), Charakter (rot)

konkret zu ergreifen, hat mir folgendes Beispiel geholfen: Ein Maler braucht erstens eine Staffelei, Leinwand und Pinsel, zweitens die Farbe und drittens wird er selbst als Gestalter und Künstler gebraucht. Das gleiche Phänomen haben wir in der Eurythmie. Wir haben den Leib als Instrument (Leinwand), die Mittel der Eurythmie, Bewegung, Gefühl und Charakter (Farbe), sowie die Individualität (Gestalter), die mit diesen Mitteln kreativ wird. Am Leib und durch den Leib wird Eurythmie sinnlich sichtbar.

Auseinandersetzung mit den Eurythmiefiguren

Seit Beginn der Eurythmie wurde und wird intensiv an ihren Mitteln geforscht. Ein wesentlicher Punkt war, eine möglichst objektive oder auch allgemeingültige Auffassung von der Bedeutung eurythmischer Bewegungen zu erlangen. Über die Herausforderung, wie die eurythmischen Mittel vom Einzelnen in der Bewegung individuell ergriffen werden können, wird wenig berichtet. Hier besteht ein großes Entwicklungspotenzial. – Jeder soll die Eurythmie so entwickeln, dass er «mit seiner Persönlichkeit»[15] drinnen steht.

Voraussetzung für eine Individualisierung der eurythmischen Bewegung

Die Frage der Individualisierung der eurythmischen Bewegung, das heißt der bewussten, ich-haften Führung, bedingt die Durchdringung der menschlichen Organisation – vom physischen Leib über den Ätherleib (Lebensenergie) bis in den Astralleib (seelischer Ausdruck) – durch das Ich.

Rudolf Steiner betonte mehrfach, dass in der Eurythmie durch physische Bewegungen die ätherischen zum Ausdruck gebracht werden sollen:

«Es muss der Mensch angeleitet werden, dasjenige in Gesten, in Bewegungen des physischen Leibes zum Ausdruck zu bringen, was dem Ätherleib natürlich ist. [...] Immer ist es gut, wenn der Mensch verstehen lernt, in physische Bewegungen das umzusetzen, was dem Ätherleib natürlich und eingeboren ist.»[16]

«Man nimmt den physischen Leib durch, zeigt, dass durch die Eurythmie eigentlich bis zu einem hohen Grade die Bewegungen des Ätherleibes anstelle des physischen Leibes treten, sodass die eigenen Gesetze des Physischen aufhören, sodass der Ätherleib unmittelbar in der physischen Welt auf dem physischen Plan wirkt, sonst wirkt er hinter dem physischen Plan.»[17]

Sichtbarwerden des Ätherischen durch bewusstes Ergeifen des Leibes

Das heißt nach meinem Verständnis nicht, dass wir uns aus dem physischen Leib herausziehen und «nur» noch ätherische Bewegungen machen sollen, sondern vielmehr, dass durch das bewusste Ergreifen des physischen Leibes das Sichtbarwerden des Ätherischen am Leib ermöglicht werden soll. Für mich lag die Herausforderung darin, mit hohem Engagement den eigenen physischen Leib gezielt und konkret zu ergreifen, um an die darin liegenden, lebendigen Gesetzmäßigkeiten zu kommen und aus den physischen Bewegungen heraus die Ätherbewegungen am physischen Leib zur Erscheinung zu bringen.

Novalis würdigt die göttliche Vollkommenheit unseres Körpers in wunderbarer Form. Dieser zählt zu den größten Kunstwerken, die dem Menschen geschenkt wurden: «Es gibt nur einen Tempel in der Welt, und das ist der menschliche Körper. Nichts ist heiliger als diese hohe Gestalt.»[18]

Diesem «Tempel» sollten wir eine liebevolle Pflege und bewusste Führung zukommen lassen. Aus der Fragestellung heraus, wie wir in der Eurythmie unseren physischen Leib ergreifen, entstand bei mir schon während der Ausbildung der Impuls, die Übungen, die in dieser Schrift beschrieben werden, am eigenen Instrument zu entwickeln und sie fortwährend zu praktizieren.

Vom Stoff zur Idee

Mein Weg war nicht der, von einer fertigen Idee auszugehen und diese in ein Verhältnis zum Leib zu bringen. Ich bin den Weg vom Stoff zur Idee gegangen, von der Beobachtung des Leibes in der Bewegung hin zu den Gesetzmäßigkeiten, wie sich ätherische und astrale Kräfte im Leib darstellen. Bisher habe ich die Methode bis zu dem Punkt gebracht, an dem wir neue Leibsprachen entwickeln können wie zum Beispiel «knieisch» oder «ellenbogisch» (siehe das Kapitel «Acht Bewusstseinsschritte auf jeder Gelenkestufe», S. 78 ff.). Diese Fähigkeitsbildung, die hier mit «Sprachentwicklung» oder «Gelenke-Verstehen» umschrieben werden kann, befähigt uns, Ich-Präsenz, Beseelung und Ätherbewegung am eigenen Leib wie auch am Leib anderer Menschen wahrzunehmen und zu verstehen.

Bei den drei *Warming*-Reihen finden wir beim Ansatz der Bewegungen wesentliche Unterschiede. Beim *Warming-up* sind die Bewegungsimpulse punktuell – ausgehend von den Gelenken. Beim *Warming-out* beginnen sie jeweils im Gelenk und gehen dann über in ein inneres Lösen und Strömen in die Röhrenknochen. Die Aufmerksamkeit wird hier vor allem auf den Übergang oder die Verbindung vom Gelenk zum Röhrenknochen gelenkt. Beim *Warming-through* werden in den verschiedenen Schichten an mehreren Stellen Bewegungsimpulse in einen Zusammenhang gebracht, sodass das Erlebnis eines flächigen Bewegungsansatzes entsteht.

Man kann also von drei Qualitäten von Bewegungsimpulsen sprechen und von diesen ausgehend eine Verbindung zu den Charakterstellen an den Eurythmiefiguren herstellen. An diesen Charakterstellen lassen sich wiederum drei Qualitäten unterscheiden: Sie können punktuell sein (zum Beispiel beim CH in den Gelenken der Arme), linear (beim L in der Beziehung des Gelenks zum Röhrenknochen in den Armen) oder flächig (beim M in der Rückenschicht im Kreuz). Die Charakterstellen deuten somit auf verschiedene Handhabungen hin, die in den *Warming*-Reihen differenziert aufgebaut werden.

Drei Qualitäten von Bewegungsimpulsen

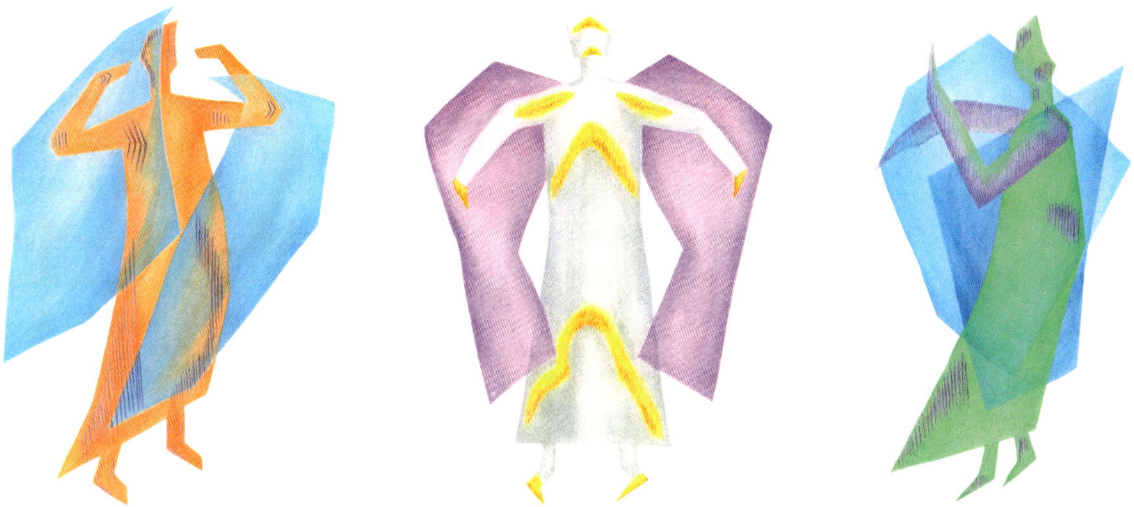

Eurythmiefiguren CH – L – M

Die Charakterstellen beschreibt Steiner auf zwei verschiedene Arten. Zum einen, dass der Charakter das Individuelle des Menschen ausdrückt.[19] Das heißt, das Ich, das Individuum, ist aufgefordert, sich am Leib zu äußern. In der zweiten Beschreibung wird der Charakter als Muskelspannung dargestellt.[20] Um die Muskeln in eine Spannung zu bringen, erfordert es den physischen Leib. Damit diese Spannung im Physischen auftritt, ist eine geführte Willenshandlung nötig. Somit kann man sagen, die «Charakterstellen» sind der Ausdruck dafür, wie das Ich willentlich den physischen Leib ergreift. Charakter ist gleich Ich-Aktivität, Wollen und physische Muskelspannung.

Charakterstellen als Ausdruck der Ich-Aktivität im physischen Leib

Die 21 Übungen der Warming-Reihen sind die Grundlage, um aus der eigenen Erfahrung erlebend diese Charakterstellen aktivieren zu können.

Wenn wir den Bewegungsansatz in den Gelenken kennen, können wir das Gelenk bewusst und gezielt aktivieren. Dies ist der Ausgangspunkt einer bewussten Äther-Impulsierung, bei der ein innerer ätherischer Bewegungsim-

Ätherischer Bewegungsimpuls wird zur sichtbaren Bewegung

puls zur äußeren, physischen und sichtbaren Bewegung wird. Der bewusst ergriffene Bewegungsimpuls ist eine Ich-Leistung und als solche der Schlüssel zur Bewegung der Charakterstellen an den Eurythmiefiguren.

Wie bereits beschrieben, sagt Rudolf Steiner, der Charakter an den Eurythmiefiguren sei der Ich-Impuls im Physischen, die Muskelspannung. Und wenn Steiner von Muskelspannung spricht, muss das mit dem physischen Leib zu tun haben, denn nur ätherisch kann man die Muskeln nicht spannen. Das Dichteste am Menschen, das man bewegen kann, sind die Gelenke und mit ihnen die Knochen. Diese werden natürlich über die Muskeln bewegt. Somit ist jede Bewegung eine Erscheinung des Charakters. Es ist nur die Frage, wie bewusst dies geschieht. An den Bewegungen kann abgelesen werden, wie bewusst das Ich mit dem Physischen verbunden ist und wie weit es inkarniert ist.

Impression und Expression

Um einen Bewegungsimpuls bewusst am physischen Leib auszudrücken, muss ich diesen erst wahrnehmen lernen. Diese zwei Tätigkeiten, Impression und Expression bis ins Physische hinein, sind die Voraussetzungen für alle Formen der eurythmischen Kunst, von der Bühneneurythmie bis zur *Eurythmie Massage*.[21] – Wie bei jedem Üben im Ätherischen ist auch hier die ständige Wiederholung Voraussetzung zur gesteigerten Fähigkeitsbildung.

Zusammengefasst heißt dies: Unbewusst ablaufende Bewegungen müssen zuerst ins Bewusstsein gehoben werden – somit werden sie beobachtbar –, um sie dann bewusst-expressiv anzuwenden.

Bewegungsimpulse sichtbar machen

Durch die Übungen haben wir gelernt, bewusst Impulse zu setzen und dadurch Bewegungen von innen zu führen. Der zweite Schritt ist nun, dass diese Impulse nicht nur für den Durchführenden selbst wahrnehmbar sind, sondern so stark den physischen Leib in Bewegung bringen, dass man es von außen deutlich sieht. Die innere Bewegungsführung geht von einer impressiven in eine expressive Bewegung über. Ich bin die ausführende Person für die Impression und die Expression. Reine Selbstgestaltung am eigenen Leib – Blüte und Knospe!

Bei meiner Ausbildungstätigkeit werde ich immer wieder gebeten, die Zugehörigkeiten der drei Mittel an den Eurythmiefiguren anzugeben. Die folgende Tabelle soll einen Überblick dieser Zuordnungen geben.

EURYTHMIEFIGUR	CHARAKTER	SCHLEIER	KLEID
Dimension	unten – oben	links – rechts	hinten – vorn
Seelenfähigkeit	wollen	fühlen	denken
Wesensglied	Ich + physischer Leib	Astralleib	Ätherleib
Warming	up	out	through

Parallelen der Warming-Reihen zur Eurythmie

Berührungspunkte mit der Lauteurythmie

Wenn man als Eurythmist die Übungen der *Warming*-Reihen durchgeht, kommt man unmittelbar aus der eurythmischen Arbeit zu übereinstimmenden Beobachtungen und wird an Lautbewegungen erinnert. Es ist aber nicht das eigentliche Ziel der *Warming*-Übungen, in der Vorstellung die Leib-Bewegung durch die Laute zu überdecken. Die *Warming*-Reihen sollten zunächst unabhängig von eurythmischen Bewegungen durchgeführt werden.

Wenn im Folgenden einige Parallelen als Beispiele dargestellt werden, ist damit auch nicht gemeint, dass diese Laute «heileurythmisch» nur zu diesen Körperstellen gehören. Die heileurythmische Lautwirksamkeit ist eine viel umfassendere.

BEISPIELE BEIM WARMING-UP

- Beginnen wir mit der Erfahrung in den Zehengelenken. Dort kann man eine I-, D- und N-Qualität wahrnehmen. Der eurythmische dreiteilige Schritt (heben - tragen - stellen) kann somit eine Hilfe sein, die Zehen bzw. das Fußgelenk in eine geschmeidige Einheit zu bringen. Dieser Prozess wird dann vor allem mit der Qualität des M gesteigert.
- Im «Eurythmie-Meditationsspruch» von Rudolf Steiner kommt die merkwürdige Zeile «durch meiner Füße Wort»[22] vor. Darin, wie jeder einzelne

Mensch auftritt, sich selbst, beginnend mit den Zehen, mit der Erde «verbindet», spricht und drückt sich seine Individualität aus. Jeder Mensch hat seine eigene Art zu gehen.

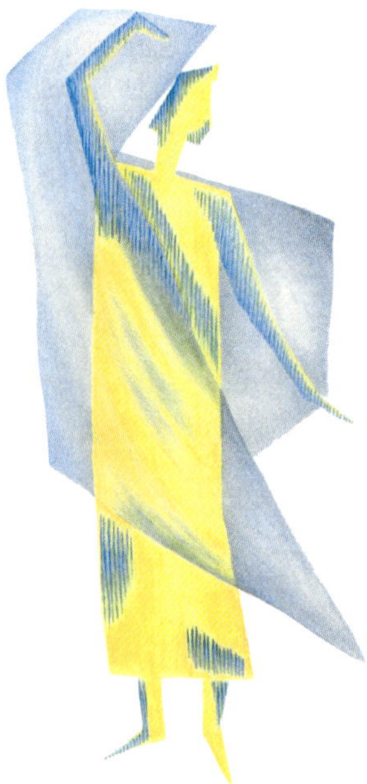

Eurythmiefigur G

- Schauen wir uns ein Beispiel im Brustgelenk an. Wenn wir die Bewegung des Brustgelenks bewusst ergreifen, das heißt aus dem Zentrum des Brustraumes die Bewegung radial in alle Richtungen ausdehnen, den Punkt zum Umkreis werden lassen, haben wir schon das G in seiner Grundqualität gegriffen (gelb in der Eurythmiefigur). Das G ist der erste Schritt in der Evolutionsreihe, bei dem ICH mir selbst von innen den Raum schaffe.[23]
- Elena Zuccoli war in meiner Ausbildung die einzige Lehrerin, die uns auf die Wichtigkeit dieses Bewegungsansatzes aufmerksam gemacht und ihn mit uns geübt hat. Sie sagte, dass man ohne dieses Brustgelenk die befreiende Nachbewegung der Blaselaute (zum Beispiel F, S, H) nicht gestalten könne. Jeder Blaselaut solle durch das Nachschwingen dieses Brustgelenk-Punktes «von Luzifer befreit werden».
- Wenn wir das Halsgelenk und somit den Kopf langsam kreisen lassen, ist es im ersten Moment eine Hilfe, dass man den Kopf wie eine schwere Kugel rollen lässt. Das Gewicht des Kopfes zieht dann die ganze Gestalt bis ins Gehen mit. Das ist sehr ungewohnt; es sieht aus, als wäre man betrunken. Wenn man den Impuls aus dem Halsgelenk gibt und die Gestalt ganz gelöst bis in den Gang hinein mitschwingen lässt, kann dabei aber ein sehr großes Umkreiserlebnis zur Erfahrung werden.

Toneurythmie

Für die Toneurythmie bemerkte Elena Zuccoli – und konnte dies auch meisterhaft vorführen –, dass man bei der bewegten Darstellung romantischer Musik «aus dem Kopf» bewegen solle. Es ist interessant, dies auszuprobieren. In der Eurythmie scheint es mir generell eine Gefahr zu sein, die Beweglichkeit des Halsgelenkes zu vernachlässigen.

In der Betätigung des Halsgelenkes ist mir unter anderem aufgefallen, dass die eurythmischen Angaben zu den Planetenbewegungen viel lockerer, größer und dynamischer bewegt werden können.

BEISPIELE BEIM WARMING-OUT

- Im Kreisenlassen der Schulter-Oberarm-Verbindung taucht unmittelbar die Qualität des L auf.
- Im Ellenbogen kann die Kraft und die Konkretheit des K erlebt werden.
- In den Handgelenken zeigt sich wunderbar das Eintauchen und Sich-Verbinden der M-Bewegung.
- Eine durchgehende Parallele vom Schlüsselbein bis in die Fingerspitzen sind die Intervallbewegungen der Ton-Eurythmie.

Intervallbewegungen

Rudolf Steiner macht Angaben zur musikalischen Umsetzung der Intervalle, die ihre Schwerpunkte jeweils an einer anderen Stelle der Armorganisation haben:

Prime	–	Schlüsselbein
Sekunde	–	Oberarm
Terz	–	Unterarm
Quarte	–	Handgelenk
Quinte	–	ganze Hand
Sexte	–	Finger
Septime	–	Fingerspitzen
Oktave	–	Umkreis

BEISPIELE BEIM WARMING-THROUGH

- In der ersten Hautschicht kann man nach einer Weile des Erübens das Eingebettet-Sein, das Umhüllt-Sein des B erleben.
- In den beiden Gewebeschichten (zweite und sechste Schicht) wirkt hervorragend das W.
- Und ein zentrales paralleles Erlebnis in der vierten, mittleren Schicht ist die Resonanz des Zu-sich-Kommens und des Impulses, den man sich selbst von innen gibt, mit den zwei Qualitäten des H.

Dies sollen nur ein paar wenige Anregungen sein. Weitere Parallelen können mit allen 21 Bewegungsansätzen selbst entdeckt werden.

Vielseitigkeit in der Eurythmie durch die 21 Bewegungsansätze

Laute der Eurythmie mit den Bewegungsansätzen der Warming-Reihen verbinden

Mit allen 21 Bewegungsansätzen kann man systematisch durch das ganze eurythmische Alphabet hindurchgehen. Das heißt, wir bewegen das A aus den Zehen, dem Fußgelenk ... den Schultern, aus den Handgelenken ... aus der hinteren Hautschicht, aus der vierten Schicht usw. Dann machen wir die Übungen mit dem B und den anderen Lauten.

Da alle Übungen mit allen Lauten sehr umfangreich sind, ist es ratsam, sich einen Laut zu wählen und mit diesem durch die einzelnen Übungen der *Warming*-Reihen zu gehen. Oder man nimmt eine der Übungen und geht mit dieser durch das ganze Alphabet. Dabei kann uns die Vielseitigkeit des Leibergreifens sowie der Lautanwendung bewusst werden. Diese spielerische und Phantasie fördernde Übung eröffnet den Zugang zum Reichtum der Gestaltungsmöglichkeiten im künstlerischen, pädagogischen wie auch im therapeutischen Umgang mit den Lauten.

Schwächen im Bewegungsrepertoire aufdecken

Übt man dies, so hält man sich selbst einen Spiegel vor und entdeckt Stärken und Schwächen in seinem eigenen Bewegungsrepertoire. Es ist ein wunderbares Mittel, sich auf kreative Weise innerlich beweglich zu halten. Diese innere Beweglichkeit hat dann auch einen unmittelbaren Einfluss auf das eigene seelische Verhalten bis in den Alltag hinein. Daran wird deutlich, dass die Wirkungen der eurythmischen Lautbewegungen an den verschiedenen Stellen des Leibes zu gesundenden «Medikamenten» für den physischen wie für den Seelenleib werden können.

Die drei Warming-Reihen als Voraussetzung für die Eurythmie Massage

Die Übungen der drei *Warming*-Reihen können ein erweiterndes Feld für die eurythmische Kunst, die pädagogische Eurythmie, die soziale Eurythmie und die Heileurythmie sein. Für die neue Therapieform der *Eurythmie Massage* bilden sie eine grundlegende Voraussetzung. In ihr werden die differenzierten Bewegungsqualitäten der Laute eurythmisch zuerst mit und später ohne Berührung übertragen, bis der Patient fähig ist, diese Bewegungen gezielt bei einer bestimmten Körperstelle selbst anzuwenden.

Die Methode der *Eurythmie Massage* beruht auf drei Säulen:

1. Durchlässig-Machen und Beherrschen des eigenen Leibes durch die Warming-Reihen, damit
2. die eurythmischen Laute in ihrer Dreifarbigkeit[24] möglichst klar ergriffen und übertragen werden können.
3. Sieben Massage-Stufen, sieben aufeinander aufbauende Bezüge zwischen dem Therapeuten und dem Patienten mit dem Ziel, dass der Patient von einer Fremdbehandlung zur Selbstbehandlung gelangen kann.

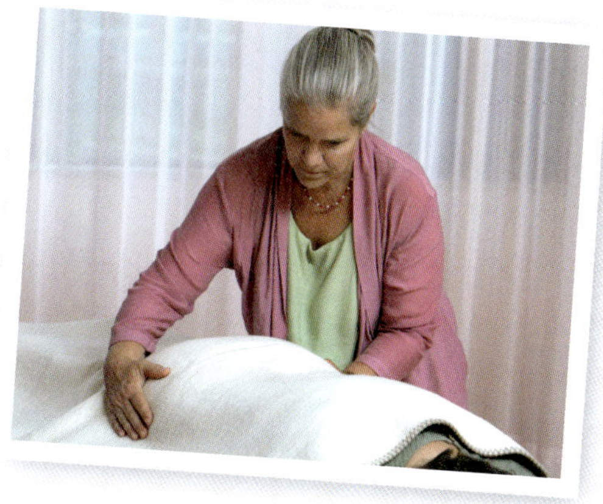

Eurythmie Massage

Durch die *Warming*-Reihen wird nicht nur der eigene Leib geschmeidiger und bewusster erlebt, sondern er wird auch zu einem umfassenden Wahrnehmungsorgan, mit dem andere Leiber, andere Konstitutionen besser verstanden werden. Der eigene Leib wird fähig, durch eine Körperstelle die entsprechende Körperstelle des Gegenübers wahrzunehmen.

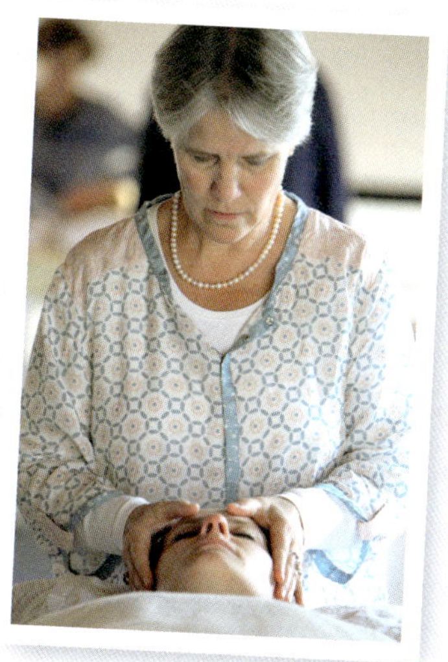

Eurythmie Massage

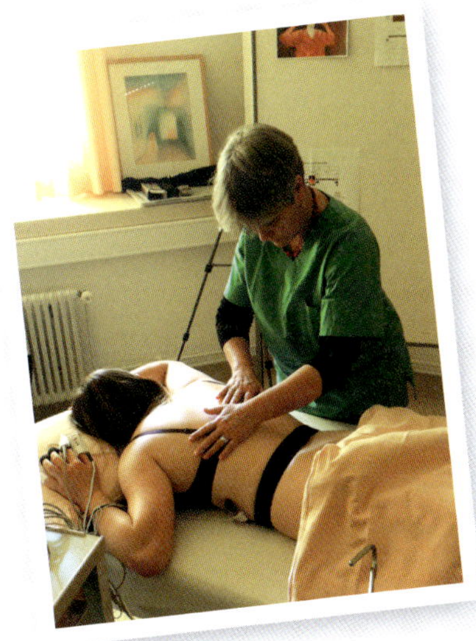

Eurythmie Massage-Untersuchung in der Filderklinik

Andere Konstitutionen besser verstehen

Die Knie aller Menschen zum Beispiel sind nach demselben Prinzip gebildet, und deshalb wird es möglich, dass das Knie zum Wahrnehmungsorgan für das fremde Knie wird oder das Schultergelenk die Konstitution eines anderen Schultergelenks wahrnehmen kann. Das Denken beobachtet diese Vorgänge und ist fähig, dazu passende Begriffe zu bilden. Dies gilt für alle Körperregionen und die verschiedenen Organe. Je durchlässiger und bewusster der eigene Leib wird, desto größer wird die Fähigkeit, andere Leiber und Konstitutionen differenzierter wahrzunehmen.

Für eine zukünftige Weiterentwicklung in verschiedenen Richtungen der Eurythmie im therapeutischen, medizinischen und pädagogischen Bereich usw. ist dies ein Weg, durch die Steigerung der eigenen Wahrnehmungsfähigkeit bewusster mit den entsprechenden Herausforderungen des Alltags umgehen zu können.

Schlussbemerkung

Das Ziel der 21 Instrumentübungen liegt darin, Schritt für Schritt mit unserem Ich eine Führung der drei unteren Wesensglieder – physischer Leib, Lebensleib bzw. Ätherleib und Seelenleib bzw. Astralleib – zu erreichen. Es ist ein Entschluss und es erfordert viel Einsatz und Geduld, mit dem eigenen Wesenskern, den ich auch den individuellen «Edelstein» nenne, in die tieferen, unbewussteren Ebenen unserer Organisation hinabzusteigen. Dies ist alles andere als ein sich auflösender, exkarnierender Prozess, im Gegenteil, es ist das Sich-selbst-Ergreifen des Leibes. Mit viel Liebe und Zuwendung können wir lernen, individuell mit diesem göttlichen Geschenk umzugehen. Dies ist ein Versuch bzw. ein Beitrag, die eigene Substanz wahrzunehmen, zu ergreifen und zu verwandeln.

Ich wünsche mir, dass sich in Zukunft immer mehr Menschen begegnen, um sich mit diesen Erfahrungen auszutauschen und sich gegenseitig Anregungen und Hilfestellung zu geben.

FAZIT DIESES BUCHS

Ein Übungsweg vom Physischen zum Ätherischen am eigenen Leib.

Danksagung

Hiermit danke ich allen Mitgliedern des *ArteNova Jugend-Eurythmie-Ensembles,* welche so interessiert und engagiert in den Jahren von 2005 bis 2017 mitgewirkt haben. Sie haben durch ihre Unvoreingenommenheit und Offenheit im eigenen Erproben dazu beigetragen, dass diese *Warming*-Reihen zum selbstverständlichen Mittel der Instrumentschulung für alle meine Kurse und Ausbildungen wurden. Insbesondere danke ich meinen drei Kindern, Alexander, Benjamin und Isabelle, die bis zu sieben Jahre im Ensemble mitwirkten und immer wieder konstruktive Rückmeldungen zu diesen Übungen gegeben haben, wodurch sie über die Jahre in ihrer Qualität reifen konnten.

Ein ausgesprochen großer Dank geht an meinen Lebenspartner, Eckart Grundmann, für seine unschätzbare Unterstützung insbesondere bei der Durchsicht des Textes und der Bebilderung, mit der er für das Zustandekommen dieses Buchs einen wesentlichen Beitrag geleistet hat.

Magdalena Lorenz-Savoldelli schuf all die gekonnten Zeichnungen mit ihren Feinheiten und humorvollen Details. Es war eine sehr aufbauende Zusammenarbeit. Ihr gilt mein ganz besonderer Dank – wie auch Maike Hufenbach für die Fotoaufnahmen und deren Bereitstellung. Ihre vielseitige Erfahrung im Fotografieren wurde zu einer großen Bereicherung.

Nicht zuletzt danke ich Bianca Tietz, die als erfahrene Therapeutin und Heilpraktikerin bei mir die *Eurythmie Massage*-Ausbildung mitgemacht und immer wieder den Unterrichtsstoff durch ihre Sichtweise und ihre eigenen Erfahrungen bereichert hat. Die Frucht dieser Arbeit hat sie mit dem schönen Geleitwort zu diesem Buch gekrönt.

Einen ganz herzlichen Dank richte ich an Wolfgang Gutberlet und Ursula Piffaretti, die als Sponsoren mitgeholfen haben, dass dieses Buch gedruckt werden konnte. Einen lieben Dank hier auch an die *Initiative Eurythmie.Umkreis.* Und ein großer Dank geht an den Lektor und Buchgestalter Manfred Christ, der mit viel Geduld und Hingabe zum schönen Gelingen dieses Buches beigetragen hat.

Zum Schluss ein ganz besonderer Dank an die Verleger Claudia Zangger und Jonathan Stauffer, die mit Vertrauen und mit großer Wertschätzung meiner Arbeit die Veröffentlichung im Futurum-Verlag möglich gemacht haben.

Anmerkungen

1 Siehe Herbert Löllgen: *Gesundheit, Bewegung und körperliche Aktivität,* in: *Deutsche Zeitschrift für Sportmedizin,* Juni 2015, S. 139–140; *Bewegung und Gesundheit in Europa. Erkenntnisse für das Handeln,* hrsg. von Nick Cavill, Sonja Kahlmeier und Francesca Racioppi, erschienen bei *Fonds Gesundes Österreich,* einem Geschäftsbereich der Gesundheit Österreich GmbH, 2010.

2 Julia Neuburg und Marilena Werth: *Sport als körpereigene Immunabwehr,* in: *Forschung aktuell,* hrsg. von der Deutschen Sporthochschule Köln, 4, 2019 (https://www.dshs-koeln.de).

3 Johann Wolfgang Goethe: *Faust. Der Tragödie erster Teil,* Nacht.

4 Rudolf Steiner: Vortrag vom 23. März 1913, in: *Welche Bedeutung hat die okkulte Entwicklung des Menschen für seine Hüllen und sein Selbst?* (GA 145) Basel [7]2015, S. 71 ff.

5 Rudolf Steiner: *Theosophie. Einführung in übersinnliche Welterkenntnis und Menschenbestimmung* (GA 9), Basel [34]2021, S. 42.

6 Rudolf Steiner: *Mysterienstätten des Mittelalters. Das Osterfest* (GA 233a), Basel [6]2013, S. 141.

7 Tanja Baumgartner: *Verwandlungskräfte der Eurythmie. Die Evolutionsreihe im Alltag,* Basel 2020, S. 26 ff.

8 Rudolf Steiner: *Das Wesen der Farben (GA 291),* Dornach [4]1991, S. 44.

9 Siehe Rudolf Steiner: *Eurythmie als sichtbare Sprache* (GA 279), Basel [6]1919, S. 46.

10 Rudolf Steiner: *Geisteswissenschaftliche Menschenkunde (GA 107),* Dornach [6]2011, S. 332.

11 Rudolf Steiner: *Goethe als Denker und Forscher,* in: *Einleitungen zu Goethes Naturwissenschaftlichen Schriften* (GA 1), Dornach [4]1987.

12 Ebenda, S. 293 f.

13 Rudolf Steiner: *Kunst und Kunsterkenntnis. Grundlagen einer neuen Ästhetik (GA 271),* Dornach 1985, S. 65 ff.

14 Rudolf Steiner: *Eurythmie als sichtbare Sprache* (GA 279), Dornach [5]1990, S. 19.

15 Ebenda, S. 42.

16 Rudolf Steiner: *Okkultes Lesen und okkultes Hören* (GA 156), Dornach 2003, S. 106 f.

17 Rudolf Steiner: *Die Entstehung und Entwicklung der Eurythmie* (GA 277a), Dornach 1998, S. 141.

18 Novalis: *Fragmente und Studien 1799–1800,* in: *Werke,* hrsg. und kommentiert von Gerhard Schulz, München [2]1981, S. 530.

19 Rudolf Steiner: *Metamorphosen des Seelenlebens – Pfade der Seelenerlebnisse. Erster Teil* (GA 58), Basel [2]2017, S. 143 ff.

20 Siehe Rudolf Steiner: *Eurythmie als sichtbare Sprache* (GA 279), Basel [6]1919, S. 37.
21 Siehe auch das Kapitel «Blüte-Prinzip und Knospe-Prinzip in der Bewegung», in: Tanja Baumgartner: *Verwandlungskräfte der Eurythmie. Die Evolutionsreihe im Alltag,* Basel 2020, S. 20 ff.
22 Rudolf Steiner: *Eurythmie als sichtbare Sprache* (GA 279), Basel [6]2019, S. 283.
23 Ausführlich werden diese Prozesse beschrieben in: Tanja Baumgartner: *Verwandlungskräfte der Eurythmie. Die Evolutionsreihe im Alltag,* Basel 2020.
24 Siehe ebenda.

Literatur

Tanja Baumgartner: *Verwandlungskräfte der Eurythmie. Die Evolutionsreihe im Alltag,* Basel 2020.
Rudolf Steiner: *Einleitungen zu Goethes Naturwissenschaftlichen Schriften* (GA 1), Dornach [4]1987
Rudolf Steiner: *Eurythmie als sichtbare Sprache* (GA 279), Basel [6]2019
Rudolf Steiner: *Die Entstehung und Entwicklung der Eurythmie* (GA 277a), Dornach [3]1998
Rudolf Steiner: *Kunst und Kunsterkenntnis. Grundlagen einer neuen Ästhetik* (GA 271), Dornach [3]1985
Rudolf Steiner: *Okkultes Lesen und okkultes Hören* (GA 156), Dornach [3]2003
Rudolf Steiner: *Theosophie* (GA 9), Basel [34]2021
Rudolf Steiner: *Das Wesen der Farben* (GA 291), Dornach [4]1991

Mitwirkende an diesem Buch

ECKART GRUNDMANN

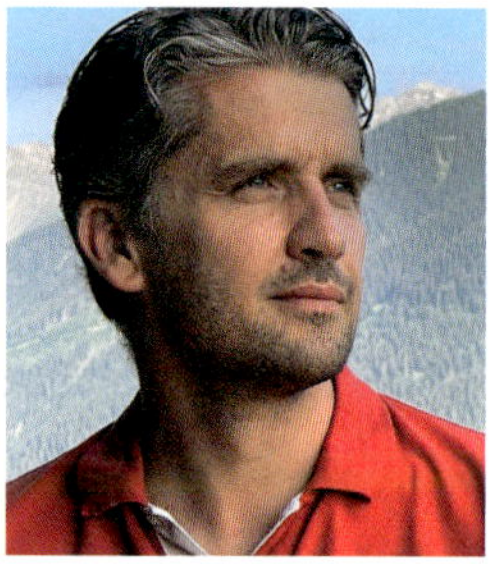

geboren 1972, Arbeit auf biologisch-dynamischen Höfen, Studium der Ökologischen Landwirtschaft an der Uni Kassel. 2002 bis 2009 eigene Projekte am Forschungsring für Biologisch-Dynamische Wirtschaftsweise in Darmstadt zu Naturschutz und Nachwachsenden Rohstoffen im Ökologischen Landbau. Seit 2009 als wissenschaftlicher Mitarbeiter und Geschäftsführer am Institut ArteNova, Forschung zur Wirkung eurythmischer Gesten auf Pflanzen und Substanzen. *Eurythmie Basis*-Ausbildung und *Eurythmie Massage*-Ausbildung bei Tanja Baumgartner
www.institut-artenova.ch

MAGDALENA LORENZ-SAVOLDELLI

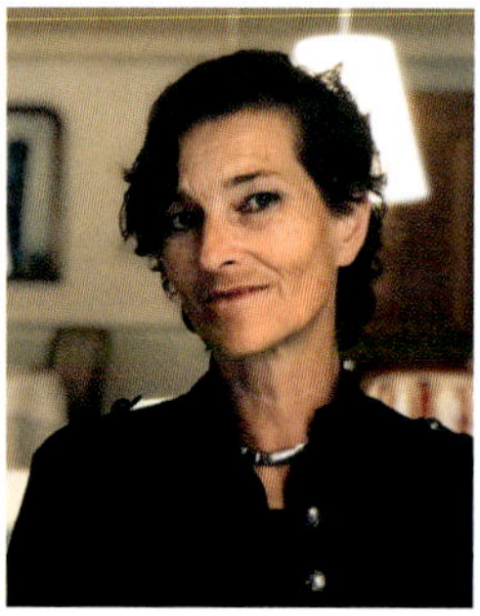

geboren 1959 in Augsburg. Nach der zweijährigen Ausbildung an der Akademie für Waldorfpädagogik in Mannheim besuchte sie die Malschule von Paul Pollock und dann die Assenza-Malschule in Dornach. Nach ihrer Ausbildung unterrichtete sie einige Jahre an dieser Malschule und wechselte später an die Steiner-Schule Mayenfels. Sie unterrichtete dort Malerei für die Mittelstufe, anschließend Räumliches Gestalten für die Oberstufe. Weitere Unterrichtstätigkeit an anderen Steiner-Schulen in der Schweiz. Während ihrer gesamten Ausbildungszeit arbeitete sie als Illustratorin. Ihre Arbeit umfasst Illustrations- und Designprojekte mit dem Schwerpunkt auf Kinderbücher.

MAIKE HUFENBACH

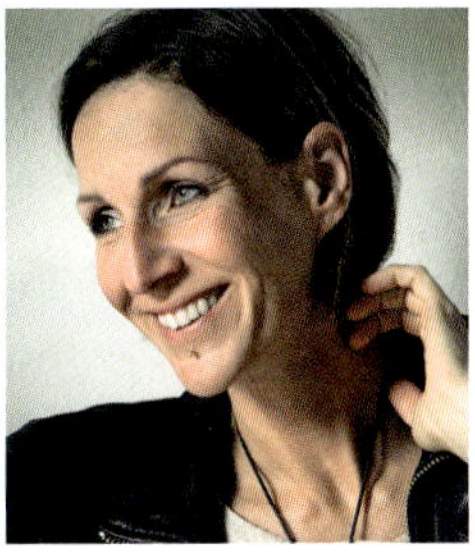

Ursprünglich als Schauspielerin und Regisseurin ausgebildet und tätig, fotografiert sie seit 2007 mit Leidenschaft und kreativem Feingefühl für Atmosphäre, Botschaft und Ausdruck alles, was mit dem menschlichen Sein und Schaffen zu tun hat. Ihr Fokus liegt auf der Peoplefotografie, bei der es ihr möglich ist, im Herausarbeiten subtiler Botschaften durch Mimik, Gestik, Kulisse, Bildkomposition, Farbe und Lichtsetzung einen Teil der menschlichen Innenwelt zum Ausdruck zu bringen.

BIANCA TIETZ

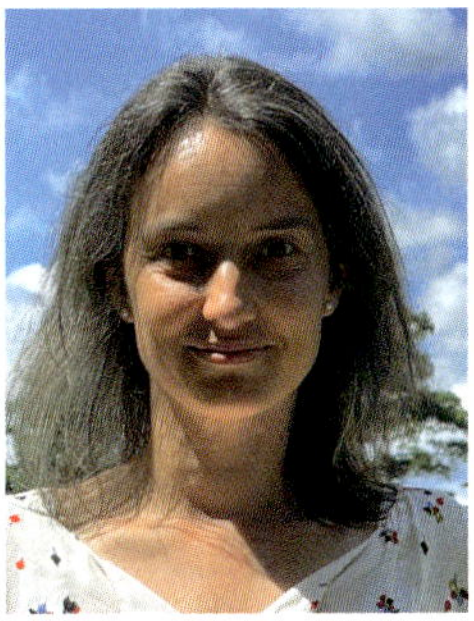

Physiotherapeutin und Heilpraktikerin für Naturheilkunde mit Spezialisierung auf Manuelle Therapie und Coaching mit Schwerpunkt Selbsterkenntnisprozesse. Ausbildung in *Eurythmie Massage*. Praxistätigkeit seit 2004 mit begleitender Dozententätigkeit, seit 2018 Therapieleitung in der Gemeinschaft Altenschlirf. Bei der ganzheitlichen Arbeit mit Patienten ist ihr besonderes Anliegen das Einbeziehen aller Lebensprozesse, um dem Menschen zu ermöglichen, aus eigener Erkenntnis heraus Entwicklungsschritte zu machen.

BILDNACHWEIS

Annemarie Bäschlin (in: *Die Eurythmiefiguren von Rudolf Steiner,* GA K 26a, Dornach [2]2001): S. 172, 175, 178; *Tanja Baumgartner:* S. 59 rechts unten, 76 links unten, 81, 114, 119, 120/121, 154; Eckart Grundmann: 181 rechts unten; *Maike Hufenbach:* S. 30, 33, 37, 43, 44, 45, 47 rechts, 53 rechts, 58 links, 63, 70, 71, 84, 85, 86 oben, 90 oben, 95, 99 oben, 103 oben, 105 oben, 107, 108, 110, 111, 181 rechts oben und links unten, hintere Umschlagklappe; *Magdalena Lorenz-Savoldelli:* sämtliche Zeichnungen außer den an anderer Stelle genannten; *NASA:* 168; *Shutterstock:* Einbandvorderseite (AnnaTamila), S. 4 (sirtravelalot), 20/21 (Nadia Levinskaya), 24, (norr), 25 oben (Purino), 25 unten (Natee K Jindakum), 28/29 (IMMAGINA), 36 (planet5D LLC), 46 (JoHo), 52 (diignat), 57 (Dmitry Lobanov), 62 (Karelian), 69 (Yolya Ilyasova), 73 (Kristina Kokhanova), 75 (jaroslava V), 76 (Gekko Gallery), 82/83 (moosehenderson), 89 (Kiselev Andrey Valerevich), 93 (Roman Samborskyi), 98 (George Rudy), 102 (Dragon Images), 106 (Monstar Studio), 109 (rebirth3d), 113 (Sofia Zhuravetc), 127 (Ievgen Repiashenko), 130 (Inara Prusakova), 133 (Dean Drobot), 140 (Andy-pix), 142 (Tatiana Chekryzhova), 145 (Alexander Y), 154/155 (Heidi Jansen Photography), 170/171 (Jag_cz)

1. Auflage 2021

www.futurumverlag.com

Gestaltung und Satz: Manfred Christ
Druck und Bindung: Florjančič tisk, Maribor
ISBN 978-3-85636-271-3

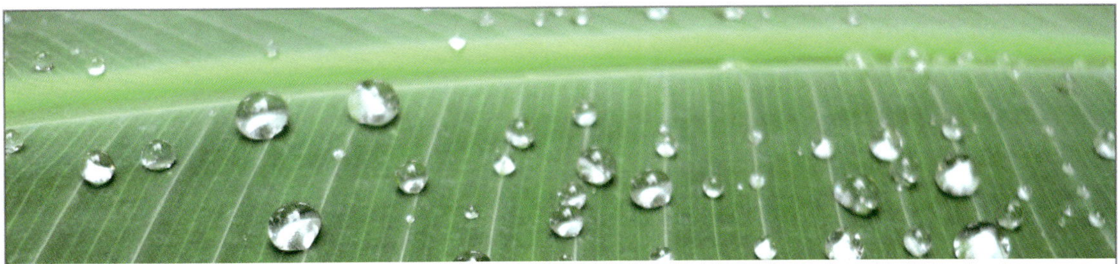